目次

序章

人間はさまざまな面で植物に頼っている——食生活、美容、医薬品、香料、風味、繊維など。だが、なかでも面白いのは、意識の変容を目的とする利用法だ。私たちは植物を使って、精神を刺激したり鎮静させたり、精神体験の質を軽くいじったり、あるいは根本的に変化させたりする。

たいていの人はそうだと思うが、私もやはりそういう目的で毎日二種類の植物を利用している。毎朝かならずその二種類の植物の一つを湯で煎《せん》じることで、一日をスタートさせる。ぼんやりした頭をしゃきっとさせ、集中力を高め、これから始まる一日を乗りきる準備をするのに欠かせない（いや、正直依存している）。私たちは普段カフェインを薬物だと思わないし、毎日利用しても依存症だとは感じないが、それはコーヒーや茶が合法的な飲み物で、それに頼っても社会的に許容されているからにすぎない。

では、薬物とは正確には何なのか？　カメリア・シセンシス（チャノキ）の葉で茶を淹《い》れても問題にならないのに、パパベル・ソムニフェルム（ケシ）の果実（芥子坊主《けしぼうず》）で同じことをすると（私自身、危険を覚悟のうえで確かめた）なぜ連邦犯罪になるのか？

　薬物というものをかっちり定義してみようとしても、かならず行き詰まるだろう。チキンスープは薬物か？　砂糖は？　人工甘味料は？　カモミールティーは？　プラシーボはどうか？　薬物とは、摂取すると、肉体あるいは精神（あるいはその両方）を何らかの形で変化させる物質であると単純に定義した場合、はっきり言ってどんな物質でも当てはまってしまう。でも、食物と薬物を区別できないと差し障《さわ》りがあるのでは？　まさにこのジレンマに陥ったアメリカ食品医薬品局（ＦＤＡ）は、薬物とは、薬局方が認めた「食物以外の物質」である、という循環定義でお茶を濁した。つまり、ＦＤＡがそう認めれば薬物、ということだ。これではどうしようもない。

　先ほどの定義に〝違法な〟という形容詞を加えると、ほんの少しだけ解像度が上がる。違法薬物とは、何にしろ政府がそう定義するものだ。ほぼどれもが意識を変化させる力を持つ物質なのは、けっして偶然ではない。いや、こう言い換えたほうがいいか――社会のスムーズな働きを阻《はば》み、時の権力者の利益に反するような、意識を変化させる力を持つ物質。たとえばコーヒーや茶はさまざまな意味で資本主義に広く与《くみ》し、とくに労働効率を上げるという利点があるため、禁止されるおそれはまずないが、幻覚剤はカフェイン同様無害で、しかも依存性ははるかに低いにもかかわらず、少なくとも西欧社会では一九六〇年代半ば以降、社会規範や制度への脅威とみなされている。

しかしこうした分類さえ、人が思うほどしっかり固定されているわけではない。コーヒーは、アラブ世界とヨーロッパの両方でこれまでに何度も違法化された。人が集まってコーヒーを飲む行為が政治的に危険視されたからだ。また、これを書いている今も、幻覚剤に対する見方が変わりつつあると感じる。シロシビンは精神疾患の治療に有効だということが研究で明らかにされたことから、FDAは早晩、一部の幻覚剤を医薬品として承認するだろう。つまり、社会を機能させるうえで、負より正の効能のほうが大きいと判断されたということだ。

じつはアメリカ先住民は、古くから幻覚剤をまさにそうみなしている。先住民コミュニティの多くで、幻覚物質を含むサボテン、ペヨーテ〔ウバタマ〕を儀式で使って植民地主義の横暴やさまざまな略奪行為のトラウマを集団で癒《いや》し、社会規範を強化しているのである。アメリカ政府は、憲法修正第一条で保障された先住民の権利の一環として、ペヨーテを摂取するのは彼ら独自の宗教行為であると認めているが、先住民ではない私たちがたとえ彼らと同じ方法でペヨーテを使おうとしても、けっして認められない。これは、薬物そのものではなく使用者が誰かということで法律上の扱いが定まる一例である。

薬物のことを考えるとき、何事も一筋縄ではいかない。しかし、植物に関するタブーは完全にお上《かみ》の専断で決まるという考えはかならずしも正しくない。ここまでに挙げた例でわかるように、社会のルールを支えるような精神変容薬物なら見逃されるし、それを阻害するものは禁止されるのだ。だからこそ、精神活性物質を社会的に認めるか否かという話になると、恐怖を煽《あお》るものも大歓迎するものも、どちらの意見も無数に飛びだすのである。

園芸にはまってマリファナを育てようとした一〇代のときから、人々がこうした強力な精神活性植物に心惹かれる一方で、同じくらい厳しくタブー視したり、強い不安を感じたりするのを、私はとても興味深く思っていた。そして、それを摂取して精神を変容させたとき、これほど深く自然とつながれる方法はほかにないと理解するようになった。

精神の変容形態には種類がいくつかあり、地球上に存在するどんな文化でも、それを引き起こす植物やキノコをたいていはひと通りの種類、そうでなくても一種類は地元で発見しているのが普通だ。長いあいだまさに危険を冒して試行錯誤を続けた結果、人はさまざまなことを可能にする植物を見つけた——体のつらい痛みをやわらげる、意外な底力を発揮させる、社交的にさせる、畏怖の念や恍惚感を誘発する、想像力を豊かにする、時空を超越する、夢や幻覚や神秘体験を引き起こす、祖先や神と引き合わせる、などなど。どうやら、普段の日常的な意識だけでは、われわれ人間は満足できないらしい。意識を変容させ、深め、ときには飛び越えようとし、それを可能にしてくれる自然界にあるあらゆる物質を識別してきたのだ。

本書『意識をゆさぶる植物——アヘン・カフェイン・メスカリンの可能性』は、そうした効果を持つ三種類の物質とそれを生成する驚くべき植物について、私がみずから調べた記録である。

アヘンケシから作られるモルヒネ、コーヒーや茶に含まれるカフェイン、ペヨーテやサンペドロ〔多聞柱〕のようなサボテンで生成されるメスカリン。二番目に挙げたカフェインは、現代では世界じゅうどこでも合法だが、一番目はほとんどの地域で違法であり（ただし製薬会社は精製を続けており、医師が処方すれば使用できる）、三番目は、アメリカ合衆国では先住民の部族が使用するのでない限り違法とされる。それぞれが精神活性物質の三大カテゴリー、ダウナー系（アヘン）、アッパー系（カフェイン）、それに私としては出現系《アウター》と呼びたい系列（メスカリン）を代表している。あるいはもう少し科学的な呼び方をするなら、鎮静剤系、興奮剤系、幻覚剤系である。

総合すると、これら三種類の植物由来の薬物で、精神活性物質から人間が得られる体験の種類の大部分が網羅できる。日常的に使われるカフェインは、世界で最も一般的な精神活性薬物であり、メスカリンは先住民たちに儀式で利用され、アヘンから抽出されるモルヒネ由来《オピエート》の薬剤は大昔から鎮痛目的で使われている。とくにアヘンの章は、麻薬戦争真っただ中だったためちゃくちゃな時代を舞台にしている。なにしろ政府は、マイルドな芥子茶を飲むために庭でケシを栽培する園芸家に目くじらを立て、その一方で、ＦＤＡが認可するオピエート、オキシコンチンで何百万人というアメリカ人を依存症にした製薬会社を放置していたのだ。

どの章も、歴史、人類学、生化学、植物学、そして個人体験など、さまざまな角度から複数の視点で論を展開していくことになる。どのケースでも、私自身、身をもって実験してみている。身をもってというより、脳細胞をもってと言ったほうがいいかもしれない。自分で実験せずに意識を変えることはできないし、それがどんな感じなのか、どんな意味を持つのかも書けないからだ。ただしカフェインの場合、薬物を摂取するのではなく自制する実験だったので、はるかに難しかった。

章の一つには、麻薬戦争の嵐が吹き荒れていた二五年前に書いたエッセーが含まれ、恐怖とパラノイアの時代が残した傷跡が描写されている。しかしその他の章では、戦争の終結がすでに見えはじめ、その影響が現れている。オレゴン州では、二〇二〇年の住民投票ですべてのドラッグ所持を非犯罪化し、とくにセラピーでのシロシビンの使用を合法化することが可決された。ワシントンDCでは、「エンセオジェンの効能のある植物とキノコ」を「非犯罪化する」※1ことを求めた投票法案が可決された（エンセオジェンとは、「神［神聖なるもの］を内に宿した」という意味のギリシア語に由来し、サイケデリクス［幻覚剤］に変わる用語として、宗教学者のグループが一九七九年に作った造語。この種の薬物についてまわるカウンターカルチャーの悪いイメージを拭い去り、何千年も前からスピリチュアルな用途で使われていたという点を強調しようとした）。やはり住民投票によって、伝統的に共和党支持州であるアリゾナ、ミシシッピ、モンタナ、サウスダコタの四州とともに、ニュージャージー州でもマリファナの自由化が決まり、これで何らかの形でマリファナを利用することが合法化された州の数は三六となった。

私は本書の中で、麻薬戦争が、「ドラッグ漬けの脳みその恐怖」という暴力的なほど単純化された図式と一緒に終焉に向かえば、自然が恵んでくれた精神活性性の植物やキノコと人間が太古からどんなふうに関わってきたか、はるかに興味深い話ができるということを証明してみせようと思う。

今、〝恵んでくれた〟という言葉を使いはしたが、ドラッグ利用には必然的に悲劇が伴うと意識したうえでのことだ。古代ギリシア人は薬物の二面性について現代人よりずっと理解していて、それは「ファルマコン」という言葉の多義性にも表れている。ファルマコンは「薬」という意味にも「毒」という意味にもなり、どちらを意味するかは利用法や使用量、目的、セットとセッティング[※2]に左右される（じつはこの言葉には三つ目の意味もあり、麻薬戦争のとき、しばしばこの戦法が取られた。ファルマコンは「スケープゴート」、つまり問題の責任を押しつける相手のことも意味するのだ）。薬物乱用という問題があるのは事実だが、重大なのはその違法性より、合法物質にしろ違法物質にしろ、その物質との不健康な関わり方のほうだ。つまり、本来は味方（薬）だったものが敵（毒）になるのである。同じアヘン製剤が、二〇一九年にアメリカで約五万人もの人を死に追いやった一方、手術に必要な麻酔薬にもなれば、末期癌《がん》の痛みをやわらげてもくれる。後者の要素はまさに恵みと言えるだろう。

本書では、この三種類の植物性の精神活性物質について、人間と自然との関係性をより俯瞰で見ながら語っていきたい。私たち人間と自然界を結びつける無数の糸の一つが、植物に含まれる化学物質と人の意識とのつながりである。そして、それが相互関係だということを考えれば、こちら側だけでなく、植物側の視点についても考慮する必要がある。人間の脳の受容体にぴったり合う化学物質のレシピを、どれだけたくさんの植物が見つけだしてきたことか。おかげで、そうした化学物質が私たちの痛みを取り除いたり、発奮させたり、自己の感覚を消したりするようになったのだ。

あなたは首をひねるだろう。植物がそんなふうに人間の神経伝達物質になり代わって強烈な影響をあたえる化学物質を開発し、作りだしてきた理由は何なのか、と。

そうした化学物質の大部分は、初めは自衛手段だった。モルヒネ、カフェイン、メスカリンのようなアルカロイドは苦みを持つ毒素で、もし食べれば毒に当たるぞと動物たちに警告して、食べる気を削《そ》ぐ。しかし植物は利口なので、進化する過程で、天敵をただ殺してしまうのはかならずしも得策ではないと気づいた。致死性の物質はそれに耐性を持つ天敵をたちまち選別し、しだいに効果が薄れてしまうからだ。そこで植物は、そうとわかりづらい、もっと狡猾な戦略を取るようになった。殺すのではなく、天敵の神経に作用して、混乱させたり食欲を失わせたりする化学物質を生みだすのだ。カフェインやメスカリン、モルヒネにはまさにその効果がある。

とはいえ、植物が作りだした精神活性物質のほとんどは、当初は毒物だったが、ときに逆の効果を持つようになった。つまり誘引剤だ。最近の研究で、花蜜にカフェインを含む複数の植物が発見された。蜜を吸いにくる相手に有毒物質をわざわざ飲ませるなんて、普通ならあまり考えられないことだ。しかしそうした植物は、送粉者にほんの少しカフェインをあたえると、彼らを引きつけられると知った。さらにありがたいことに、カフェインはミツバチの記憶力を高めて、これまで以上にせっせとそこに通ってくるようにさせ、忠実かつ勤勉に花粉を運ばせることができるのだ。われわれがカフェインにさせられていることそのものである。

カフェインやモルヒネ、メスカリンの効果に人間が気づくや、それら化学物質を大量生産する植物は俄然われわれの注目を集めるようになり、繁栄の道を歩みだした。人間はその遺伝子を世界じゅうにばら撒《ま》き、生育域を広く拡大し、彼らの求めに何でも応じた。今ではわれわれとそれら植物は運命共同体と言ってもいい。いがみ合いで始まった関係が蜜月となったわけだ。

なぜ人間はわざわざ意識を変化させようとするのか、その一方で、誰もがそうして望んでいることを法や習慣、タブー、不安感などで禁止するのはなぜなのか。この疑問が、三〇年以上前に人間と自然界との関わりについて執筆するようになってから、ずっと頭から離れない。意識変容の欲求は、私たちが自然界に求めるほかの欲求――食物、衣服、住居、美容など――と比べれば、人が生きていくうえで、あるいは人生で成功するうえでは、まあそれほど切迫したものではないように思える。実際、環境適応という面ではむしろ不適切かもしれない。変性意識状態にあれば事故に遭う危険が高まるし、攻撃に対して無防備になる。それにこうした植物由来の化学物質の多くは毒性が強く、モルヒネのように依存性が高いものもある。

しかし、もし意識を変質させたいという気持ちが人間にとって普遍的な〝生まれながらに備わっている性質〟なのだとすれば、リスクを補って余りある利点が何かあるはずだ。さもなければ、ドラッグを求める人たちは自然淘汰によってとうの昔に排除されていただろう。たとえば鎮痛剤としての価値を考えてみれば、モルヒネはそれこそ数千年前から最も重要な薬物の一つとなっている。

人の意識を変容させる植物は、人間のもっと別の欲求にも応えてくれる。単調な生活から脱け出せない人を退屈から解放し、まったく新しい感覚や考えを提供して楽しませる、こういう利点はじつはけっしてあなどれない。パンデミックの最中に実感したことだが、精神活性物質の中には、環境によって狭められてしまった世界の限界を広げてくれるものがある。社交性を高めるドラッグはハッピーな気持ちにさせてくれるだけでなく、ひょっとすると出生率の上昇にすらつながるかもしれない。カフェインのような興奮剤は集中力を向上させ、仕事や勉強をはかどらせ、合理的で一貫性のある思考をうながす。人間の意識はつねに行き詰まるリスクがあり、同じことばかり反芻《はんすう》するループにはまり込んでしまう。しかしキノコが生成するシロシビンのような物質は、その轍《わだち》から脱け出す手伝いをし、凝り固まった脳みその緊張を緩《ゆる》め、新しい思考回路を開く。

幻覚剤は、それを摂取した人の想像力を刺激し創造力を育てて、その人を、ときには私たちの文化全体を、豊かにする。とはいえ、変性意識の中で生まれた考えすべてがよいものとは限らず、むしろ大部分は無意味だ。しかしトリップしている脳みそは、ときとして斬新なアイデアや問題の解決法、新しいものの見方を思いつき、集団にとってプラスになったり、場合によっては歴史さえ変えるかもしれない。たとえば一七世紀のヨーロッパにカフェインがもたらされたことで、これまでとは違う合理的な（そして冷静な）思考が育まれ、理性の時代と啓蒙思想が発展する基盤となった。

こうした精神活性物質が突然変異の要因になったと考えれば好都合だが、もしそうだとしても、生物学的にではなく、人間の文化的側面で起きる突然変異だろう。たとえば放射能のような破壊的な力にさらされると遺伝子に突然変異が起き、変種が誕生したり、新たな特性ができたりして、しばしば種に適応力をあたえることがあるが、個人の精神に作用する精神活性物質は、ときに文化の進歩に役立つ、新たな〝模倣によって伝達される文化情報〟（ミーム）をもたらす。つまり突破口となるコンセプトや新鮮なメタファー、斬新な理論などだ。人間の精神と植物生まれの化学物質がぶつかると、かならずではないし、めったに起きることですらないが、ときに爆発的な変化が生まれる。もし人間の想像力に自然な蓄積があるなら（きっとあるはずだが）、植物性化学物質がそこに手を貸していたと考えて間違いないのではないか？

幻覚物質は人に畏怖の念や神秘体験を引き起こすことがあり、それが人間に宗教を求めさせる。じつのところ、そもそも幻覚物質が宗教を生んだのかもしれない、と主張する宗教学者もいる。[※3] 超越者、現実とは別の隠れた次元、死後の世界といった概念も、幻覚物質でうながされるビジョンから人類の文化に導入されたミームである可能性がある。多くの宗教伝統の核となる、ある種の神秘体験を引き起こすのはなにも薬物だけではなく、たとえば瞑想や断食、孤独状態などにも同じような効果が期待できるが、幻覚物質はそのツールとして折り紙付きだ。幻覚植物を宗教および儀式の場で使うと、人々のあいだに連帯感が生まれ、自己意識が薄まると同時に周囲との強い一体感を呼び起こす。向精神性の植物と人間との関わりがいかにして歴史を形作ってきたか、私たちはまだ理解しはじめたばかりなのだ。

そんな力と可能性を持つ植物だから、それに対抗しようとする強力な怒りや法律、儀式、タブーにがっちりと包囲されているとしても不思議ではないだろう。そこには、意識の変容は個人と社会両方を破壊するおそれがあり、そういう強力なツールをつい過ちを犯しがちな人類が手に入れればとんでもないことになりかねない、という考えが反映されている。

だからわれわれは、古くからメスカリンやアヤワスカのような幻覚剤を使っている伝統的な先住民文化から多くを学ばなければならない。幻覚物質はけっしていい加減な気持ちでは使わず、つねに目的が必要だし、儀式として経験豊富な年長者の監視下で用いること、それがルールだ。彼らは、そうした植物がディオニュソス的エネルギーを解き放ち、注意深く管理しないとコントロールできなくなると認識しているのだ。

しかし、麻薬戦争という乱暴な戦法に抑え込まれ、私たちは向精神性植物の持つ二面性について、それによって人間の精神がどうなるのかという重要な疑問について、ずっと探ることができないままだった。麻薬戦争は、薬物とは何か、どんな作用があるのかという問いに単純な答えしか持たず、さまざまな物質を無神経に十把《じっぱ》ひとからげにしてきた。そのせいで、性質の異なるそれぞれの物質が持つ意味や可能性をもっと明確に探究したくても、長らく阻まれてきたのだ。この物質、あの物質が違法かどうかはどうでもいいことだ。食物と同様、幻覚剤は〝物〟ではなく、むしろ〝関係性〟である。人間の脳に出合わなければ不活性で、化学物質と人の精神が関わり合って初めて何かが起きる。

本書は、先に挙げた三つの関係性が照らしだす、人間の心のとても奥深くにある欲求や願望、精神機能、人間と自然界との関わりについて記すものである。

アヘン

OPIUM

はじめに

この〈はじめに〉の項に続く文章は遠い過去のもので、だいたい一九九六年から九七年にかけて麻薬戦争がピークを迎えた頃に書かれた、それ自体、戦争のちょっとした犠牲になった記事だ。もともとは一九九七年の『ハーパーズ・マガジン』四月号に掲載されたが、そちらはじつは完全版ではない。数人の弁護士に相談した結果、原稿の要《かなめ》となる四、五ページについては、発表すれば逮捕され、家や菜園を没収されるおそれがあると判断した。そんなことになれば、はっきり言って人生の破滅だ。削除した部分はどこかに隠したあと行方不明になっていたのだが、二四年が経過した今になって発見され、こうして初めて印刷媒体に掲載される運びとなった。

初めは悪ふざけのようにして始めたが、やがて不安とノイローゼに苛《さいな》まれ、自己検閲に至る物語だ。当時、私と妻と四歳の息子はコネチカットの田舎に住んでおり、私は庭づくりの日々について個人的なエッセーを書いていた。園芸家として、ある種の植物と人間が築きあげてきた共生関係に興味を持つようになっていた。人は食事から美容、意識の変容に至るまで、ありとあらゆる欲求を満足させるために植物を利用してきたのである。

一九九六年初め、『ハーパーズ・マガジン』の私の担当編集者だったポール・タフが、たまたま手元にあった『大衆のためのアヘン』という地下出版された本を送ってきた。その中に君にうってつけのコラムがある、というのだ。そこに紹介されていた、簡単に手に入る種子を使って庭でケシを育て、人類最古の精神活性物質を作るというアイデアに、私はたちまち夢中になった。そして、どんな結果になるか、試してみようと考えたのだ。結果はまさに悪夢だった。麻薬が家庭で簡単に製造できるという知識を世間に出回る前に根絶しようと、ひそかにしかし断固決意した連邦政府の撲滅運動に、私はいつしか巻き込まれることになる。

麻薬戦争にもうかつての勢いはないと思える今の時代に読むと、ところどころ大仰すぎると思えるところもあるが、当時の状況を理解することが重要だ。クリントン政権下の政府は、アメリカでは過去に類を見ないほど厳しく麻薬に戦いを挑んだ。私がケシの種を植えた年、一〇〇万人以上が違法薬物関連の罪で逮捕された。一九九四年にクリントン政権で提出された犯罪法案によって薬物犯罪に対する処罰は厳罰化し、新たな〝三振〟量刑条項が導入されて、非暴力的な薬物犯罪者の多くに最低限必須の量刑が言い渡されることになった。一九九〇年代半ばまでに出された薬物事件に対する最高裁の一連の判決によって、政府は新たな権力をどっさり手に入れ、市民生活の自由度が大きく損なわれた。同様に政府は、たとえ所有者が有罪になっていなくても、いや、逮捕さえされていなくても、薬物犯罪に関わった家、車、土地などの資産を差し押さえることができるようになった。

自由を制限された私たちは、麻薬戦争に思いがけず巻き込まれた犠牲者だったのか、それとも標的だったのか？　クリントン大統領は意図して麻薬戦争を始めたわけではない。その点ではリチャード・ニクソンと異なる。ニクソンが麻薬取り締まりを強化したのは、公衆衛生のためでも治安のためでもなく、敵を排除する政治的なツールだったと今では誰もが知っている。『ハーパーズ・マガジン』二〇一六年四月号で、ジャーナリストのダン・バウムは《すべて合法化せよ》と題した記事の中で、一九九四年（わが家の菜園で災難が起きる二年前）にジョン・アーリックマンにインタビューした内容を再録している。念のために書いておくと、アーリックマンはニクソン大統領の国内政策顧問だった人物で、ウォーターゲート事件に関わって連邦刑務所に入っていたこともある。バウムはアーリックマンに、彼が中心となって企てた麻薬戦争について話を振った。「あれがじつは何だったたか、知りたいというのかね？」アーリックマンが語りだしたとき、彼の率直さと皮肉めいた口調の両方にバウムは驚いた。ニクソンのホワイトハウスには「二種類の敵がいた。反戦を叫ぶ左派と黒人だ……戦争に反対した人間も黒人もそれだけでは罪に問えないとわかっていたから、ヒッピーをマリファナに、黒人をヘロインと結びつける宣伝をして両方を徹底的に犯罪者集団にしてしまえば、どちらのコミュニティも混乱させられると考えた。われわれはリーダーたちを逮捕し、自宅を急襲し、集会を解散させ、夜のニュース番組で夜な夜な彼らを中傷させた。ドラッグのことは嘘ばかりだとわれわれがわかっていたかって？　もちろんだとも」。※4

麻薬戦争には勝利も敗北も一度として宣言されていないが、麻薬戦争という言葉自体、政府役人からも政治家からも、もはやめったに聞かれない。彼らが口をつぐんでいる理由は二つあると思われる。政治的な面では、二〇〇一年に別の新しい〝戦争〟が布告されてから、政府は薬物関連法を厳格にする必要がなくなった。政府の権限を拡大し、市民の自由を制限する口実として、テロとの戦いが麻薬戦争に取って代わったのだ。また公衆衛生の面では、半世紀にもわたって戦いが続いた今となっては、事態を注視している人の目には、勝者はドラッグのほうだということが明らかだった。薬物を違法化しても使用者を減らせなかったし、依存率も過剰摂取による死亡率も低下させられなかった。麻薬戦争が残した最大の遺産は、少しも暴力的でない犯罪者で満員になった刑務所だった。しかも、ヒッピーたちに比べて黒人の数が不釣り合いに多い。

つまりこれが、一九九六年に私がケシを栽培した話の歴史的背景その一である。庭いじりをするだけで深刻な法律違反を指摘され犯罪者呼ばわりされるおそれのない現代人に、記事を読む前に、アメリカの暗い恐怖時代のことをちらりとでも知っておいてほしかったのだ。しかし、じつはこのほかにもう一つ別の歴史的背景があり、それについても記しておきたい。ただしこちらについては、当時は誰も気づいていなかったのだが。

現代では、「アヘン」や「モルヒネ由来の薬《オピエート》」という言葉は、一九九六年に私がケシを栽培した当時とはまったく異なる意味合いを持っている。今ではこの言葉を聞くとアメリカ全土に広がる公衆衛生災害を連想するが、一九九六年には〝オピオイド危機〟など存在しなかった。当時存在したのは、五〇万人ほどのヘロイン中毒者と、年に約四七〇〇人いた薬物の過剰摂取による死亡者である。あの頃はそうした悲劇が麻薬戦争を正当化する理由としてよく取り沙汰されたが、人口二億七〇〇〇万人の国でこの数値を振りかざされても、とても公衆衛生危機とは認定できない（だからこそ戦争の標的に大麻まで加えなければならなかったのだ）。それに引き換え、現在、合法か違法かにかかわらずオピエートの過剰摂取による死亡者数は年間五万人に近づこうとしており、アメリカ国内の何かしらのオピエート依存症患者は約二〇〇万人と推定される（薬物乱用・精神衛生管理局によれば、このほかに一〇〇〇万人のオピエート乱用者がいるという）。アメリカでは、オピエート中毒エピデミックは、コロナウィルスに次いで、エイズ／ＨＩＶ流行以来最大の公衆衛生危機となるだろう。

しかしオピエート中毒エピデミックの主犯はウィルスではなく、違法薬物の売買でさえなく、ある企業である。私がケシで違法な実験をしていたときにはまったく知らなかったことだが、まさに同じ頃、製薬業界がオピオイド危機の最初の種を蒔《ま》いていたのだ。麻薬取締局（ＤＥＡ）が園芸家や種子業者、作家、その他ケシにまつわる小商いをしていた人々をひそかに弾圧していた当時、ほとんど無名だったパーデュー・ファーマという製薬会社――コネチカット州スタンフォードにある本社は、私の菜園から国道七号線で六〇マイル〔約九六キロメートル〕ほどのところだった――がオキシコンチンという新しい徐放性オピエートを発売したのだ。

パーデュー社は、一九九六年にオキシコンチンを発売すると、積極的にマーケティング・キャンペーンをおこない、ほかのオピエートに比べて安全で依存性も少ない処方薬だと医師たちを説得した。今の医療では痛みの治療が不充分であり、この新たなオピエートは癌《がん》患者や手術患者のみならず、関節炎や腰痛、労働災害の怪我などで苦しむさまざまな人への恩恵となる、と彼らは主張した。このキャンペーンによってオキシコンチンの処方が爆発的に増え、パーデュー社の創業者であるサックラー一族[※5]に三五〇億円もの利益をもたらした一方、二三万人以上の患者が過剰摂取によって死亡した。だがこの数字はオキシコンチンの犠牲者数を大幅に過小算出したものだ。合法の鎮痛剤に依存するようになった多くの人々が、処方薬を手に入れられなくなったとき、あるいはその金銭的な余裕がなくなったとき、違法な薬に手を出すようになるのだ。新規のヘロイン使用者の五人に四人が、もとは処方された鎮痛薬の利用者だったのである。

違法ドラッグとの激烈な戦いがおこなわれ、目に見える、しかしごく控えめな公衆衛生問題をうわべだけ鎮圧する一方で、FDA認可済みのオピエートがどんどん人々に押しつけられて、本物の公衆衛生危機が引き起こされたわけだ。このことを念頭に読むと、私の菜園とこの物語に迫りくる麻薬戦争の陰謀がキーストン・コップス〔二十世紀初頭のサイレント映画全盛期に活躍したドタバタ喜劇のコメディアン集団〕風の喜劇みたいに見えてくる。「やつらはあっちへ行きましたぜ」てなものだ。

人類は五〇〇〇年以上前から、最も重要な薬の一つとしてアヘンケシを栽培してきた。長い歴史の中で、この花とそこから得られる強力な薬物には二つの顔がある、とたいていはきちんと認識されていた。痛みに苦しむ人や死に瀕《ひん》した人には恩恵である反面、それを乱用する人には重大な危険をもたらすのだ。古代ギリシア人にとってもローマ人にとっても、ケシの花は甘い眠りと死の予感を象徴するものだった。

だがわれわれ現代人は、彼らのようには、この二つの相反する概念を頭の中で両立させられないようだ。なにしろ今の世の中、オピエートやアヘンの特徴をうまく描写できる言葉が一つもないではないか。「恩恵」という表現は、たぶん死の床についた人にとって以外は、もはやふさわしくない。だが、ケシの花について言えることは、植物からもたらされるあらゆる薬物についても言えるのだ。つまり、それは味方であると同時に毒でもあり、それと健全な関係を築けるかどうかは使うわれわれ次第なのである。

もっと強力で安価な合成アヘン・アルカロイドが、合法および違法どちらの鎮痛剤市場もやがては席捲し、ケシの花それ自体は、太古から築かれてきた人間とオピエートとの関係における役割をまもなく終えるだろう。そうなれば、たぶん何か大事なものが失われるはずだ。私が庭であの実験をおこなったのは、かつてあれほど重要視されていたアヘンケシがただの切り花でしかなくなってしまう前に、その特性やパワーを知っておくことに価値があるのではと思ったことが理由の一つだった。

―― お手軽ドラッグ、アヘン

私の庭は、昨シーズンはどうも妙な具合だった。ニューイングランドじゅうの園芸家が訴えていたように季節はずれの寒さと雨の多さもそうだが、庭のことで心底やきもきさせられたのだ。原因はある花だった。背が高く、真紅の花弁はシルクのような手触りで、中心部の黒い、息を呑《の》むほど美しい花、ケシだ。

じつはこれを栽培するのは州法でも連邦法でも重罪なのだが、私はそう知るのが遅すぎた。だが、事態はそんな単純なことではないのだ。私のケシは罪に問われた、というか、問われるはめになったが、人によっては問われない、あるいは問われることにならないかもしれない。ケシ（種子はさまざまな名前で売られていて、たとえばブレッドシード・ポピー、パパベル・ペオニフロルム、最も多いのはパパベル・ソムニフェルム）の栽培が合法か否かという問題はじつに複雑で、用語や認識論の話になり、解決するのにほとんど一夏かかった。でも、説明の前に、この美しい一年草をこれからも育てたいと思っている園芸家に、仲間として一言警告させてほしい。この花について知らなければ知らないほどいいのだ——園芸の知識ではなく、法的な面で。なぜなら、あなたの庭にあるケシが違法かどうかは、あなたがそれをどうするか、それを使って何をするつもりかさえどうでもよくて、単純にその花について何を知っているか次第で決まるからだ。だから警告する。ケシを栽培したいと少しでも思うなら、この記事を読むのはここでやめたほうが利口だ。

私の場合、残念ながら、少なくとも法律の観点から見れば、ケシの知識という禁断の果実をすでに味わってしまった今、すでにアウトだ。実際、ケシについて知れば知るほど、私の庭のケシの罪は重くなり、日々、そして夜寝ていてさえ、不安が高まっていった。昨秋のあの日、ケシのしおれた茎を土から引っこ抜いて堆肥の山に投げ込んだとき、どんなにほっとしたか。それでやっと、警察が押しかけてくるかもとびくびくせずにすむ園芸家の一人に（たぶん）戻れたのだから。

始まりは、完全に潔白とは言えないまでも、充分合法的だった。少なくとも、二月に毎年恒例の花や野菜の種子カタログ注文をするときに、ケシを数種（パパベル・ソムニフェルムやパパベル・パエオニフロルム、パパベル・ロエアスも）リストに加えたときにはそう思っていた。とはいえ、ケシについての一般の知識は、控えめに言ってもかなり混乱している。場合によっては専門家でさえ。とにかく情報不足だし、誤った情報さえ出まわっている。『マーサ・スチュワート・リビング』誌には、「人はまさかと思うかもしれませんが、じつはパパベル・ソムニフェルムの栽培を禁じる連邦法はありません」と書いてあった。種を蒔く前に『テイラーの一年草ガイドブック』を参照すると、かなり信頼度の高い本だからか、実際「熟していない果実の乳液からアヘンが採取されるが、麻薬の製造はアメリカ合衆国では違法である」とほのめかしてあった。でも、このガイドブックも、種を植えることそのものには何も懸念を表していなかった。種子が合法的に売られているというのに（ソムニフェルムは五、六種類の有名カタログに載っていたが、記載名はいろいろだった）、当然進むべきその次のステップ――たとえば、パッケージの指示に従って種を植える――が連邦法違反になるなんて。だとしたら、せめてカタログに注意書きがあるのが普通では？

そういうわけで、ケシからアヘンを抽出したりしない限り、何も違法なことはないと思えた。とはいえ、昨夏じゅう、その誘惑と格闘し続けたことはここで告白しなければならない。最近本で読んだように、ごく普通の園芸家でも、この国で合法的に入手した種子からケシを育てて麻薬を精製するなんてことが本当に可能なのか、気になって仕方がなかったのだ。園芸家を名乗る人なら、私の気持ちをわかってくれるだろう。われわれ園芸家は、何かというと不可能に挑戦したがる人種だからだ。米国植物耐寒ゾーン5でもアーティチョークをみごと育てられるか、あるいは、庭で栽培したムラサキバレンギクの根っこからエキナセア茶が作れるか。心の底では、多くの園芸家が自分を二流の錬金術師だと思っているのではないだろうか。なにしろ、ゴミ同然の堆肥（と水と日光）を、貴重かつ美しくパワフルな物質に変身させてしまうのだから。また、ガーデニングをやっていてよかったと心から思えるのは、さまざまな取り引きを断ち切って自立できることだ――八百屋、花屋、薬局、場合によっては麻薬の売人から。べつに一九六〇年代半ばの〈大地へ帰れ〉運動のようにわざわざ田舎に移住しなくても、国の経済から離脱して自給自足し、満ち足りた暮らしをすることはできるのだ。だからこそ、私は自宅でアヘンが作れるのか興味津々だった――しかも違法な買い物は何一つせずに。これほど素敵な錬金術はないと私には思えた。

　そうは言っても、そこまでする覚悟はあるかというと、自信がなかった。なにしろ、モノはアヘンだ。私はもう一八歳ではないし、危険な賭けをするような立場でもない。ドラッグをたしなんでいた時代など遠い昔のこととなった[※6]。持ち家さえある四二歳のいわゆる家庭人だ。たしかに、麻薬乱用についてのお決まりの御託を目にして、昔を懐かしく思い出すこともたまにはある。でも今の私には子供もいるし、住宅ローンも年金の支払いもある。ミドルクラスの大人としての生活を続けるには、連邦薬物法違反で逮捕されるわけにはいかないし、まして、逮捕されれば当然視野に入ってくる自宅や土地の差し押さえなどもってのほかだ。私は自分に言い聞かせた。ケシを栽培することと、そこから麻薬を製造することとはまったく別問題だ。そこに境界線があることはわかっていたし、遠巻きにして踏み越えない自信はあった。

とはいえ、麻薬戦争たけなわの最近では、法を遵守する日向《ひなた》の世界(私の世界だ!)とSWATチームや最低限必須の量刑、財産没収、人生の破滅がはびこる日陰の世界のあいだの境界線は、人が思うほどはっきりしていない。気づかずにそこを越えてしまうことさえあるのだ。昨夏、園芸学や法律の見地からケシについて詳しく調べていたとき、まさにこの境界線をうっかり踏み越えて人生を台無しにしてしまった同世代のジャーナリストと知り合いになった。だが彼の場合、この境界線が一か所にとどまらず、右に左にふらふら動いたことは明らかだった。彼は、無数のアメリカ人が今も自宅の庭やリビングの植木鉢で育てているその花を所持していた罪で逮捕された。彼がその他の人々と違っていたのは、この花に関する本を出版し、その実から麻薬を作る簡単な方法を記したことだった。その知識を表沙汰にさせないためには、政府は何でもする、ということがこれで明らかになった。まさにこのことが私とこの記事を今の苦境に追い込み、実際、それがこの記事のテーマなのだ。

1

私自身のケシをめぐる冒険とケシ警察との遭遇について話す前に、この知り合いのことを少し書いておく必要がある。彼こそ私がケシの栽培実験をしようと思ったきっかけであり、ノイローゼになった直接の原因でもあったからだ。名前をジム・ホグシャーという。初めて彼のことが目に留まったのは数年前、『ハーパーズ・マガジン』に『ピルズ・ア・ゴー・ゴー』という〝ｚｉｎｅ《ジーン》〟の抜粋が掲載されたときだった。九〇年代初め、デスクトップ・パブリッシングによってどんなにニッチな内容でも独力で出版することが可能になると、次々に発刊された、ちょっと気の利いた情報満載の雑誌群がｚｉｎｅである。ホグシャーがニッチな関心——むしろ情熱と言っていい——を寄せていたのは、薬品の世界だった。合法および違法薬物の化学、法規、効果。ホグシャーが機会さえあれば発行していたその多色刷りの雑誌は、製薬業界の内部事情をすっぱ抜くと同時に、ホグシャーみずから実験してみた薬物体験——〝ピル・ハッキング〟と彼は呼んでいた——をレポートするものだった。自由を擁護するポピュリズムの傾向が強く、ＦＤＡやＤＥＡ、ＡＭＡ（米国医師会）がアメリカ市民と薬品とのあいだに立ちはだかろうとするたび、激しく攻撃した。薬物はホグシャーにとって、人を治すだけでなく、人類の歴史を変え、意識すら変革する驚くべき力を持つものとして、畏敬の念を抱く対象だった。

ホグシャーの薬物実験レポートは面白おかしく書かれていて、読んでいて楽しい。とくに記憶に残っているのは、この『ハーパーズ・マガジン』にも採録された、市販の咳止めシロップや風邪薬の成分として一般的なデキストロメトルファン臭水素酸塩（DM）を故意に過剰摂取した実験レポートだ。DMを主成分とするロビタシン咳止めシロップを八オンス〔約二四〇ミリリットル〕飲んだあと、ホグシャーは朝方の四時に目覚め、髭《ひげ》を剃《そ》ってからキンコーズにコピーを取りにいくことにしたという。

ごくノーマルに見えたかもしれないが、そのときの僕の脳みそは爬虫類化していたのだ。思考回路も感覚もまったく別物になっていた……

僕はシャワーを浴び、髭を剃った。剃刀《かみそり》を顔に当てながら、なぜかわからないが、自分は顔をめった切りにしていると〝思った〟。でも血も出ていないし、痛みも感じないので、放っておくことにした。もし下を見て、もう一本肢が余計に生えているのを見たとしても、まるで驚かなかっただろう。たぶん便利にそれをただ使ったはず……

世界はすべてが黒か白かの二元論でできていた。影か光か、スイッチが入っているか否か、安全か危険か……僕は机の前に座り、今感じていることを書いておこうとした。そうすればあとで読み返せる。「クロマニヨン」という言葉を書いた。頭がすっかりパアになっているのがよくわかる……さいわいキンコーズには数人しか客がおらず、一人は友人だった。彼女は、瞳孔の大きさが左右で違っている、と言った。片方は丸くなくて、歪《ゆが》んでいる……

自分が社会の慣習にきちんと従っているかどうか、確かめるすべはないとわかっていた。大声を調節する方法すらわからない。大声すぎないか？　普通の人間に見えるだろうか？　僕は文明という巨大なからくりの中にいて、社会から何か求められていることがあるってことはわかるが、それが何なのかまるで見当もつかない……

いかにも爬虫類らしい喜びを感じていた。そこにただ座って、周囲を眺めているだけで満足だった。警戒は怠らなかったが、不安ではなかった。ときどき、自分が無意識に自慰行為をしていないか、あるいは誰かの首を絞めていないか、〝現実確認〟をした。ただ爬虫類としてそこにいるだけではだめなのだと、うすうす気づいていたからだ……


ホグシャーのドラッグ・ジャーナリズムにそれほど関心があったわけではなく、文章として面白いと思っただけだった。先ほども書いたように、私がドラッグをあれこれ試したのは昔のことで、そもそもたいして熱心でもなかった。幻覚剤は怖くて手を出したことがなかったし、オピエートに至っては不快な歯科治療のときの麻酔薬が唯一の体験だ。八〇年代初めに一度マリファナを栽培したことがあるが、それは法的にたいして問題にならないとわかっていたからだ。しかし今は事情が違う。ほんのわずかなマリファナの栽培でも刑務所行きになりかねず、家や土地を没収されるおそれがある。

ナンシー・レーガン夫人や教育長官のウィリアム・ベネットが麻薬撲滅を訴え、《とにかくノーと言おう》とうたわれていた頃と比べれば、麻薬戦争について耳にすることは少ないかもしれない。しかし実際には、麻薬戦争は相変わらず続いている。いやむしろ、クリントン政権はその前任者より締めつけを強化している。昨年は麻薬対策に一五〇億ドルという記録的な予算を投入し、いわゆる大物麻薬犯罪者を連邦法での死罪に問えるようにしたからだ。この〝大物〟には大麻の大規模栽培者も含まれる。私の住むこのニューイングランドの片隅の農業地帯も、毎年秋になると赤外線センサーを搭載した警察のヘリコプターが定期的に飛行するルートになっている。つい先日も、私の庭から直線距離で一〇〇メートルも離れてない、通りを少し行ったところにあるトウモロコシ畑の隅にちんまりと植わっていた三〇株のマリファナが、それで見つかった。私の知る限り、ヘリコプターは途中で私の庭も覗き込んでいた。最高裁は最近、そうした上空飛行は不当な家宅捜索には当たらないという判決を下した。麻薬戦争において政府の力をさらに強化する、このところの一連の裁定の一つだ。

上空飛行をはじめとするこうした対策が、私には確かに有効な抑止力になっていた。そして、この数年のあいだに何度かマリファナが手に入ることがあっても、吸う機会がなかなか見つからなかった。なんだかんだ言っても、楽しみで使うドラッグはいわば気晴らしで、今の私の生活にはその気晴らしが悲しいほど足りていなかった。ホグシャーのドラッグ冒険譚を読んで何が楽しかったかと言えば、ほんの数時間でも、場合によっては一日じゅう、爬虫類脳がどんなものか自由に試すことができた当時を懐かしく思い出したこと、と言っても過言ではなかった。

近頃は気晴らしをしようと思ったらたいていは庭で過ごしていて、園芸熱が高じて今では専門家になってしまった。なにしろ私は園芸ライターを名乗っているのだから。わざわざそう書くのは、自分がなぜジム・ホグシャーの次作に強い関心を持ったのかわかってもらいたいからだ。やや異例な園芸本で、タイトルを『*Opium for the Masses*（大衆のためのアヘン）』といい、ルームパニックス社というワシントン州ポート・タウンゼンドにある会社から一九九四年に出版された。この本が主張するのは、驚くなかれ、誰でも安く安全に、しかもおそらく合法的にアヘンを手に入れられるということだ。というか、少なくとも当局のレーダーに引っかからないで済むという。ホグシャーの言葉を信じるなら、当局は麻薬戦争の局面においてかなり重要なポイントを見逃しているらしい。ホグシャーの本によれば、合法的に入手できる種子（詳細に指南してある）からアヘンケシを育てることは可能で、しかも、その種子は、花屋や雑貨店で普通に売られているドライフラワーのケシの鞘《さや》部分から採取できるというのだからこんなに楽なことはない。栽培したものにしろ買ったものにしろ、生花にしろドライフラワーにしろ、その実にはアヘンに含まれる主要なアルカロイドであるモルヒネ、コデイン、テバインがかなりの量含有される。

ホグシャーの主張は、私が今までアヘンについて耳にしてきたあらゆる情報に相反していた。アヘンを採取できる〝適切な〟種類のケシは東南アジアのゴールデントライアングルのような遠方でしか栽培できず、乳液を採取するにも特殊な剃刀を使う熟練した大勢の農民たちが必要で、オピエートの抽出法もまた複雑で手間のかかるものだとばかり思っていた。ところがホグシャーに言わせるとまるでままごとだった。

栽培方法についてのアドバイスに加え、この本には、購入したものにしろ自家栽培したものにしろ、ケシから〝ポピーティー（芥《け》子《し》茶）〟を作る簡単なレシピも書いてあった。ホグシャーによれば、この茶（多くの文化圏で伝統的な薬用茶として用いられてきたことが知られている）を煎《せん》じて飲めば、不安や痛みをやわらげることができ、「満たされた気持ちになり、リラックスできる」という。大量に飲むと多幸感を味わえ、驚くほど鮮明な「白日夢」が見られる。ただし、あらゆるオピエートと同様、何日も続けて飲むと依存症になる、とホグシャーは注意喚起している。それ以外の副作用は便秘ぐらいだという。

法的な面については、読者を勇気づけようというのか、曖昧なことしか書かれていない。「ケシの分泌液であるアヘンは規制物質だが、ケシそのものが違法かどうかは明確ではない」それで思ったのだ。園芸家としてごく当たり前にケシを栽培することとアヘンの不法所持のあいだの境界線を、そろそろとなんとか無事に歩くことがこれでできるのではないか、と。もしアヘンが未熟なケシの果実の抽出液なのだとすれば、乾燥した芥子坊主を使って作られた茶は、定義上、アヘンを含むとは言えない。ホグシャーはそこまで断言はしていないが、こんなふうに書いている。「店で合法的に購入したケシで作った茶が違法なのかどうか明確ではない」まもなくわかることだが、ジム・ホグシャーにとっては、前者についても後者についてもすでに明確だったのだ。

去年の冬、ホグシャーのこのなんとも人騒がせなペーパーバックが、ペネロピ・ホブハウス（『*On Gardening*（ガーデニングについて）』）、ガートルード・ジーキル（『*Gardener's Testament*（園芸家の遺言）』、ルイーズ・ビービ・ワイルダー（『*Color in My Garden*（私の庭の色）』）らの著書とともに私のナイトテーブルに並ぶことになった。冬は園芸家が本を読み、空想し、春になったら植え込みにどんな花を植えようか計画を立てるときだ。そして、古代シュメール人が「歓びの花」と呼んだケシについて読めば読むほど、美観という意味でも、薬物学の探究という意味でも、庭でそれを育てたいという気持ちが募った。ホグシャーの著書からもっと王道の園芸作家の著書へと目を移すと、そうした作家の多くがケシにかなりのページを割いていることを知った——とくに、外観のはかない美しさ（花は一、二日程度しかもたない）とは対照的に、内側にほの暗い神秘をたたえている点について。

「ケシは何世紀も前から園芸家や芸術家に魔法をかけてきた」ある典型的な園芸作家はこう書きだし、すぐに「ケシが暗に意味するダークなイメージが魅力だ」と続けている。しかしいくら読んでも、パパベル・ソムニフェルムを栽培すると違法になるとはっきり書いてある箇所はどこにもなかった。ある一年草の権威は、やや曖昧にこう宣言する。「庭の中でなら、パパベル・ソムニフェルムの栽培については、まさに〝悪意を抱く者に災いあれ〟である」一般に、園芸作家は法的な問題については無視するかうまくごまかし、代わりにケシの美しさ（これについては誰もが一様に最高だと認める）に論点を絞る傾向がある。

その冬ケシについてあれこれ読むうちに、ケシの花の物理的な美しさとそこから麻薬が採れるという知識をはたして切り離すことができるのだろうか、と考えるようになった。アヘンを抽出してみようなんて（たぶん）考えたこともなさそうな品のいい淑女の園芸作家でさえ、ケシが秘める意識変容力に無意識のうちに影響されていたように私には思えた。たとえばルイーズ・ビービ・ワイルダーは、ケシの「どこか気まぐれなところに心が震える」と書いている。アメリカ印象派の描くケシの花から判断すると、どうやらケシを見ているだけで夢見心地になるらしいし、『オズの魔法使い』では、ドロシーとその仲間たちは、オズの国を旅する途中、赤いケシの花畑で気を失ってしまう。私たちの文化においては、ケシをたとえ純粋な目で眺めたくても、そのまなざしをとうの昔に失ってしまったようだ。

今では私もケシの魔力にすっかり参ってしまっていた。書棚に埋もれていた簡易版のド・クインシー『阿片常習者の告白』を掘り返してきて読み、コールリッジによるアヘンの陶酔の描写を再読した（『……あの安らぎのなんと神聖なことよ、陶酔のひとときよ、不毛な砂漠のただ中で見つけた泉や花々や樹々にあふれたオアシスよ』）。アヘン戦争の顚末についても調べた。イギリスは、港を開かせて、インドから帆船でアヘンをどんどん運び込むという、およそ高潔とは言えない目的で、中国に戦争をしかけた。そのインドも、植民地経済をアヘンの輸出に依存していたのである。一九世紀の医学についても読んだ。当時の医薬品の中で、アヘンは――たいていアヘンチンキと呼ばれるエキスの形で使われた――まさに最重要要素だった。それはある意味、当時の医療のおもな目的が病気の治療より痛みをやわらげることだったからで、アヘンやその派生物以上にすぐれた鎮痛薬はなく、それは今も同じだ。しかし、それ以外にもさまざまな疾病の治療や予防に使われ、たとえば赤痢、マラリア、結核、咳、不眠、不安、子供のコリック〔黄昏《たそがれ》泣き〕にすら用いられた（アヘンはとんでもなく苦いので、乳飲み子を抱える母親は乳首にそれを塗って赤ん坊にあたえたという）。〝神自身の薬〟と言われたアヘン剤は、現代のアスピリンのように、ヴィクトリア朝時代の薬箱にはかならず常備されていたのである。

ケシに匹敵するほど歴史や文学に影響をあたえた花がほかにあるだろうか？　とくに一九世紀、ケシは、今世紀の石油と同様に、さまざまな事件で重要な役割を果たした。アヘンは国内経済の基盤であり、医療の中心要素であり、貿易に欠かせない品目であり、詩のロマン主義革命に拍車をかけ、戦争の原因にさえなった。

それでも、アヘンを試したことがある人を探して大勢の友人たちに話を聞き、ようやく一人見つけるまでにずいぶん苦労した。今は、吸引できる形になったアヘンを手に入れるのは、まず無理らしい。当然ながら、ヘロインの密輸のほうがはるかに簡単で金にもなるからだろう〔麻薬戦争の思いがけない結果の一つが、違法ドラッグの勢いをむしろ助長した点だろう。園芸種の大麻草はもっと強力なシンサミラ〔大麻草の中でも実のならないメス株の花で、大麻成分THCの含有量が多い〕に取って代わられ、それはさらにコカインの粉末やクラックに凌駕された〕。アヘンを一度吸ったことがあるという友人は、遠い過去の日の午後のことを回想し、うっとり微笑んだ。「夢また夢だったよ！」彼はそう言っただけだった。もう少し詳しく話してくれとうながすと、ヴィクトリア時代の詩人ロバート・ブルワー＝リットンが、魂をシルクで撫《な》でられるような感じと譬《たと》えたことを教えてくれた。

歴史的な興味からだけでも、ケシを栽培しないわけにはいかないと思えた。いや、たしかに歴史的興味だけではないけれど、その点は大きい。改めて言うが、園芸家がどんな考え方をする生き物なのか、どうかわかってほしい。私はかつて、一九世紀の一般的なメロンで、当時の有名なソプラノ歌手からその名前を取られたジェリーリンド・メロンを育てたことがある。自分にも栽培できるかどうか単に確かめたかったのだが、〝メロン〟と聞いて、たとえばウォルト・ホイットマンや第二一代大統領チェスター・アーサーがどんなものを頭に思い浮かべたのか知りたかったこともある。エアルーム品種〔特定の場所や農家などで長く引き継がれてきた伝統的な品種のこと〕のリンゴである、〝エソパス・スピッツェンバーグ〟を庭に植えたのは、トマス・ジェファーソンが「食べられるリンゴとしては世界最高のもの」と宣言して、モンティチェロの自宅に植樹したからだ。園芸とは、何よりも歴史に思いを馳せてそれを実践することであり、私は今や、ケシが秘める暗い心臓部をこの目で見たくて仕方がなくなっていた。

そこで、二月になると机の上に一メートル以上積みあがる種子カタログの花部門を熱心に調べはじめた。アイダホのエアルーム品種を集めたカタログ『シード・ブルーム』には、ブレッドシード・ポピー（種子がケシの実としてパンやケーキに使われる）が掲載されていたし、イギリスの種商であるトンプソン＆モーガン社のカタログでは、パパベル・パエオニフロルムとして八重咲きの品種が載っていた。バーピー社では〝ボタン咲き〟の名でブレッドシード・ポピーが販売され、「くしゃくしゃになったポンポン」に似た花が咲くという。サカロライナにあるパーク社の中流層向け大型カタログ（表紙にはいつも花や野菜があふれ、そこにかならずミニサイズのアメリカ人の子供たちの姿があちこちにあしらわれている）には、〝ホワイト・クラウド（白い雲）〟という八重咲きのケシがあり、パパベル・ソムニフェルム・パエオニフロルムと書かれていた。当時は知らなかったのだが、そうしたケシはすべてパパベル・ソムニフェルムの系統だということがのちにわかった。

私がいつもサラダ用の青菜や珍しい野菜の種を注文するクック社のカタログには、パエオニフロルムとロエアスとともに、ソムニフェルム系のちょっと魅力的な品種があった。〝シングル・ダニッシュ・フラッグ（一本のオランダの旗）〟は背の高いケシで、カタログの説明によれば、小説や印象派の絵で描かれた伝統的な赤いケシにかなり近いらしい。〝ヘンズ・アンド・チックス（雌鶏とひよこ）〟についてはカタログがとくに推していて、「大きなラベンダー色の花はやがてみごとな実をみのらせ、ドライフラワーにしたときにとても素敵です。中央の大きな鞘（雌鶏）のまわりをいくつもの小さな鞘（ひよこ）が取り囲むような形をしています」とある。じつは、ホグシャーは『大衆のためのアヘン』の中で、ヘンズ・アンド・チックスはとくに強力と書いているのだ。

でも、私を悩ませていたのは、観賞用としてカタログで販売されている品種は見た目をよくするように、またブレッドシード・ポピーであれば実の味をよくするように品種改良されたものだ、という点だった。そうした特徴に注意を向ければおのずとほかの要素は無視され、モルヒネやコデインといったアルカロイド成分はすっかり減少してしまったのではないか。では、オピエートを採取するにはどの品種がいちばんいいのか？

園芸で何か困ったことがあると頼りにしているいつもの情報源に、こんな疑問はぶつけられなかった。ニューヨーク植物園で市民のお悩み相談に答えている園芸学者のドーラ・ガリツキや、クック社の経営者で、幅広い知識を持ちいつも気軽に相談に乗ってくれるシェパード・オグデンのような人たちだ。だから、共通の友人を介して、ジム・ホグシャー本人と接触を試みたのである。私は彼にメールを送り、自分が何をしようとしているか説明したあと、どの品種を選べばいいか、さらには栽培上のアドバイスがあれば教えてほしい旨を記した。自分と同じ花好きな人にはいつもそうするのだが、分けていただける種子があったらとても嬉しいと書き、自分がカタログで見つけた品種についても伝えた。「明らかに観賞用として品種改良され選ばれたこうした種でも、大丈夫なのでしょうか？」

あとでわかったことだが、私は最悪のタイミングを選んでしまったのだ。数日後のある朝、メールの返事をまだもらってもいないときに、共通の友人から、ホグシャーがシアトルで逮捕され、麻薬関連の重罪で市留置所に拘束されていると連絡が入った。三月六日、シアトル警察のＳＷＡＴチームが、「麻薬実験室」を営んでいる嫌疑にもとづく捜査令状を掲げ、ホグシャーのアパートにいきなり踏み込んできたのだという。ホグシャーと妻のハイジは手錠を掛けられ、その間に警察が六時間にわたって家宅捜索をおこない、処方薬、火器を数丁、セロハンに包まれた少量の乾燥ケシを発見した。ケシは明らかに園芸用のものだったが、それでもホグシャーは「アヘン製造および販売目的でアヘンケシを所持した」罪で逮捕された。銃器はどれも合法なものだったが、起訴状では内一丁は〝改造銃〟とされた。これも麻薬戦争の副産物の一つで、麻薬事件では、そこに銃器が〝絡む〟と、それがたとえ合法な銃だったり登録済みだったりしても、罪が一気に重くなるのだ。ジムもハイジも逮捕歴はなかった。それなのに、ジムの保釈金は一万ドル、ハイジは二〇〇〇ドルに設定され、もし有罪判決が出されれば、ジムは禁固一〇年、ジムより軽い罪に問われているハイジは禁固二年が言い渡されることになる。

いきなり自分勝手な不安がこみあげてきた私を、どうか許してほしい。だがそのときは、彼に送った電子メールのことしか考えられなかった。ホグシャーのパソコンのハードドライブのどこかに埋まっているはずのそれは、今頃すでに警察の鑑識の手に渡っているに違いなかった。あるいは、もし麻薬取締局がホグシャーの電話を盗聴していたり、メールアカウントを秘密裏に調べていたりしたら、メールは途中で横取りされて届いてさえいないかもしれない。なんて馬鹿だったんだろう！　人を地下世界に引きずり込もうとする引き潮の鈍い力をふいに感じ、自分がいつの間にか何かとんでもないことに巻き込まれてしまったような気がした。それが何か、はっきりとは言えないのだが。だが、ずっと公明正大に生きてきたという自負が、足元から揺らいでいた。なにしろ私の名前が連中の手元にあるのだ。

いや、何を動揺してるんだ。ただの考えすぎだ。違うか？　結局のところ、私は花の種子を注文し、うっすら何かを匂わせるようなメールを書いただけだ。ホグシャーにしたって、警察の手入れを受けるくらいだから、ケシのドライフラワーを保管していた以上の何か理由があったはずだ。それだけだったなんて、道理に合わない。私は共通の友人に、ホグシャーと近々に連絡を取るつもりでいるか尋ねた。なぜならホグシャーと話をして、この不可思議な事件についてもっと知りたかったからだ。

「ついでに」私はできるだけ何気なく付け加えた。「僕からの電子メールが届いたかどうか訊いてもらえないかな」

2

ケシの種子は二週間後に届いた。私としては、まずはそれを蒔いて花を咲かせ、果実がなるかどうか確かめて、そのあと次の段階に進むかどうか決めるつもりだった。ホグシャーの逮捕ですっかり怖気づいていたし、ホグシャーはメールを受け取っていないと例の友人に聞かされてますますびくついていたのだ。メールが相手に届かないことなどめったにないと経験上知っていた。それでも、観賞用のケシの栽培は合法だと依然として信じていたから、四月第一週の季節はずれに暖かい午後、私は種蒔きをした。それぞれごく少量の灰色がかった青い小さな粒が入ったものを二袋分。どれもケシ粒そのものに見えた。カイザーロールやベーグルに振りかけられているのをよく見るが、それとまったく同じだ（実際、スーパーのスパイス売り場で買ってきたいわゆるケシの実を発芽させることも可能だ。また、そういう実を食べてからドラッグテストを受ければ、陽性反応が出るかもしれない）。

すでに庭の一画を種蒔き用に準備してあった。とくに肥沃で、それ以上に重要な要素として、年季の入った数本のリンゴの木の陰になっているので通りから見えない場所だ。パパベル・ソムニフェルムは涼しい場所で最もよく育つ丈夫な一年草なので、種を蒔くのに霜が降りなくなる日をわざわざ待つ必要はない。実際、南部では晩秋に蒔いて冬越しさせると読んだことがある。種蒔きは耕した土の表面に種子をただぱらぱらとばら撒き、水をあたえればそれでいい。とても小さな種子なので土をかぶせる必要はないが、種にあらかじめ一握りの砂をまぜておくと、均等に蒔くことができる。

一〇日もすると、細くて柔らかい半インチ〔約一・三センチ〕ほどの緑色の芽が出た。まもなく最初の本葉が一組生える。ルーズリーフレタスなどとは違って、多肉でみずみずしい葉だ。青菜のような青っぽい淡い緑色で、全体的にうっすらと白粉が吹いたような見た目をしている。

ケシは次々に芽を出して密集し、明らかに間引きが必要だった。問題はいつどれくらい間引くかだ。ホグシャーの本はこの点について曖昧で、苗のあいだが六インチから二フィート〔一五センチから六〇センチくらい〕のあいだなら〇Kだとしか書かれていない。私が持っている〝まっとうな〟園芸本では六インチから八インチ〔一五センチから二〇センチくらい〕を推奨しているが、それは花をきれいに咲かせたがっている園芸家を想定した数値だと私は気づいた。私はもちろん花がよくつくことより……汁気たっぷりの大きな実ができてくれたほうがありがたい。結局、ケシの種を扱っている種子会社に電話をかけ、「想定問答として、芥子坊主の大きさと質を最大限にしたい場合」最適な苗の間隔はどれくらいか、ごく慎重に尋ねてみた。相手が疑念を持ったようには思えなかったし、最低でも八インチ〔約二〇センチ〕はあけてくださいとすぐに返事が返ってきた。

五月末、最初の間引きをした頃、私の最近の園芸熱のことを知っているある友人が送ってくれた新聞の切り抜きが、私に一瞬ブレーキをかけた。それは『ニューヨーク・ポスト』紙に社交界のセレブの一人、C・Z・ゲストが寄稿した園芸コラムで、《今すぐケシにノーを》という見出しがついていた。ゲストは、ケシの種子は所持することも売買することも違法ではないが、「それが栽培され生長したもの（ドライフラワーや枯れたものも）は法律上コカインやヘロインと同じカテゴリーに入る」と主張する。にわかには信じられなかったし、有名人がタブロイド紙に書いた正確かどうかわからない情報なのだから、無視していいだろうと思った。

でも、やはり自信がぐらついていたらしい。というのも、本当にゲストが間違っているかどうか、確認しても損はしないと思い直したからだ。私は州警察の地元署に電話をかけ、名は名乗らずに、応答した警官に、自分はこの町に住む園芸家だが、庭でケシを育てても違法でないかどうか、念のため確認したいと告げた。

「ケシですか？　問題ありませんよ。ケシは園芸用の花と考えられていますから」

でも自分が蒔いた種子のパッケージにはソムニフェルム種と書かれていて、それはアヘンケシだと近所の人に言われたのだと伝えた。

「色は？　オレンジ色ですか？」あまり関係ないことだと思えた。アヘンケシは白いものもあれば紫、赤、ラベンダー、黒、もちろん赤みの強いオレンジもある。ラベンダーと赤の両方だと告げた。

「それなら違法じゃない。わが家の庭にもオレンジ色のが咲きます。二フィート〔約六〇センチ〕ぐらいの背の高さで、もともとそこにあったんです。知っておいていただきたいのは、どんなケシにも多少はアヘンが含まれているということです。問題は、あなたがそこからアヘンを製造するかどうかってことです」

「芥子坊主に切り傷をつけるとか？」

「いいえ、切り開いて中を見たってかまいません。そこからアヘンを作って売ったり、利益を得たりするかどうかってことです」

「もし大量に栽培したらどうなんでしょう？」

「たとえば二エーカー〔約八〇〇〇平方メートル〕のケシ畑をただの観賞用に？　ええ、問題ないですよ。それで麻薬を作らない限りは」

私は警官のお墨付きをもらってほっとしたが、不安の種が心に植えつけられたことに変わりはなかった。原因がC・Z・ゲストにしろ、待ち伏せを食らったEメール——暗号化されていないものを求めてサイバースペースの中を引っかきまわし、人を罪人にするなんて馬鹿げているとはいえ——にしろ、ケシを栽培することにびくびくしはじめた。もちろん、心配するほどの症状ではない。ただし、五月のある夜、悪夢に近い夢を見たときには、さすがに震えあがった。私は夢の中で、わが家の前でパトカーのドアがバタンと閉まる音に続き、玄関ポーチにずかずかと近づいてくる足音を聞く。慌ててベッドから飛びだし、裏口から庭に走ると、ケシを食べはじめる。ケシは夢の中ではすでに枯れていて、実際さわれば埃《ほこり》のように粉々になる。でも私は果実も茎も葉も大急ぎで口に詰め込む。それがまたひどい嚙み心地で、いくら嚙んでも飲み込むに飲み込めない。植物でできた広大な砂漠をむしゃむしゃ食べながら進み、なんとか時間内に全部きれいにしようと必死になっている、そんな感じだった。

目覚めたとき、衝動的にケシを全部引っこ抜いてしまおうかと思った。でもそのあとすぐ、今度は大笑いしたくなった。つまり、これが私が初めて見たアヘンの夢だった。

3

四月にジム・ホグシャーと連絡がついたとき、わが家のケシは六インチ〔約一五センチ〕ほどになり、よく繁っていた。花壇はノコギリ型の葉がわさわさと敷き詰められているかのように見えた。ホグシャーは保釈金を払ったらしく、共通の友人は私たちを会わせようと努力してくれていた。私は彼の事件について本人から話を聞きたかった。それにまつわる記事を書こうと考えはじめたからだ。同時に、栽培についてアドバイスがほしいとも思っていた。私からホグシャーに電話をすることはできなかった。彼はすでにアパートを叩きだされていたのだ。ほかの多くの州と同様、ワシントン州には、麻薬関連で逮捕された借家人は問答無用で追いだしていいという法律があり、手入れのあと保安官事務所から家主のもとに人が遣わされて、この件に関する彼女の〝権利〟を知らせ、ホグシャーの立ち退きを勧めたのだ。法の適正手続き〔刑罰によって個人の生命・自由・財産などを奪うときは、正当な法の手続きによらなければならないこと。合衆国憲法で保障されている〕を求めるホグシャーの権利を踏みにじる行為だと私には思えた。そもそも、まだ有罪が決まったわけではないのだ。これが、私が初めて見た、人権弁護士が呼ぶところの〝麻薬案件の憲法規定からの除外〟だった。この数年、麻薬が関わるケースでは、最高裁が、政府が法律や刑罰、警察の捜査方法に次々と新たな解釈を加えてみせるのをくり返し認めてきたせいで、法の適正手続きの範囲が狭められているのみならず、長年かけて確立された違法な家宅捜索や二重の危険〔同一の犯罪について同一人を再度訴追すること〕、おとり捜査などから市民を守る機能が働かなくなっていた。

ホグシャーは昼夜かまわず変な時間に電話をしてくるようになった。必要以上にぴりぴりしていて、何事にも疑心暗鬼な、いかにも行き詰まっている男という感じがした。パパベル属についてあれこれ専門的に論じてみせたと思ったら、ペットの鳥たちが警察にどんなにひどい目に遭わされたかぶつぶつ文句を言いだしたり。『ピルズ・ア・ゴー・ゴー』を読んだときに感じた都会的で愉快なキャラクターとは大違いだ。だが考えてみれば、ホグシャーは逮捕されたせいで破産し、ホームレスになり、友人の家のソファーを転々とし、海図のない海を漂っているような状態なのだ。花屋で買ったドライフラワーのケシを所持していただけで罪に問われた者など、今まで一人もいない。

彼の話の大部分はただの思い込みで、狂気しか感じられなかった。家に招いた客が何かにカチンときて、警察に〝タレコミの手紙〟を書いたことがこの前代未聞の悪夢の発端だったとか、家宅捜索の目的の一つが、何を隠そう、ホグシャーがスーダフェッド〔アメリカでは一般的な鼻詰まりの薬だが、中枢神経系に影響するプソイドエフェドリンが含まれている〕から麻薬を作ろうとしていたことだったとか。そして、現れた警官はホグシャーの目の前で彼の著書をひらひらさせ、「こんなものを書いたんだから、こうなることはわかってたんじゃないのか?」と言ったという。あまりにもとっぴな話ばかりなのでにわかには信じられなかったが、のちに裁判記録を調べたところ、すべて事実だったとわかった。

検事のオフィスに保管されていた資料によれば、三月六日にホグシャーのアパートが手入れされたのは、実際に通報者からの手紙がきっかけだった。彼の著書も一因ではあったが、ボブ・ブラックという男がシアトル警察に送った手紙が家宅捜索の「理由と考えられる」とされた。ボブ・ブラックこそが〝何かにカチンときた客〟で、ホグシャーの突拍子もない物語の中の悪役だった。

ホグシャーと同様ルームパニックス社で本を出している（『労働の廃止その他のエッセー』）ブラックは、自称アナーキストで、二月一〇日の夜に家に来たときが初対面だった。ルームパニックス社の経営者マイク・ホイから、彼が仕事でシアトルに滞在するあいだ、アパートに泊めてやってもらえないかと個人的に頼まれたのだ。

それは最悪の夜となった。細かい点や触媒となった薬物が何だったかは人によって話が違うが、とにかく宗教に関する議論（ホグシャーはイスラム教徒）は取っ組み合いに発展し、ブラックはハイジ・ホグシャーの喉《のど》をつかみ、ジムは客人をＭ‐１ライフルで脅すはめになった。一〇日後、ブラックはシアトル警察麻薬班に「ジムとハイジ・ファウストのホグシャー夫妻宅で営まれている……麻薬実験室について報告します」という手紙を書いた。過激派の告発にも似た手紙の全文を、ここにぜひ引用したい。

ホグシャー夫妻はアヘンの常習者で、茶にして飲んだり喫煙したりして摂取している。二月の一〇日から一一日にかけての数時間で、ジムは茶を何リットルも、妻はそれよりは少ないがやはり飲んでいた。彼は同時にデキセドリンやリタリン〔いずれも中枢神経刺激剤〕も何度か服用していた。真空ポンプなど麻薬製造装置も所持している。ホグシャーは、スーダフェッドからヘロインを製造する方法を思案していると話していた。

ホグシャーは『大衆のためのアヘン』という書物の著者で、彼はそこでケシの育て方や、生花やアーティストショップで手に入る種子からアヘンを作る方法を指南している。彼自身かなりの量を消費しているので、どこかで栽培しているはずだ。彼の著書の一部をコピーして同封する。彼はまた、偽名を使って『ピルズ・ア・ゴー・ゴー』という雑誌も出版し、規制薬物の違法な入手方法や娯楽目的の利用を勧めている。

ぜひ一度ホグシャー宅を訪問してみてほしい。そうすれば、パソコンのそばの壁にM-1ライフルが立てかけてあるのがわかるだろう。

この手紙の強い口調が引き金となって、警察は家宅捜索令状に判事のサインをもらい、ホグシャーのアパートをガサ入れした。時間は夜七時一五分前で、ジム・ホグシャーはリビングで本を読んでいたときにドアをノックする音を聞いた。ドアを開けたその瞬間、彼はもう壁に突き飛ばされていた。そのとき食料品店に買い物に行っていたハイジが帰宅して目にしたものは、手錠をかけられた夫と、家の中を引っかきまわしている、ニンジャみたいな黒い衣装に身を包んだSWATチームだった。SWATチームは大勢で押しかけてきていて、ジムの記憶では二〇人ぐらいはいたらしく、寝室が一つしかないアパートの中に入れるのはせいぜい数人で、あとは外廊下にずらりと列を作っていたという。

「これを出版したのはおまえだな?」警官の一人がジムの顔の前で『ピルズ・ア・ゴー・ゴー』をひらひらさせ、そう訊いてきたのを覚えている。それから「ケシはどこで栽培してる?」とも尋ねられた。ジムは、今は冬だと指摘し、「ケシは店で売っているのになぜ栽培しなきゃならないんです？」と訊き返した。

「嘘つくな」

そのSWATチームは麻薬工場の手入れに特化したチームで、ホグシャーのアパートではそれが見つかるものと思われていたらしい。とはいえ、結局、セロハンに包まれた一〇本のケシのドライフラワーが入った、封をあけてもいない段ボールが見つかっただけだった。それでも警察は、店で買ったものだと主張するホグシャーを信用しようとしなかった。ほかに、ブラックが手紙で触れていた真空ポンプ（ところが彼らはそれを押収しようともしなかった）、薬の入った瓶、ライフル二丁とピストル三丁（いずれも合法）、ホグシャーが銃器ショーで買ったテルミット発炎筒、試験管一箱、『大衆のためのアヘン』数冊が見つかった。

ホグシャーは、逮捕理由もわからないまま、留置所でつらい三日間を過ごした。ハイジはスケジュールⅡの規制物質であるケシの所持が罪状だった。ジムは「薬物製造および流通の意図のもとでケシを所持した」罪であり、火器を所持していたことが加算されて禁固一〇年が言い渡される可能性があった。

四月におこなわれた予備審問で、担当判事がホグシャーの罪状を見て疑問に感じ眉《まゆ》を吊りあげてみせたのは、彼にとって幸運だった。予備審問はまるで漫才のようだった。ホグシャーが流通を目的としていたという国側の主張を支持する検事は、書籍の内容の引用にはどうやら慣れていないらしく、ホグシャーの本の題名について言及した。「『私のためのアヘン』でも『友人のためのアヘン』でも『私の知る誰かのためのアヘン』でもなく、『大衆のためのアヘン』という題名であり、つまり不特定多数を対象にしたアヘンということです」

園芸について多少は知識があるらしい判事は、起訴状の言葉遣いにとくに疑問を呈した。国側は、アヘンの製造ではなくアヘンケシの製造によって、ホグシャーを告発していたからだ。「アヘンケシの製造とはどういうことか？」判事は尋ね、疑問に自分で答えた。「繁殖させること、それが唯一の方法です」この〝繁殖〟とは種を蒔いて栽培することであり、それでも判事が指摘したように、検察側はホグシャーがその繁殖とやらをしていた証拠を何一つ提出していなかった。「もしケシ畑を持っていたというなら、彼がある意味ケシを繁殖させていたとあなた方が判断しても仕方がないと思います。彼がケシを切り花にして、化学物質を抽出していたならとくに」しかし、ホグシャーがケシを実際に栽培していた証拠がないなら、規制物質製造の罪には問えないとした。

検察側は、ホグシャーが不特定の庭で、芥子坊主に傷がつけられた生きたケシと一緒に写っている写真をガサ入れのときに見つけており、それを提示して巻き返しを図った。検事はさらに、「彼のアパートメントの外にケシがあります」と発言した（これはある意味事実と言っていいだろう。ホグシャーの話では、家主が庭でケシを栽培していたからだ。ただ、警察の家宅捜索がおこなわれたのは三月初旬だったので、ケシが芽を出すには時期が早すぎた）。

判事は納得しなかった。「これが問題となるケシと同属同種のものだと断言できるんですか？私の母親も自宅の花壇でケシを育てていますよ」検事はとうとう判事を納得させられず、判事は、弁護側からの、ホグシャーに問われていた唯一の罪の取り下げの申し立てを認めた。

ジム・ホグシャーの試練はこれで終わったと人は思うかもしれない。ところが検察側は引き下がらず、六月には、手入れのときに見つかったものはすべて夫のものであるとする司法取引によってハイジの起訴を取り下げたあと、改めてホグシャーを起訴した。修正した起訴状には、今度は単純にケシ所持の罪と、さらに新たな重罪が加わっていた。手入れのときに見つかったテルミット発炎筒に目をつけ、〝爆発物〟の所持としたのである。新たな罪状に関する認否手続きは六月二八日と決まった。ホグシャーはそこに現れず、逮捕状が発行された。

4

裁判書類を読んでいた私は、しだいに不安がふくらんでいくのがわかった。シアトルの法廷で展開していたいざこざでは、ケシの栽培や所持が起訴の根拠になるという根本的な事実については、まったく問題視されていなかったからだ。私がホグシャーの弁護士に電話をすると、彼もそのとおりだと確認し、一九七〇年制定の連邦規制物質法の問題の箇所を私に提示してくれた。

法律の文言はいやになるくらい明白だった。アヘンのみならず「アヘンケシやケシの茎」も、

ＰＣＰやコカインと同様、スケジュールⅡの規制物質と定義されていた。禁止されるケシは、「パパベル・ソムニフェルム種だが、そこから採取される種子はこれに当たらない」とされ、ケシの茎については、「刈り入れられた、種子を除くすべての部分はアヘンケシ」と定義される。つまり、これがケシのドライフラワーに当たる。

規制物質法の八四一条にはこうある。「いかなる人物も、そうと知りながら、あるいは意図的に」アヘンケシを「製造、流通、分配したり、製造、流通、分配を目的として所持したりすることを禁じる」。「製造する」の定義には、繁殖させること、つまり栽培することも含まれる。条文の文言には注目すべき点が三つある。まず、アヘンケシの種子は、おそらくは合法的に料理で使用されることから、違法ではないとわざわざ但し書きがある点だ。しかしこれはまさに〝鶏が先か卵が先か〟のパラドックスで、違法なケシの生花から合法な種ができ、そこから違法なケシが育つというわけだ。

二点目は、条文によれば、アヘンケシの栽培を犯罪行為と判断するには、「そうと知りながら、あるいは意図的に」それがおこなわれなければならないことだ。アヘンケシはさまざまな名称で売られており、条文にとくに言及されているのはパパベル・ソムニフェルム一つだけである。つまり、知らずにアヘンケシを栽培していたというケースがあってもまったく不思議ではない。そのため、場合によっては、自分は〝何も知らなかった園芸家〟だと弁解できるかもしれない。とはいえ、だとしても私には何の役にも立たない。少なくとも私が蒔いた種子のいくつかにははっきりとパパベル・ソムニフェルムとパッケージに書かれてあったし、このエッセーの中で自分が知っていたことを（たぶん愚かにも）すでに告白してしまっている。三点目には、何よりショックを受けた。知ったうえでパパベル・ソムニフェルムを栽培した場合、五年から二〇年の禁固刑か、最大で一〇〇万ドルの罰金刑が科されるというのだ。

つまりC・Z・ゲストは結局正しかったのであり、マーサ・スチュワート（と州警察の警官）は間違っていたわけだ。アヘンケシの栽培は、目的が何にせよ重罪であり、法に照らせば、エンジェルダストやクラックコカインを製造するのと何ら変わりはない。芥子坊主に傷をつけたか、ただケシを収穫しただけなのかは関係ない。私は安全に綱渡りしていると思っていた境界線をとっくにまたぎ越していた。実際、種を蒔いたあの四月の午後の時点ですでに（そのうえ私は、ホグシャーは問われなかったその罪についても問われるおそれがあった――〝製造〟の罪だ！）。私はどんなに少なく見積もっても、すっかりドツボにはまっていた。

いや、本当にそうなのか？　だってそうだろう？　ジム・ホグシャー以外に、ケシの所持あるいは製造で実際に逮捕された者が今までいたか？　Ｎｅｘｉｓで検索しても一件もそういうケースは出てこないし、麻薬戦争を追いかけている一〇人以上の弁護士、検事、人権運動家、ジャーナリストに電話をかけてみたが、やはり答えはノーだった。ケシの栽培は違法だと知らない人さえいた。じつはそうなんだと話すと、ほとんど例外なくまったく同じ当惑気味の反応をした。「政府はほかにもっとすべきことがあると思わないか？」もちろんそう思うが、法律書の中に確かにそういう不穏な条文があるのだ。

経験豊富な園芸家たちにも連絡を入れ、ケシを栽培するリスクについてもう少しはっきりさせようとした。ある人は、アイダホで休暇旅行中だったDEAの捜査員が畑でケシが栽培されているのを見かけ、郡保安官に内報したという話を教えてくれた。別の人は、ジェファーソン大統領の地元モンティチェロで、栽培されていたケシを伐採するようDEAから指導が入ったと耳にしたという（どちらも出どころが疑わしい話だったが、調べてみると両方とも事実だと判明した）。ラジオの視聴者電話参加型園芸番組に電話をかけ、常勤相談員の園芸家に、アヘンケシを庭で栽培しても大丈夫かと尋ねると、「私は弁護士ではないけれど、園芸家があんなにすばらしい花を見過ごすなんて悲しすぎるわ」と答えた。

実際に手入れを受けたケースは誰も耳にしたことがなく、話を聞いた園芸家たちは、私が法律について知らせると、あまりにも呑気《のんき》に馬耳東風を決め込んだ。なかには、ノイローゼではないかと私の精神状態のほうをやんわりと心配する者までいた。ニューヨーク植物園の相談員の女性は、自分の知る限り、「ケシパトロールなんてどこでも」おこなわれていないと（少々上から目線で）私を納得させようとした。ケシ栽培者を「悪く言うやつは恥を知れ」と書いたウェイン・ウィンターラウドは、そんなのは、枕やマットレスのタグを切るのを連邦犯罪だと警告するのと同じで［しかし、実際に連邦犯罪である］、それで服役した人間なんて聞いたことがないと、私の不安を笑い飛ばした。なんなら、ヴァーモントにある庭で育てている「目の覚めるような美しさの」漆黒のアヘンケシの種子を送ろうと言ってくれた。彼はまた〔その後私が話を聞いた植物学者と同様に〕、「ブレッドシード・ポピー」の名で売られているものはパパベル・パエオニフロルムやギガンテウムと同様、植物学的にはパパベル・ソムニフェルムとまったく違いはないということも教えてくれた。私はパエオニフロルムなら今までに何度も植えたことがあったが、今の今までそれが何かちっともわかっていなかったわけだ。

ウィンターラウドのマットレス・タグの譬えでずいぶんとほっとした。少なくとも今はまだ、庭のケシを引っこ抜きたくないという、それだけが理由ではあったが。というのも、今にも最初の花が咲きそうだったからだ。それは七月最初の週で、下に垂れ下がった細い茎の先に、柔らかい毛に包まれたサクランボ大の蕾《つぼみ》が一つ、うつむいたようについているのに初めて気づいた。蕾の外側、つまり萼《がく》にはすでに亀裂ができており、中に赤い花びらがパラシュートみたいにぎゅっと畳み込まれているのが見えた。翌朝には、茎はすっかり頭をもたげて四フィート〔約一・二メートル〕の高さとなり、黒い斑《まだら》の入った絹の肌触りの真紅の三角形の花びらが五枚、萼を脱ぎ捨てて、太陽に向かって大きく花開いていた。この美しい孤高の一輪に続いて、翌日にはさらに三輪、同じ色味のみごとな花が続き、さらに六輪、そして一二輪、やがて庭のその一角は、通りがかった人が思わず足を止めるほど、どう見ても二心などない無垢な赤また赤の祭典となった。詩人のロバート・ブラウニングが「ケシの赤の鉄面皮さ」と言ったとき何を意図していたのか、これで私にもわかった。数日後、ラベンダー色の株も開花しはじめ、色は涼しげでも鮮やかさでは勝るとも劣らなかった。夕方にかけて背後から日光を受けると、花弁がステンドグラスのように輝いた。ルイーズ・ビービ・ワイルダーはこう書いている。「ケシがこんなにあっという間にあのすべすべした花びらを落とし、冠をかぶった芥子坊主になってしまうのは本当に残念だ」実際にこの目で観察した人間として、私はこれに反論しなければならないし、それは何も薬学的な理由からだけではない。芥子坊主だって花に負けないくらい魅力的なのだ。小づくりな丸い台座（柄と呼ばれる）の上にのった青みがかった緑色の丸いふくらみ。この果実はそれぞれてっぺんにバラ窓にも似た葯《ヤク》を冠している。七月中はずっと、ケシの植わったその一画から目が離せなかった。静かに垂れ下がる蕾、わっと鮮やかな色を撒き散らす花、どっしりした壺を思わせる堂々たる果実が、白い粉が吹いたような緑色の葉叢《はむら》という涼やかな背景幕を前に、同時に並んでいるのだ。葉、蕾、花、果実、どの状態がいちばん美しいか、とても決められなかった。ただ、このケシの一画が、私が今までに作ったどんな花壇より華やかだということだけは確かだった。

仲間の園芸家たちがケシを切り花にしようとするのを見ると、そんなバカなと思ってしまう。実際私は真夏のあいだずっとこのみごとなケシの饗宴を、思いがけない贅沢な自然の贈り物を楽しみ続け、これが違法行為かもしれないだなんてなかなか信じきれずにいた。法律という観点からすれば、私は今、場末の陰気な麻薬工場のテーブルの上にある白い粉の袋を眺めているも同然なのだ。しかし、まさにそういうことだ、ともわかっていた。あまりにも突飛じゃないか！　合法的にいくらでも手に入る種子を植えるという、ごく当たり前の罪のない行為が、いつしかその行為者を犯罪人に変えてしまうのだから。

しかしこの変身には、種子と水と日光という具象的な要素に加え、抽象的なある要素が欠かせない。植えたケシはパパベル属のソムニフェルム種だという知識である。というのも、法律を知らなかったというのは普通はけっして言い訳にならないが、ケシの場合、植物学的知識がなかったという言い訳ならできるかもしれないからだ。たしかに、私はそれがパパベル・ソムニフェルムだと知ったうえで種を蒔き、それを世間に向けてべらべらしゃべってしまった。しかし、もし私が「ブレッドシード・ポピー」を植えたのだとしたら？　あるいは、たとえばベーグルの上のケシの実を蒔いたら⁉　それがじつはソムニフェルム種だとは知らずに、注文したパパベル・パエオニフロルムだけを植えていたら？　みごとに八重に咲き誇るこの種の花を観賞しながら、それなら、アスターやマリーゴールドを栽培するのと同様、罪でも何でもないのだと気づいた——じつはソムニフェルム種だということを知らずに育てる限りは。だが私には遅すぎた。私はもう知りすぎてしまった。そして、読者のみなさん、あなたたちもまた。

そうわかったとたん、少々破綻した思考が生まれ、今私はあることを実行しようとしていた。それまでは芥子坊主に傷をつけようなんて考えてもいなかった。それこそが、法の境界線を踏み越える行為だと思っていたからだ。だが今では、自分はすでに運命の一歩を踏みだしていたとわかってしまった。毒を食らわば皿まで。たしかに、こんなのは狂気の沙汰だ。庭にある芥子坊主に傷をつけるなんて、それがどういう種類のケシか自分が知っていたという紛れもない証拠ではないか。それでもその夏の午後、私はうっとりするようなケシの中に、そう、私の庭の花壇に一人立って、その破綻した考えに妙に納得してしまったのだ。だからそこに並ぶケシの株の中からいちばん丸々とよくふくらんだ芥子坊主を選び、こちらにぐいっと引き寄せると、プラムほどの大きさの温かな果実を親指と人差し指でつまみ、表面に親指の爪を食い込ませた。すぐに乳液が点々と滲み出てきて、一、二分のあいだ流れ続けたあと、液体は酸化して目に見えて黒っぽくなり、やがて浸出が弱まり、固まりだした。私は人差し指で液体に軽く触れ、少し舐《な》めてみた。びっくりするほど苦く、その味は午後じゅう口の中に残っていた。

5

とうとうジム・ホグシャーと対面したのは、彼が出廷をすっぽかしてから二週間ほど経った、七月半ばのことだった。ホグシャーはマンハッタンにいた。これからどうするかじっくり思案するあいだ、人目につかないようにしているにはもってこいの場所だ。

夏らしいある暑い日、私たちは西二三丁目でコーヒーを飲んだ。そのあと花の問屋街を訪れてケシのドライフラワーを購入し、ついでに、ケシのドライフラワーの輸入規制が厳しくなったとホグシャーが耳にした噂は本当かどうか、確かめることにした。三八歳で細身のホグシャーは全身白一色の服装で、ブロンドの長髪をきっちりとポニーテールにしていた。ハンサムだが、ひどくやつれていた。よく整った三角形の顔には皺《しわ》が目立ち、印象的な灰色の目は落ち窪《くぼ》み、黒い隈《くま》に縁どられていた。会話をするうちに、誇大妄想と用心深さが交互に顔を出すのに気づいたが、これはオフレコでと頼まれることはめったになかった。決まった住所もなく、刑務所行き一歩手前にいる、そんな状況にあることを思えば、驚くほど冷静に見えた。少なくとも私が彼なら、こんなに落ち着いていられないだろう。

ホグシャーはケシに情熱を傾けていて、たがいの共通の関心事でしばし話が弾んだ。パパベル属園芸学から法学へ、パパベル属学名目録から化学へ、話題は行き来した。ソムニフェルム種では三八種類ものアルカロイドが発見されていること、テバインやらモルヒネやら（ここでついていけなくなった）はまさに「遺伝子工学の突破口」になりうること、パパベル・ブラクテアトゥムから合成された「ベントレー化合物（野生動物用の強力麻酔薬）」の「驚くべき可能性」などなど。彼が初めて芥子茶のことを知ったのはある友人からで、その友人のロシア人祖母が民間療法としてよく煎じていたのだという。ホグシャーは、「まさにアパートのドアのすぐ向こうで」咲いていたケシで、実験しはじめた。

「最初の何回かは完全な失敗だったよ。ケシを砕かずに、芥子坊主だけでなく、行き当たりばったりに葉やら茎やらも使ったから。それに、自分自身があるいは妻がモルモットになって、いろいろな部分を喫煙してもみた。それでわかったのは、間違いなく果実部分がいちばん強力だってことだ」ホグシャーは、自分を実験台に使うという西欧医学の偉大な伝統を引き継ぐ者と自認しているようだった。やがて彼は、ケシのドライフラワーで強力な芥子茶を作る方法を確立した。手のひら一杯分の芥子坊主をコーヒーグラインダーで粉末状にすりつぶし、熱湯で煎じるのである。飲むとどんな感じがするのかと私は尋ねた。

「アヘンを吸ったときみたいな〝たちまちノックアウト〟というたぐいのものじゃない。実際、人に聞けば誰もが、自分がハイだってことを忘れると証言するだろう。最初は胃がむずむずする感じから始まって、それがやがて肩や頭に這《は》いあがってくる。何ていうか、とにかく快感！　ただそれだけだよ。楽観的になり、エネルギーが満ちあふれているのに、リラックスもしている。しかも体の機能は保たれたままだ。馬鹿なことを口走ったりもしないし、記憶も全部残っている。朦朧とすることはないが、目を閉じたいという強い衝動は感じる。もしどこか痛いところがあっても、全部消える。それに、外因性の不安や哀しみもやわらげてくれるんだ。だから中東では葬儀のときに芥子茶が振る舞われる。悲しみを消し去ってくれるからね」

市販されている花にそんな効果が期待できるなんて、にわかには信じられず、ホグシャーの本を読んでいると、ときどき昔の〝家庭用品ハイ〟――たとえばバナナの皮で喫煙する（一九六七年にドノヴァンが『俺はメロー・イエローと呼ばれてる』とうっとり歌ってみせた〔ドノヴァンの曲「メロー・イエロー」は彼がバナナの皮を喫煙してハイになった状態を歌ったと言われている〕）、朝顔の種を食べる（幻覚剤代わりとされた）、コカ・コーラとアスピリンをまぜて飲むなど――を思い出した。単なるプラシーボ効果では？　ホグシャーは、『ブレティン・オン・ナルコティクス』誌に掲載された科学論文を見せてくれた。そこにははっきりと、市販されているケシのドライフラワーにはたしかにオピエートが相当量含まれている、と書かれていた。また、芥子茶を飲みすぎると依存症になるおそれがあることもホグシャーは指摘した。自著の中で、「禁断症状はかなりきついが、普通は三日から五日ぐらいで消える……たしかに依存を断つ期間はつらいものの、重い風邪とそう大差はない」とも記している。だとすると、やはりプラシーボ効果ではなさそうだ。

もしホグシャーの言うとおりなら、この国では、誰の目にもよく見えるところにじつはアヘンが隠れているということだ。政府が『大衆のためのアヘン』の著者に興味を持つのも、それなら当然だろう。ホグシャーと、彼が独立系出版社から出した本は、一九四二年という大昔に政府が打ち立てた一連の神話に風穴をあけた。その年、議会はアヘンを規制するには、パパベル・ソムニフェルムの国内での栽培をいっさい禁止し、製薬会社がモルヒネなどのオピエートを製造するために使うアヘンは、アジアの特定の国から輸入させるしかないと考えたのだ。それ以来、この厳しい法的措置は実際には植物そのものへの規制だ、という意識がこの国ですっかり定着した。つまり、アヘンケシはアジアのそういう場所でしか育てられない、という固定観念である。ホグシャーが粉砕したもう一つの神話は、アヘンケシからオピエートを生成するには、大規模に畑で栽培し、芥子坊主にいちいち傷をつける複雑で時間のかかるプロセスを経るしかなく、国内でアヘンを製造するのはまず無理だ、というものだ。私も、警官たちや園芸仲間からくり返しそう聞かされてきた。

この神話はとても根強く、わずか一世紀前までは広く知れ渡っていたアヘンに関する知識をきれいに消し去ってしまった。当時、アヘンは治療薬としてまだ当たり前に市販され、アヘンケシはアメリカの重要な農産物だったのだ。一九一五年という比較的最近まで、農務省が発行するパンフレットには、アヘンケシが北部農家にとってすぐれた換金作物であるとして推奨されていた。ほんの数十年前まで、シェーカー教徒たちはニューヨーク州北部でアヘンケシを農作物として栽培していた。今世紀に入ってからも、ロシア、ギリシア、アラブ系の各移民は、軽い鎮静剤および頭痛、筋肉痛、咳、下痢の治療薬として芥子茶を利用していた。南北戦争中、南部では、連合軍に充分な鎮痛剤を提供するため、戦時協力としてアヘンケシの栽培が推奨された。南部各地の畑や庭には現在もその子孫であるケシが多く伝わっているのだが、その起源やケシが持つ能力についての知識は、伝わらずじまいなのだ。

ホグシャーが成し遂げたのは、このアメリカの地に眠っていた知識を発掘し、世間に知らしめたことだった――レシピ付きのハウトゥー本という形で。でも私個人の意見としては、この本の知識はドラッグカルチャーに広く浸透しているとは言えないと思う。売り上げは八〇〇〇部から一万部のあいだで、ドラッグ愛好家のあいだで芥子茶が広まっている証拠データは一つも見つかっていない。では法執行機関界隈にはどれだけ浸透しているのか、私はそこに関心があった。六番街から花屋街に向かって数ブロックをぶらぶら歩きながら、私はホグシャーから、一九九四年に彼の本が出版されて以来、ケシのドライフラワーの値段が二倍に跳ねあがり、麻薬取締局（D

EA）が国内でのケシの売買を「ひそかに」監視しはじめたと聞かされた。DEA捜査官がドライフラワーショップのみならず、コネチカット州ウェストポートにある業界団体、全米ドライフラワーおよびプリザーブドフラワー産業協会をたびたび訪問しているのだという。私には、彼の自慢話か被害妄想にしか聞こえなかった――実際に花屋街に足を踏み入れるまでは。

マンハッタンの花屋街は南六番街の数ブロックを占める上品で美しい一帯で、生花やドライフラワーを扱う数十件の問屋が通り沿いにショールームを構えている。それまではマンハッタンでもとくにわびしく退屈な街並みが続くが、二七丁目にたどり着いたとたん、花や緑が突然わっと目に飛び込んでくる。店先にはハスの実やアジサイのドライフラワーが挿されたバケツが並び、クチナシの花のハンギングバスケットが芳香であたりを満たし、数えきれないほど並ぶベンジャミンの鉢植えが薄汚れた歩道をつかのま庭園の小径に変身させる。二八丁目で、店内がかなり取っ散らかった狭いドライフラワー専門店に入った。ホグシャーは、品名のないドライフラワーの束で埋まった、壁沿いに長々と続く戸棚をしげしげと見た。ノコギリソウ、ハスの実、アジサイ、ボタン、さまざまな色合いのバラ……そしてとうとうケシを見つけた。種類は四つあり、芥子坊主は小石大のものからテニスボール大のものまでいろいろで、大部分は一〇本ずつの束になってセロハンで包装されている。最も小さなものはまだうっすらと緑色が残り、茎のまわりに枯れた葉が数枚くっついている。大きめの芥子坊主は黄土色で、まるで彫刻のようなみごとな造形だった。私は、二〇世紀初めのドイツの写真家カール・ブロスフェルトの植物写真を思い出した。彼の撮った植物の茎や花弁や花は、まるで鉄で鋳造されたかのように見えたものだった。ホグシャーはレジの女性に、最近ケシを手に入れるのに苦労してはいないか、と尋ねた。彼女は肩をすくめた。「いえ、べつに。何本いります？」私は一〇ドルで一束買った。ケシを買ったということを妙に意識してしまい、女性がくれたビニール袋が長い茎を全部隠すには小さすぎたので、通りに出る前にケシの頭を下向きにして袋に突っ込み直した。

通りの向こうにある〈ビルズ・フラワーズ〉では、まったく別の話を聞いた。店主のビルは、もうケシは手に入らないと言った。卸売り業者によれば、DEAだかUSDA（農務省）だかわからないが、とにかく数か月前にケシの輸入を禁止したというのだ。「子供たちが種子か何かで喫煙するからだそうです」在庫を売ってもらうのはかまわないが、それがなくなったらもう供給できないと言われたらしい。このビルの話は、ホグシャーが主張するように、連邦当局がケシ取り引きに関して何かしら始めていることを匂わせる最初の兆しだった。とはいえ、その〝何か〟が何か正確にわかるのは、さらに数週間先のことなのだが。

正午になる前に、ホグシャーは部屋に私を招いた。気温が高くなり、シャツを着替えたくなったからだ。部屋の立ち退きを食らってからというもの、彼はたいてい、故郷から遠く離れたあちこちの友人のアパートに身を寄せていた。明日はまたどこかよそに泊まらなければならない。私はすでに、なぜシアトルに戻って出廷しないのかと尋ねていた。

「連中もフェアに闘うと確信さえ持てれば、すぐに戻るさ。証拠を捏造されたり、出廷したとたん刑務所に逆戻りさせられたりしないならね。だが、最初の起訴内容が棄却されたあともしつこく次の罪状がでっちあげられたあの経験から、連中の執念深さが身に染みてるんだ」（しかし二月にはホグシャーも気持ちを入れ替えた。新しい弁護士が見つかったので、シアトルに戻って出廷すると話してくれた）。

ホグシャーがシャツを着替えるあいだ、私はベッドに座って待っていた。狭苦しい部屋をちらりと見ただけで、彼がほとんど荷物を持たずに移動を続けていることがわかった。持ち物と言えば、着替えとノートパソコン、本を数冊、ケシに関する記事のスクラップ、自分の裁判関連の書類一式程度だ。そうやってこそこそと逃亡生活をするのはどんな感じだろうと考える。家にも帰れず、私物もほとんど持たず、明日、あるいは一週間後、あるいは一か月後に自分がどこにいるかもわからない、そんな生活を。

6

裏世界を徘徊するホグシャーと自分は違うと胸を撫で下ろしつつも、通勤客を乗せて走る列車で帰る道すがら、状況を冷静に考えたとき、実際ホグシャーと自分とのあいだにどれくらい距離があるのだろうとふと思った。じつは見かけほどそう遠くなく、とても安穏とはしていられない恐怖に襲われる。だってそうではないか。結局のところ私は庭でケシを育てていて、今準備中の記事ではそれを認めようとしているばかりか、ホグシャーを窮地に陥れることになったまさにその情報を再録するつもりでいた。当局はホグシャーを逮捕したとき、「こんなものを書いたんだから、こうなることはわかってたんじゃないのか？」と尋ねたのだ。では、具体的に何が二人を分けているのか？　一つには、私は、おそらくホグシャーほどには社会の辺境に近いところでは暮らしていないこと、もう一つは、小出版社ではなく全国誌で記事を書いていること。おかげで、ボブ・ブラックのような人間と関係を持たずにいる。

私はその後の数週間、ＤＥＡがどれくらい本気でケシに注目しているのか、あるいはホグシャーがほのめかしたように、政府は本当にアヘンケシの国内での栽培を断固取り締まるべく行動を始めたのか、徹底的に調べはじめた。もちろん、ジャーナリストとして関心を持ったこともあるが、それ以上に個人的な切迫感が大きい。ＤＥＡが今何をしようとしているのかきちんと知ることで、頭の中でどんどんふくらむ被害妄想に多少なりとも現実的な根拠があるのかどうか、はっきりさせたかったのだ。すぐにでもケシを引っこ抜いて捨てたほうがいいのか、このまま成熟させて、ゆくゆくは芥子茶を実験的に作ってみても安全なのか。

まずはホグシャーの言っていた手がかりを一つひとつ確認することにした。全米ドライフラワーおよびプリザーブドフラワー産業協会のベス・シャーマンによれば、たしかに一九九五年にラリー・スナイダーというＤＥＡ捜査官が訪ねてきたという。「私たちが発行している会報に、このたぐいのケシを所持しないようにと注意をうながす記事を掲載してほしいと頼まれたんです」と彼女は言った。ケシは以前から違法だったんです、とスナイダー捜査官は説明した。ただ「これまでは取り締まってこなかった。だんだん目に余るようになってきたので、現在引き締めを図っているが、控えめなやり方をしている、とのことでした」。協会は捜査官に同意し、パパベル・ソムニフェルムの所持は違法ですというDEAからのお知らせを会報誌に掲載した。

また、シアトルにあるネイチャーズ・アーツ社という花屋がDEAの訪問を受けたとホグシャーから聞いたので、店主のドン・ジャクソンに連絡を入れてみた。四五年前からドライフラワーを商っているというジャクソンは、一九九三年三月にジョー・ウォンというDEA地元局の捜査官が来たと話した。ケシについて調べているので、どういう種類のケシが在庫にあり、どこから仕入れたか教えてほしいと言われたという。

「彼はケシを何種類か持っていき、検査しました。数週間後、あれらはみなアヘンケシ類で、買った人が麻薬として利用するおそれがあると回答がありましたが、だからといって売るなとは言われなかったんです」それ以来、あちこちで抜き打ち検査があったという噂が流れてきたし、没収されるのが怖いのでケシの栽培をやめたという大手の農家を何軒か知っているという。ソムニフェルム種が市場から消えてしまうことをジャクソンは心配していた。「ケシの存在はかけがえのないものなんですよ。芥子坊主は大きさといい、丸さといい、姿かたちといい、本当にすばらしい。アレンジメントの中心になるものは何かないかと言って、求める人が多いんです」

DEA地元局に電話してそのジョー・ウォンに接触しようとしたが、最近引退していたことを知った。別の捜査官が電話に出たが、一五分ほど話をしたあとで名前は出さないでほしいと強く釘を刺された。この状況ではそうするほかないだろう。匿名の捜査官は前任者がケシのドライフラワーの捜査をしていたことを知らなかったようなので、私は話題を変え、ケシの栽培について尋ねた。

「アヘンケシの栽培は違法です」と捜査官は言った。「ただはっきり言って、大きな問題にはならないでしょうね。アヘンを作るのは手間がかかりすぎるからです。早朝に起きだして果実に傷をつけ、乳液が流れだすのを待ち、そのあと果実を一つひとつまわって、それをこそげ落とさなければならない。ファースト・アンド・パイク地区に行ってブラックタールを買えばそれですむのに、なんでわざわざそんな苦労をしなきゃいけないのか?」（ブラックタールとは、メキシコ産の安価なヘロインのことである）。「私なら、どうぞご勝手にと言いますね。どうせ大ごとにはなりゃしないんだから、と」

そんなふうに打ち解けたおしゃべりが続いたので、私は思いきって、知り合いの園芸家が庭でアヘンケシを栽培しているのだが、何かアドバイスはないか尋ねてみることにした。「私なら、それは違法だし、玄関のドアを蹴り壊される危険がありますよ、とアドバイスしますね。でも、私にはそんな暇はない。ほかにやることがたくさんありますから。もし彼がワシントン大学の植物学教授なら、びくびくする必要はないでしょう。だが、その教授が芥子坊主を収穫するつもりなら、ドアを蹴り壊される可能性が高い。要するにケースバイケースなんです。

でも、私ならこうも言いますね。栽培したければほかにいくらでもきれいな花があるのに、なぜわざわざ違法な植物を？　盆栽だとかランだとかにエネルギーを注げばいいのに、なぜアヘンケシを育ててるんですか、と。これが私のアドバイスです。だってそっちのほうがよほど挑戦のしがいがあるじゃないですか。ランを育てられる園芸家なんて、そう多くないでしょう？」

私が自分は園芸ライターなのだと言うと、ランの栽培が趣味だという彼はその話をしたくてたまらないそぶりを見せた。なんでも、今もデスクの上にランが飾ってあるという。しかし、私がアヘンケシを栽培しているその仮想園芸家に無理やり話を戻そうとすると、彼は明らかに気分を害したようだった。

「もしそのケシ栽培者が芥子茶の作り方について記事を書いて発表したらどうなりますか？」

「そうなると、玄関ドアが蹴り壊されるでしょうね。違法なものを人々に広めようとしているわけですから」

背筋の寒くなる会話だった。アヘンケシを規制する法律について、ホグシャーが言っていたことが甦ってきた。「じつは法律では制限速度が時速三〇キロと定められているのに、誰にも知らされていないし、強制されてもいないし、誰もそう口に出したことさえない、そんな感じだ。それが法律だってことを、あんたは知りようがない。すると突然連中があんたを選び、こう言いだす。ちょっとそこの君、今八〇キロ出してたよね？　制限速度が時速三〇キロだってこと、知らないのか？　あんたは法を破った、だから即刑務所行きだ。でも、引き留められている人なんてほかにいないじゃないですか、とあんたは言う。だから何だ、文句でもあるのか？　これは法律で、それをどう使うかはこっちの勝手だ。あんたの車に俺たちの嫌いな政党を支持するステッカーがベタベタ貼られていようが、そんなことは法律とは無関係。言論の自由とは別問題なんだ」ほかの法律はどうあれ、とにかく麻薬関連法は、匿名の捜査官や、その意味ではボブ・ブラックみたいなやつの手にかかれば、とんでもなく強力な武器になるのだ。法律で制限速度がそんなふうに低く設定されている限り、頭に血をのぼらせた法執行官か〝一般市民の情報提供者〟さえいれば、あなたはいつなんどき路肩に停車させられても――玄関ドアを蹴破られても――不思議ではない。

私が再びアヘンケシにまつわる夢を見たのは、匿名捜査官と会話した直後のことだった。七月がまもなく終わろうとしていた頃、私はライム病にかかった。毎晩高熱にうなされ、歯がガチガチ鳴るほど寒気を覚え、ただでさえ恐ろしい夜を過ごしていたというのに、悪夢まで見るはめになったのである。夢の中で眠りから目覚めた私は、寝室の窓に顔がぺったりと張りついているのに気づいた。五つの窓ガラスにそれぞれ白くて丸い顔が一つずつ。小妖精《エルフィン》のようでもあり、スラブ人のようにも見える。これはガサ入れだと私は気づいた。やつらはケシを探しているのだ。彼らは一晩じゅうわが家の中を捜索し、朝方になって菜園を漁りはじめた。隅々までくまなく探り、キャベツの葉に粉を振りかけて指紋の検出までしようとしている。捜査員たちには不思議と怖さを感じなかったし、夢の中ではすでにケシを全部引っこ抜いてあるので、私は何も心配する必要はないはずだった。それでも、五人全員をかならず視界に収め、連中が何か変なものを植えたりしないように注意しているのに、どこに移動してもかならず一人は誰かの陰になって姿が見えない。私はあっちこっちうろうろし、どうしても全員が見えないいらだちがどんどん大きくなって、爆発しそうになる。そのとき、庭の奥の垣根のところに、ラベンダー色のケシが一本だけぽつんと満開の花を華やかに咲かせているのに気づいた。いつのまにすり抜けたのだろう。連中に見つかったらどうしよう？　でも結果はわからずじまいだった。はっと目覚めたとき、シーツは汗でびしょびしょになっていた。

おそらく悪夢を見たのはライム病のせいだろう。その週はずっと熱に浮かされて、おかしな夢ばかり見ていたからだ。しかし、その日の早い時間にジム・ホグシャーから連絡が来て、「収穫を手伝いに」行こうと思っている、と言われたせいもあったのかもしれない。その提案に比べれば、夢なんてたいしたことではなかった。なぜなら、それは正真正銘の悪夢だからだ。三九度以上の熱で朦朧とし、関節が痛んで首を回すことさえできないところに、警察のお尋ね者でホームレスの男が、私を刑務所行きにするかもしれない芥子坊主の収穫を手伝いにわが家に来ると言ってきたのだ。考えるだにぞっとし、胸がざわめいた。警察に執拗に目をつけられたとしても当然だと思えるようなことをした男（なあホグシャー、誰も責められないだろう？）に、本当に庭を見せるつもりか？　第一、いったん彼が荷ほどきをしてしまったら、どうして家から追いだせる？（その週たまたま劇場で映画『ケーブルガイ』が公開された）こんなことを考えるのは不当だとわかっている。

実際に会ってみれば、ホグシャーはそう悪い男ではなかった。それでも、どうしても引っかかる言葉があったのだ。家を追いだされたあと、家主がアヘンケシを栽培していたことを本気で通報してやろうかと思った、と彼がぼそりとこぼしたのである。それに、例の〝地獄から来た客〟ボブ・ブラックのことが頭にちらついていた。私は脳みその中をひっくり返して、さもありなんと思ってもらえそうな丁重な言い訳を探したが、今や礼儀作法などかまっていられない究極の選択を迫られていた。結局、私はしどろもどろになりながら、今はまだ体調が悪くて人を招くなんて考えることもできないし、妻に相談する必要もあるとお粗末な言い訳を並べただけだった。

それに、収穫するかどうか正直わからないとも告げた。それは本当だった。私はまだ、ケシについてのDEAの動向をきちんと理解できておらず、だとすれば収穫するのはリスクがある。DEAに動きがありそうだということはわかるが、具体的な意図がわからなかった。ワシントンDCにあるDEA本部に連絡を入れてみるべきなのだろうが、ポーカーフェイスの捜査官の胸の内を読むのは難しいとわかっていた（それに庭にまだケシがあるというのに、私という存在やケシに興味を持っていることを彼らにあえて知らせるのは、やはり不安だった）から、国産ケシ取り締まりキャンペーンの規模をできるだけ把握するのが先だと思った。

私は、アヘンケシを売っている種子会社の一つ、クック社のシェパード・オグデンに電話をしてみた。ソムニフェルム種の販売を停止するようDEAから種子会社に手紙が送られたという噂は耳にしたことがあるが、彼自身は受け取っていないという。オグデンは、私がすでに知っていることをくり返した――いわく、種子の販売は完璧に合法である。だが、それ以外のことはよくわからないと言った。そして、オハイオ州オバーリンにある業界団体、特殊切り花生産者協会に尋ねてみたらどうか、と勧められた。すると、協会会長で、北カリフォルニアで切り花を生産しているウィル・フルトンは、協会会報誌の最新号で、DEAから来た手紙について会員たちに注意をうながすコラムの草稿をたまたま書いたところだった。手紙を受け取ったのは、「業界でも一、二を争う大手種子会社」だという。コラムでは手紙の最初の段落を引用していた。

昨今アメリカ合衆国司法省麻薬取締局（DEA）は、国内各所でアヘンケシ（パパベル・ソムニフェルム）が加工調理および園芸目的で栽培されている点に注視している。アメリカ国内でのアヘンケシの栽培、および「ケシ柄（種子を除く、収穫されたアヘンケシのすべての部分）」の所持は違法である。一部の種子会社はアヘンケシの種子を販売しており、なかにはパッケージに栽培方法が記載されている例もある。この事態が薬物乱用の流行につながる前に、DEAとしてはこのような行動を控えていただきたく、依頼するものである。

これに続く血気盛んな反論ぶりから察するに、ウィル・フルトンという人物は、まさに切り花界のトマス・ペイン〔一八世紀のイギリスの思想家で、『コモン＝センス』を発表し、アメリカの独立を支持した〕と言えそうだ。「ちょっと待ってくれ」と彼は会員たちに訴える。「このことのどこに犯意《メンス・レア》がある？

想像してみてほしい。あなたが警察の取調室に連れていかれ、『じゃあ、おまえはそれを加工調理および園芸目的で栽培したと認めるんだな？』と問い詰められるところを。

なぜ自然の恵みである種子を蒔くことが違法なのか？　単にその植物の美しさを観賞することだけが目的だというのに？　なのにその一方で、ジリスを駆除するというただそれだけのためにAK‐47を購入することは合法なのだ」そうとも、建国の父たちが武器を持つまさにその権利は憲法で認めたが、「種を植える権利」についてはいっさい触れていないからだ。「……まさか国がそんな権利を奪おうとするなんて、思ってもいなかったからだろう。なにしろ、彼らがこうした権利を記した用紙は麻紙《ヘンプ・ペーパー》だったのだ」

私がカリフォルニア北部の本人が経営する花農場にいたフルトンと連絡を取ったとき、例のDEAの手紙を受け取ったのは、ニュージャージー州に支社がある由緒正しい英国資本の種子会社、トンプソン＆モーガンだと教えてくれた。トンプソン＆モーガン社の園芸主任、リサ・クラウニングは手紙を受け取ったことを認め、「威圧的だし、不安だ」と話した。六月末に書留で送られてきて、《国際麻薬部長　ラリー・シュナイダー》という署名があった。全米ドライフラワーおよびプリザーブドフラワー産業協会を訪問した同じ人物である。トンプソン＆モーガン社では、DEAの依頼に対してまだ最終的な決断をくだしていないが、クラウニングとしては、このままアヘンケシの種子の販売を会社が続けてくれることを願っていると話した。彼女自身、庭でアヘンケシを栽培しているという。彼女はラリー・シュナイダーに直接電話をかけ、DEAとして「何か経過措置」みたいなもの（たとえばカタログに警告を載せるとか、パッケージに書かれた栽培方法を消すとか）はないか、一縷の望みを託して探ってみたが、相手にいっさい妥協はないことがわかった。「こちらとしてもDEAを怒らせたくはないんです」クラウニングは言った。「ただ、ケシの種子を売るのは完全に合法だと私たちとしては感じています」

トンプソン&モーガン社に送られたシュナイダーの手紙を最後まで読むと、DEAがすでにケシ栽培者を逮捕していると思しき不穏な記述にぶつかった。そこにはこんなふうにほのめかされていた。「最近DEAで押収した物品の中には、相当量のケシ本体が含まれている……その多くには果実部分が切開され……販売元として貴社の社名と住所、出荷日が明記されたケシの種子が見つかっている。栽培を目的とした種子の販売は違法と見なされるおそれがあることをご承知おきいただきたい」そうしたオブラートにくるんだ脅しのあと、シュナイダーは、「自主的にパパベル・ソムニフェルム種の販売を停止する」ことを求めていた。

一〇月になる頃には、園芸家のあいだではケシの噂で持ちきりとなり、戦争でも始まりそうな気配に私には思えた。種子会社シェファーズ・ガーデン・シーズ社のベス・ベンジャミンの話では、サンタクルーズで同社が支援していたホームレスのための市民農園プロジェクトで、警察によってケシが差し押さえられたという。ウィル・フルトンからは、北カリフォルニアのある生産者がDEAに作物を掘り返されたと知らされた。全米種子貿易協会（ASTA）の情報では、この団体に対し、DEAがラリー・シュナイダーの名前で、ケシの種子の販売を自主規制するよう正式に要請してきたという。ある職員の話では、協会はこれに「一種の市民の義務として」応じたという。ケイティー・スルダーというノースカロライナ州を基盤とするドライフラワー輸入業者からは、オランダの生産者に注文したケシを積んだコンテナが税関で通過を拒まれたと聞かされた。

規制が進んでいるのは事実だが、妙にこそこそしたやり方だった。まわりに一気に周知させるような派手なガサ入れを何度か実施するのではなく、もっと人目につかないようにじわじわ進める作戦をとっているように思えた。世間に波風を立てないように、具体的にケシで何ができるのか極力人に知らせないようにしながら、業界内で種子とドライフラワー両方の販売を差し止めようとしている（場合によっては、合法的な商売をしている企業を脅すことまでして）。陰でこの作戦の糸を引いているのは明らかにラリー・シュナイダーという人物であり、いよいよ本人を直撃しなければならないと私は心に決めた。ASTAの会報誌に彼の電話番号があるのを見つけたとき、オズの魔法使いの直通電話でも見つけたかのように、幸運に感謝した。

私が園芸ライターだと自己紹介すると、シュナイダーはインタビューに応じてくれた。まずは、自宅の庭でケシを栽培しているが、それについてどう思うかと尋ねた。彼は単刀直入に言った。「栽培はやめたほうがいいとアドバイスしますね。連邦法違反ですので。私なら引っこ抜きます」そして続けた。「べつにおばあちゃんたちの庭をいちいち訪ねて、ケシのサンプルを採取するつもりはないんです」ソムニフェルム種を栽培するにしても、そこからアヘンを作ることができることを知っていて、そのつもりで栽培しているのでない限り、犯罪にはなりません、と彼は請け合った。

念のため申しあげておきますが、とシュナイダーは言った。ソムニフェルム種の代わりに栽培できるケシはほかに一二〇〇種類もあります。「たとえば、ロエアス種とかギガンテウム種とか、無数に」ギガンテウム？ウェイン・ウィンターラウドは、それもソムニフェルムの一種だと言ってなかったか？　私は彼にそれがどんなケシか説明してもらった。「芥子坊主はソムニフェルム種より大きいくらいですよ。じつは今私のデスクの上に一本飾ってあります」

シュナイダーは、ケシ栽培を法的に規制しはじめたのは最近だと認めた。「アメリカ北西部やカリフォルニアで、ケシのドライフラワーや生花で茶を煎じて飲んでいる人がいるという情報が寄せられたのがきっかけです」

『大衆のためのアヘン』という本をご存じですか？

私がそう尋ねると、やけにぎこちなく思えた長い沈黙が続き、それからこんな答えが返ってきた。「出版物にはたいてい目を通しています」

考えすぎかもしれないが、このあとシュナイダーは急にそっけなくなったような気がした。種子会社に送った手紙の中にあった〝差し押さえ〟について尋ねても、「現在取り調べ中である」ことを理由にいっさい回答を拒んだ。DEAはどういう権限で、種子会社による合法的な種子の販売を規制できるのか、と尋ねると、彼はそこで私を遮《さえぎ》った。「栽培目的で販売するなら、それはすでに違法です」種子会社が種を売るなら、ほかにどんな目的があるというのだろう？

そこで私は、あなたがそうして規制を実施することで、じつはこの国では簡単にオピエートを手に入れることができるのだと人々が気づいてしまうことを、もしかすると心配しているんですか、と尋ねてみた。

「気づく人が多くなれば、試してみようと考える人が現れる、そのリスクはつねにあります。朝九時になればかならず銀行は金庫室の扉を開ける、と宣伝するようなものです。じゃあ銀行強盗をしてやろうかと、人は考えるか？　答えはご自分でお考えください」

7

私がそこから引きだした答えはこうだ。ＤＥＡはたしかにひそかに規制を始め、ドライフラワーにしろ生花にしろケシの供給を断とうとしているが、私がジム・ホグシャーの著書のおかげで知った、じつはケシは誰でも簡単に手に入り、麻薬に転換できるという事実をできるだけ世間に広めないようにしながら、それを実行している。シュナイダーが銀行の金庫室の譬えでほのめかしたのはこの知識のことであり、それは現在もまだ、誤解や神話でできた高い壁の向こう側に隠されている。ＤＥＡは、この知識を金庫に閉じ込めておこうとしている。そして、隠れているようでいてじつは目の前にあるその知識が本格的に流出してしまう前に、国内のアヘンケシを葬り去ろうとしているのだ。

政府はこの件に関して、ごく細い曲がりくねった道を無理やり進んでいるように思える。つまり、事情を知っている者と知らない者、それぞれに同時にまったく異なるメッセージを送ろうとしているからだ。この微妙なバランスは、彼らのケシの押収のやり方にはっきり表れている。ラリー・シュナイダーは私が尋ねても話そうとしなかったが、彼が何を言おうとしていたのか、いや、何について口をつぐんでいたのか、今でははっきりわかる。六月一一日、私のケシが花を咲かせる数週間前、ジョージア州スポルディング郡でＤＥＡと地元警察が、失業中の三一歳のロドニー・アラン・ムーアと妻チェリーの畑をガサ入れした。捜査官たちが押収したのは、二五八本のケシ（その多くはドライフラワーにした芥子坊主の切り花）、二十数株のマリファナの苗、数オンスの袋入りのマリファナだ。ムーア夫妻が住んでいたトレーラーハウスの家宅捜索によって、ケシの種子はトンプソン＆モーガン社ほか二社に注文したものだったという記録に加え、『大衆のためのアヘン』も一冊見つかった。ムーアはモルヒネ製造とマリファナ所持の罪に問われた。前科はないにもかかわらず、保釈金は一〇万ドルと決定された（二月の時点でも依然として同金額を求められている）[※7]。

ムーアの自宅の手入れは、ケシ栽培規制を目的とした組織的かつ計画的なものではなく、匿名のタレコミをもとにマリファナ栽培を摘発にきた捜査官が、たまたまケシも発見しただけのように見える。しかしこの捜査の様子からも、政府が国内で栽培されているアヘンケシについて二枚舌の戦略を取っていることがうかがえる。ＤＥＡはこの事件を利用して、ロドニー・アラン・ムーアにケシの種子を（合法的に）販売した会社を明らかにし圧力をかける一方で、世間にはケシについて偽情報を流して煙に巻こうとしているからだ。

《ケシが合衆国内に入り込んだルートを当局が捜査中》と『グリフィン・デイリー・ニュース』紙の一面の見出しは訴え、ムーアの自宅で見つかった芥子坊主の写真が掲載された。記事では、ムーアのトレーラーで見つかった、誰でも知っている種子カタログの数々のことは触れられていなかった。つまり、当然ながら彼が所持していたケシは、合衆国に〝入り込んだ〟わけではないのだ。ところがDEA捜査官のヴィンセント・モルガノは、この国のどこかでアヘンケシが栽培されているなどという話は聞いたことがないと証言する。「私は二五年間、麻薬捜査官をしているが、国内では一度もアヘンケシを見たことがない」スポルディング郡グリフィン市麻薬タスクフォースのリーダー、クラレンス・コックスは、押収されたケシは、アメリカの花壇で一般的に栽培されているものとは種類が違うと断言した。スポルディング郡保安官、リチャード・カントレルは、今回押収された二五八本の芥子坊主それぞれに含まれる種子を正しく蒔いてそこから麻薬を精製したら、一本当たり一キロのヘロインが産出されるだろうと話した（これこそ錬金術だ！）。やはりDEA捜査官であるビル・マロニーは記者に、ケシの果実からアヘンを精製するのはきわめて複雑で危険なプロセスなので、「博士号を持っていてもできるとは思えませんね」と説明した。彼はまた、アヘンケシは合衆国南東部ではきわめて珍しいとも話した。「気候が適さないと育たないんです。温暖な気温と適度な降雨が必要です」

ここに示した談話はすべて『グリフィン・デイリー・ニュース』紙に掲載されたもので、記者たちは当局の言うことを鵜呑みにしていた。それはそうだろう、なぜ当局がこの国の花の栽培について嘘をつく必要があるのか？　しかし、この記事の一部は、私が自分の庭で実験して立証したことに明らかに反している。問題のケシ（パパベル・ソムニフェルム種）はアメリカの花壇で普通に栽培されているものだし、この国のどの場所であっても栽培するのはちっとも難しくない。そして、そのケシから実際に芥子茶が作れるのかどうか、私自身まだ実験していないとはいえ、インタビューした米国農務省の植物学者ジェームズ・デュークは、一般に家庭菜園で栽培されているアヘンケシにはモルヒネやコデインが含まれており、これらのアルカロイドは、生花にしろドライフラワーにしろ、果実部分を熱湯で煎じれば簡単かつ有効に抽出できると話してくれた。つまり芥子茶である。「連中がぴりぴりするのも当然、というわけです」

そしてだからこそ、連中は嘘をつきたがるわけだ。もしアヘンケシがそれほど簡単に育ち、それほど簡単にアヘンが手に入るなら、政府としては、そんなことはないよと人々を丸め込んで、アヘンケシを栽培させないようにするのが最善策であり、たぶんそれしか方法はない。

ジェームズ・デュークやジム・ホグシャーが正しく、ジョージア州当局の捜査官たちの言葉は疑わしい――私にはそうとしか思えなかった。それでも、アヘンケシの話題のまわりには嘘や隠し事の分厚い霧がたちこめていて、すべてを突きとめるには、自家菜園の花を使って簡単な実験をこの手で実行するしかなさそうだった。ケシ栽培に関しては、私はすでに、知らず知らずのうちに法を破ってしまっていることがわかっていた。どのみち法律がケシ栽培をすることと芥子茶を作ることを区別しないなら、自分の好奇心を満たす次なる段階に進んでもかまわないじゃないか、そう私には思えた。

——

ここで小休止を入れて、私の〝簡単な実験〟について報告するこのあとの部分を、弁護士のアドバイスに従ってもともとの原稿から削除し、二四年間もお蔵入りさせていたわけを説明する必要があるだろう。

一九九六年の晩秋、『ハーパーズ・マガジン』に原稿を提出し、編集作業と内容チェックがおこなわれるあいだ、私は編集者に、そこに言及した内容に当局が関心を持っていることは間違いなく、一部は違法行為である可能性もあるので、原稿の段階で弁護士に読んでもらったほうがいいのではないかと提案した。『ハーパーズ』の発行人ジョン・R・〝リック〟・マッカーサーもこれに賛成し、彼の知り合いの有名な刑事弁護士に原稿を送った。その弁護士はコネチカット州ブリッジポートが本拠地で、汚職や組織犯罪、違法薬物などで昔から悪名高いその町なら仕事に事欠かないはずだった。あるよく晴れた冬の午後、その弁護士は同僚《アソシエート》を連れて、私とジュディスに法律的な助言をするためコーンウォールにあるわが家に車でやってきた。平日だったので、四歳の息子は保育園に行っていた。私たちはまず四人で昼食を囲み、そのあとリビングに移って話を聞いた。自宅に二人の刑事弁護士を仕事で迎えることが、何とも現実離れして思えたことを記憶している。

年上の弁護士は、仕事柄驚くほど冷静な口調で切りだしたが、その内容に妻も私も震えあがった。もし彼の言うとおりなら（疑う理由は何もないのだが）、私は法律上、予想よりはるかにまずい立場にあるらしい。実験を手がけるあいだずっと最悪のシナリオとして頭にあったのは、真夜中に警察がいきなり押しかけてくるという、ジム・ホグシャーの悪夢に触発された光景だった。家宅捜索令状を手にしたSWATチームがわが家や庭を徹底的にほじくり返し、私と家族はそれをなすすべもなくただ眺めている。とはいえ、私を何らかの罪状で逮捕するにしても、物理的な証拠（たとえばケシそのものとか！）か、少なくとも証人、つまり私がケシを栽培していたことを裏づける、別個の客観的な事実が必要だろうと以前から考えていた。

しかし、麻薬戦争が勃発してこの二〇年、政府が市民を陥れる力は、私たちの知らないうちにいっそう強化されていたのだ。家宅捜索令状のことなど心配している場合ではなかった。私が公表しようとしていた記事の内容だけで自白とみなされ、スケジュールIIの規制薬物を製造していた罪で連邦判事に起訴されるおそれがあった。この自白は、私が種子を注文したこと、あるいは来年の春に庭で勝手に生えてくる違法なケシそのもの（庭のケシはすでにみずから土に種を撒き散らしていた）によって裏づけられるだろう。どんな罰があたえられるかって？　私が製造したドラッグの量によっては、最大二〇年の禁固刑か一〇〇万ドルの罰金刑である。地所にケシが見つからない場合は、連邦政府のガイドラインによれば、私の庭で栽培可能なケシの量を算出し、それを栽培したものとして量刑に反映させる。

弁護士はさらに気になる話をした。一九八四年に連邦財産没収法が議会で修正され（また最高裁がこれを支持し）[※8]て以来、政府は私が何の罪も犯していなくても、いや、罪に問われてさえいなくても、自宅や土地を差し押さえて、私や家族をそこから追いだすことができるようになったという。弁護士によれば、私がアヘンを製造した罪で有罪になればもちろん、有罪にならなくても、私の家と庭は〝有罪になる〟可能性があるらしい。民事没収という制度を使えば、証拠の必要性は刑事訴訟と比べてはるかに低くなる。政府は、私の財産が麻薬関連法に違反する事案に関わっていたという〝証拠の優越〟を示すだけで、財産を没収することができるのだ。その優越とやらはどうやって証明されるのか？　そのときリビングで私の前に座っていた弁護士によれば、私が発表しようとしている記事[※9]だけで充分だという。

このエッセーを雑誌に発表すればわれわれの人生がどこまで壊滅するか、弁護士が冷静に説明するのを聞きながら、じつは今そこで二つの解釈がせめぎ合っているのがわかった。私のストーリーは、庭から二、三個、芥子坊主を収穫してすりつぶし、熱湯を入れたカップに浸して、できあがったお茶を味見するというものだ。べつにたいしたことではないし、マイルドなハーブティを使った民間療法にすぎない。だがこれはあくまで私のバージョンだ。弁護士は、たとえ同意はできなくても、その行動について政府側がまったく別の解釈をする可能性に配慮するべきだと言っているのだ。芥子茶を煎れることは「麻薬の製造」と言える。そのレシピや効果をプリント媒体で発表することを最悪の表現で言い換えるなら「麻薬の乱用をそそのかす」だ。誰かを起訴する決め手は、その人物が犯罪行為に手を染めたかどうかだけではなく、訴追側が陪審にどんな物語を語って聞かせられるかにかかっており、弁護士の意見を考慮するなら、政府側のバージョンが私のバージョンに勝つと考えたほうが無難だ。私の立場がいっそう危ういのは、いざ雑誌が出版されて私の告白がおおやけになったとき、いつどこで犯罪がおこなわれたのか隠しようがない点だ。犯行場所は明らかに私の自宅と庭（つまり没収をおこなう範囲もその対象も明白）であり、またエッセーを読めばいつ何が起きたか簡単に特定できる（たとえばホグシャーの逮捕の日時など）ため、時効を主張することも難しい。証拠という観点から、記事を発表することは自分で自分の首を絞めるようなものだった。

決めるのはあなた自身です、と弁護士は結論した。でも、弁護士としては、正直、発表をお勧めすることはできません。

私は面食らっていた。わが家のリビングの家族がいつもくつろぐソファーで、自分が突然まったく別の種類の生き物に変身したような気分だった。完全に進退窮《きわ》まった被告人。選択肢は一つしかなさそうだった。記事を発表して、自分の自由ばかりか家や土地まで危険にさらすなんて愚の骨頂だ。

だがそれがただの記事ではないのも確かだった。この一年その取材にほとんどかかりきりだったし、フリーライターとして原稿料は命綱だ。だが、弁護士が荷物をまとめ、ブリッジポートに帰るそぶりさえまだ見せないうちから、自分の愚かさのせいですべての努力と収入が水の泡になるのが目に見えていた。私はいったい何を考えてたんだ？

だが、もちろん話はまだ終わらなかった。なぜなら結局記事を発表したからだ――というか、一部を除いて。弁護士の助言と私の反応について知ったリック・マッカーサーは激怒した。知っておいてほしいのは、リックは帳尻合わせを気にし、本能的に訴訟を嫌う典型的なタイプの雑誌編集者ではない、ということだ。出版の自由のために断固闘い、大きな論争が巻き起これば逃げるのではなく、むしろ自分から突っ込んでいく。たとえどんな理由であっても、記事の封殺を勧める友人弁護士は、彼の人格そのものを侮辱したのだ。

リックが即座にどう反応したか？

新しい弁護士を探せ！

そうしてリックが雇ったのは刑事弁護士ではなく、ニューヨークで最も卓越した〝言論の自由〟を標榜する弁護士の一人だった。ヴィクター・コヴナーは数々の有名な作家や映画監督、表現媒体の代理人を務め、その作品を弾圧しようとする政府に対抗してしばしば弁護を引き受けている。ヴィクターは、ブリッジポートの弁護士と同じ原稿を読み、まったく正反対の結論を導き出した。この国の将来のためにぜひとも出版すべきだ！　政府が『ハーパーズ』のような敬意を払うべき有名雑誌にケチをつけるとは思えない、と彼は言った。彼からすれば、記事は犯罪行為の自白なんかではなく、政治的観点から麻薬戦争に意見するものであり、まさに言論の自由を謳う憲法修正第一条が守るべきタイプの言論だという。コヴナーとリックの両方にそう言われると、自分の不安――私の自由よ、わが家よ！――が、公共の大問題に逆らう狭量なものに思えてきた。どちらかというと、彼らは闘う気満々だった。

どうしたらいいんだ？ 私は板挟みだった。記事には自信も誇りも持っているからぜひ世に送りだしたいし、原稿料も欲しかった（これはけっしてささいなことではない）。たぶんコネチカットの弁護士は過剰反応したのかもしれないし、われわれを追及するほど政府が大バカ者かどうか、政治的判断材料を少々読み違えた可能性もある。ジャーナリストとして自己保身を乗り越え、言論の自由問題のほうにもう少し比重を移すべきだろうか？

私はリックに、もし何かあった場合、彼や雑誌社が自分をどこまで守ってくれるのかと迫った。彼の回答は、コヴナーに合意書を用意させるというもので、その内容は一ライターが雑誌社と結ぶ契約としてはかなり破格なものだった。もし記事を発表した結果、何か起きたら、『ハーパーズ』誌は「貴殿を弁護し、あらゆる損失や費用、損害から保護し保障する」ことに同意するというのだ。これには私の弁護費用（そして私の同意なしで一方的に和解することはけっしてない）を払うだけでなく、訴訟に臨むあいだの時給を償還することも含まれる。万が一敗訴して私が刑務所に入ることになっても、釈放されるまでのあいだ『ハーパーズ』がジュディスに給料を支払い、罰金も肩代わりする。もし政府に家や土地を差し押さえられたときには、それと同価の新居の購入資金を提供する。内容的には安心できるものだが、読んでいるうちにぞっとしたことも事実だ。こうした条件がすべて現実になる可能性がなきにしもあらず、ということなのだから。

私はコヴナーに、実際記事を掲載してほしい気持ちはあるが、その場合、自分の身を守るためにできることは何かあるか尋ねてみた。すると、記事の中に政府側の反感を買いそうな部分が二つあるので、もし可能なら、それを除けば訴追される可能性が減ると彼は言った。記憶では、彼はそこで一九七九年のアメリカ合衆国対プログレッシブ社の裁判に触れた。『プログレッシブ・マガジン』は水素爆弾の製造方法が書かれた記事を掲載し、あくまで誰もが手に入れることができる情報をもとにしたものだったとはいえ、政府側が出版差し止めを求めたのだ。[※10] 芥子茶のレシピを載せること、さらにその効果を概して肯定的に描写することは、政府への挑発と見なされるだけでなく、ケシの栽培を奨励しているようなものだ。そんなことをすれば、政府としても何か行動を起こさなければという気持ちになりかねない。この二つのパートを削除すれば、ある意味DEAの目的にかなう記事となり、リスクを最小限にできるだろう。たしかに、さすがの私でも、芥子茶のレシピをおおやけに明かし、効果を描写することにはためらいがあった。それに、たとえ芥子茶を作ったとしても自分では試していない被告のほうが、陪審の心証がよい、ということもある。だがとにかく問題の箇所をカットすれば、私は〝小者〟でいられるだろう、というのがコヴナーの結論だった。

だから、ジュディスに相談し、数日間呻吟《しんぎん》したあと、弁護士のアドバイスを受け入れることにした。私はレシピと〝トリップ体験記〟を削除し、雑誌が印刷にまわる前に改めてその二つのパートのほか、証拠になりそうな箇所をすべて、ハードコピーもデータも廃棄した。でも、ハードディスクから完全に消す前にノーカット版をフロッピーディスクにコピーし、弁護士をしている義弟に保管してもらうことにした。理由？　全部なかったことにするのが忍びなかったからだ。いつか、麻薬戦争が終わるか時効が来たあとで、なんとか復活させられるかもしれないとひそかに目論んでいた。

だからこうしてそのときカットした段落を、一九九七年に発表した記事の最後の部分とともに、次に掲載する。

―――

8

晩秋になって、とうとうケシの鞘を収穫した。茎にくっついたまま枯れて、クルミ大の皺の寄った茶色い芥子坊主になっている。

ＵＳＤＡをすでに引退した研究員ジェームズ・デュークによれば、まだみずみずしい果汁（あるいはアヘン）がたっぷりつまった果実を収穫しなかったのは、貴重な薬学的実験のチャンスを逃したことになるらしい。ケシの実のアルカロイドを抽出するには、熱湯よりアルコールのほうが溶剤としてすぐれているという。なるほど、アヘンチンキのことを考えればそうだろう。「まだ緑色の芥子坊主をグラス一杯のウォッカに溶かせば、ヘロイン注射と同じ効果が期待できる」とデュークは言った。それならなぜホグシャーはアルコールを使わず、芥子茶のことしか書かなかったのかと思ったが、そういえば彼はちらりとイスラム教徒だと言っていた。だからアルコールを飲まないのだ。

菜園で鞘を調べてみると、芥子坊主のてっぺんにある葯をぐるりと取り巻くように小さな出口が開いているのが見え、種子はここから風に運ばれていった。種子の出口は、自由の女神の冠のまわりの小さな覗き窓とそっくりだ。今では種子はおそらく庭じゅうにちらばり、来年の春には手当たり次第にあちこちで芽を出すだろう。もし来期はアヘンケシを育てないと決めたら、一本一本せっせと抜くしかなさそうだ。

私は芥子坊主を五、六個茎から手折り、キッチンに持ってきた。散ってしまった種子が多かったが、それでもまだずいぶん残っていて、振るたびにカタカタと音が鳴った。ホグシャーのレシピに沿って、残りの種子を全部振り出し（各鞘に数百個は入っていて、ベージュ、ラベンダー、黒と、色にグラデーションがある）、鞘を手のひらでつぶした。崩したものをコーヒーグラインダーの器に入れ、数秒間稼働させて、灰褐色の粉にする。やかんにお湯を沸かし、マグに入れた粉にそれを注いでかき混ぜ、茶色い液体になったものをそのまま浸しておく。香りはけっして悪くない。藁《わら》のような匂いで、ラプサン・スーチョン茶に似ていなくもない。最初から最後まで何も複雑な工程はなく、家庭料理の範疇で、その週やはり菜園で収穫したものでジェノベーゼソースとレモンバームティーを作ったのだが、それと同じくらい誰にも咎《とが》められそうになかった。あんまり簡単で、博士号なんてなくてもへっちゃらだ。

一五分後、茶漉《こ》しでその液体を漉し、その過程で茶漉しにはどろっとした茶色いものがこんもりと残った。これにスプーンの背を押しつけて、茶漉しの網越しに最後の一滴まで絞る。これで茶の用意ができた。

芥子茶は純粋にまずかった。生のケシとほとんど変わらない苦さで、風味の珍しさに慣れてしまうと、なんとなくむかむかしはじめた。私はジェームズ・デュークに話を聞いたとき、そもそもケシはなぜアヘンを含んでいると思いますかと尋ねた。言い換えると、進化上の利点は何か、ということだ。アルカロイドはまずいんです、と彼は指摘した。だから、天敵から身を守るためだと思われます。「まずいものをわざわざ食べる動物はいませんからね。だから味の悪い植物は子孫をたくさん残せる」

カップ一杯分を飲み干すのにも苦労した。芥子茶はまずいだけでなく、妙に腹がふくれ、まもなく軽い船酔いのような吐き気がしはじめた。はたして、こんな不快な飲み物を過剰摂取することなんてあるのだろうか。それなりの量を飲む前に胃が反乱を起こしそうな気がする。

一〇分もすると、不思議な感覚に襲われた。がらりと世界が変化したとか、〝ハイ〟になったというわけではないが、一〇分前の自分とは明らかに違っている。茶には鎮痛効果があるとジム・ホグシャーに言われたことを思いだし、日ごろ感じている痛みや不調のある箇所を一つひとつ確認した。目覚めたとき寝違えていた首、とくに花粉症がひどいとき感じる鼻や喉のむずむず、パソコンのキーボードを長時間叩いたあと拳によく感じる鈍い痛み。すると、そうした症状がすべて、完全に消えたわけではないが、気にならない程度になっていた。まったく平気だった。そこで、今の気分を分析してみることにし、あれこれ考えたすえ、「とても快適」と結論づけた。至福という感じではないが、心も体も明らかな充足感で満ちている。あとでノートを見てみると、「ぬくもり」とか「水のような」という言葉が書かれていた。自己観察モードと言えるかどうかはわからないが、おのれから少し離れた場所に立ち、冷静にそのときの感覚や気分を評価する心のスタンスが、ふいに世にも自然なものに思えた。第三者の立場で自分を眺めている感じ――そのものではないが、それに近い感覚だ。

ホグシャーは、茶は「悲しみを消し去ってくれる」と言っていたが、彼がなぜとくにそういう表現を使ったかようやくわかった。芥子茶は、たとえばマリファナを吸ったときの、今までにない思いがけない感覚や感情が引き起こされる感じ、何か新しいものをあたえてくれる感じとは違って、不安や憂鬱、心配、悲しみみたいな負の感情を取り去ってくれるようだった。ノートを見ると、「肩にのしかかっていた実存的な重荷が明らかに軽くなった」と書いてある。

茶を飲んだらもう何もできなくなるとばかり思っていた――私はいつも人一倍ドラッグの影響を受けやすく、一般にアヘンは催眠効果が強いと言われている――から、用事がほとんどない午後を実験の日時と決めていた。デスクの前に座って効果が現れるのを待っていた最初の一時間、たしかに目を閉じたいと強烈に感じた。だが、眠気のせいではなく、極端な、しかしけっして不快ではないだるさのせいだ。視覚情報はまったく必要ない、ああ、もうけっこう、と感じたのである。知覚は普通に機能していたが、感覚器官が取り込む情報にはあまり左右されたくない。途中で寒気を感じたのを覚えているが、わざわざ窓を閉めたり上着を着たりする気にはなれなかった。それで大丈夫なら、そのままできるだけそこに座っていたかった。「意識の玄関ポーチに座って、すべてが移ろっていくのをただ眺めている気分」とどこか謎めいたメモがノートにある。

しかし、頭はきちんと働いていた――一度に一つずつ考えるようにすれば。ド・クインシーは、アヘンを摂取しながらでも性に合った本を読むことができたと言っていたが、私もしばらくは完璧に集中して読書ができた。ところが二時間目に入ると、体にぐんぐんエネルギーがみなぎってきて、じっとしていられなくなった。私は意識の玄関ポーチを離れ、庭に行って何か仕事を始めたくなった。

事前に決めておいたことだが、これを一度きりの実験とするつもりだったので、庭のケシを処分しければならず、早ければ早いほうがいいと思えた。そこで枯れた茎を次々に抜いていった。だがその枯れた花の収穫物を、つまり証拠品を具体的にどうすればいいのかわからなかった。警察はもはや捜査令状がなくても自由にわが家のゴミ箱を漁ることができると目にしていたから（これもまた麻薬戦争による政府の戦利品）、ゴミとして捨てるのは問題外だった。結局、そのまま堆肥にすることにした。春になる頃には、ヒマワリの花やブロッコリーの茎、卵の殻など、わが家の菜園の隅の堆肥の山に積まれた生ゴミとともに腐敗して発酵し、何が何だかわからなくなっていることだろう。

9

そうしてケシの茎を集めながら、私はいつもと違う今季の収穫物のことを考えていた。この時期、園芸家たちの心を共通して満たすのは誇りの感情だろう。そして、文字どおり何もないところから庭が生みだすものに、変わらず驚嘆させられる気持ち。私は今でも夏になるとブルボン・ローズの華麗さやみごとに生《な》ったビーフステーキトマトにさえ、感動する。園芸家の手が入れば、自然は人間の目や鼻、味蕾《みらい》をこれほどまでに楽しませてくれるものを作りだしてくれるのだ。それはこの驚異のケシも同じ。ほんのちっぽけな小さな種子〝ケシ粒〟が、痛みを消し、意識を変化させ、〝悲しみを消し去ってくれる〟果実をこの庭に実らせた。

科学的な説明はできる。アヘンのアルカロイドはとても複雑な分子構造で、私たちの脳が痛みに耐えたりご褒美として快感をあたえたりするときに分泌する化学物質とほぼ等しいという。だが私には、その説明自体、それが解決しようとする謎の一部になってしまっているように思える。だってそうではないか。ある花が作りだす化学物質が、人間の脳みその中の快楽や痛みを統御する生理学的メカニズムを左右する鍵そのものになるだなんて、天文学的確率なのでは？　自然と人の精神のあいだにそんな相互作用があるとはまさに奇跡だが、きっとそこには何かしら科学的な理由があるはずだ。ただの化学的偶然ということもないとは言いきれないが、やはり相互進化の結果だった可能性が高い。たとえばパパベル・ソムニフェルム種は、人間を含むある種の霊長類に、園芸種として育てることの喜びを、そして痛みから解放される経験をあたえることを目的に、進化してきたのではないか。なにしろ人が育てていちばん楽しい植物は、たくさんの果実や種子を作り、どんどん増えてくれる種だからだ。つまりブルボン・ローズやビーフステーキトマトのケースとそう違わない。どちらも、こうなってほしいという人間の要望に沿って進化してきた種なのだ。

そしてその秋の午後、私はもう一つの驚きを、前者より少し憂鬱《ゆううつ》な驚きを感じていた。堆肥の山に折れた茎を放り込み、ピッチフォークで引っくり返しながら、この植物を〝違法〟だとする意味について考えた。私のケシ栽培は、数か月前、罪のなさという意味ではトマトの種と何ら変わらない種子から始まり（実際、両者は同じ封筒に入って届いた）、私はそれを庭に蒔き、水をやり、間引きし、まわりの雑草を抜くといった、ほかのあらゆる植物の栽培と同じ普通の世話をしたすえ、花をみごと咲かせた時点で犯罪者に変身して終わった。まさに、その同じ種子が人の悲しみを減らし喜びを増やすパワーを持つ化学物質に変化した、その事実と同じくらい驚くべき錬金術だと言える。しかしこの第二の変身は、自然界とはいっさい関係がない。実際、法律上の分類の結果でしかない。つまり、自然界に普通に存在するある種の物質に〝合法〟あるいは〝違法〟というラベルを貼っただけのことだ。こういう分類は特定の文化や歴史、政治の産物であり、あくまで人工的なものだ。状況が違えば分類だってまったく異なっていた可能性は想像に難くない。

実際、かつてはそうだったし、しかもたいして昔のことではない。私の菜園からそう遠くないところにリンゴの古木がある。一九一五年にこの土地を買ったマチェスという農家が、今世紀（二〇世紀）の初めに植えたものだ。木は今も毎年秋になるとリンゴの実を少しつけるが、食べておいしいたぐいのものではない。私が調べたところでは、マチェスがその木を植えたのは、発酵リンゴ酒《ハードシードル》を作ること、それだけが目的だった。植民地時代からアメリカの農家なら誰もが作っていたもので、実際、今世紀に入っても、シードルは人が酔いたいときにいちばん好まれたものであり、言い換えればドラッグだったのだ。キリスト教婦人矯風会のシンボルマークの一つが〝斧〟だったのも当然だろう。キャリー・ネイションのような禁酒論者は、リンゴの木を切り倒せと訴えたものだった。ちょうど、［麻薬問題担当長官］ウィリアム・ベネットの目にマリファナやケシの花が禍々《まがまが》しく見えるように、彼らにはわが家の庭にあるようなリンゴの木がそう見えたのだろう。

このあたりに古くから住む人々は、ジョー・マチェスは昔、町いちばんのシードルを作っていたものだったと話してくれる。なんでも一〇〇アメリカンプルーフ〔アルコール度数約五〇度〕だったそうだ。そういったシードルがいわば〝乱用〟されたことは間違いなく、一九二〇年から一九三三年まで、シードルの製造は憲法修正第一八条により連邦犯罪となった。この間、農民たちは樽入りシードルを作るたびに連邦法違反をしていたのである。一方、アルコール反対運動の嵐が吹き荒れ、それが禁酒法へとつながった当時、この国ではある種のアヘンは合法で、現在の酒類とほとんど同じくらい簡単に手に入った。キリスト教婦人矯風会の会員たちは、アルコール反対を叫ぶ聖戦に出かけた一日の終わりに、大好きな〝女性用強壮剤〟で疲れを癒したといわれている。その活性成分はアヘンチンキ、つまりアヘンだったのだ。一世紀にも満たない過去に、世の中の秩序はそんなふうだったのである。

麻薬戦争は、実際のところ一部の麻薬との戦争であり、その一部の麻薬が敵となったのは、歴史的な偶然や文化的偏見、制度的な必要に迫られた結果なのだ。麻薬戦争が基盤とする法律上の分類について、たとえば異星人や、マチェスのような昔の農家に説明しようとしても、理解してもらうのは難しいだろう。ある物質が違法になるのは常習性があるからか？　タバコは依存性が高いが、私の菜園でいくらでも自由に育てられる。面白いのは、現在の禁煙運動では、煙草の依存度の高さより健康被害が理由として大きく取りあげられている。では、その毒性が人間にとって危険だからだろうか？　だが私の菜園には、チョウセンアサガオやトウダイグサ、トウゴマ、ルバーブの葉など、食べたら病気になったり、場合によっては死に至るような有毒植物がたんまりあるが、政府は私が注意深く扱うものと考えているらしい。それなら、その快楽性――〝気晴らしとしての用途〟――がご法度だということだろうか？　アルコールはかまわないのに？　私は菜園で収穫したものでワインでもシードルでもビールでも好きなように作れる（ただし自家用限定で、市場に流通させる場合は規制がある）。ということは、〝精神を変容させる〟性質が悪いのか？でも、アヘンと同様に、脳が分泌する化学物質を真似て作られた抗鬱剤のプロザックは合法だ。

麻薬戦争がどんなに恣意的なものだとしても、ケシ戦線はなかでも奇妙だと言える。まったく同じ化学物質が、たとえば製薬会社や医師にとっては、人間に対するまさに恩恵として扱われているのだから。しかし、たとえそんなふうに医療面での価値が広く認められていても、一連の規制（ケシを扱っていいのは製薬会社だけで、その抽出物を使えるのは医師のみ）やアヘンの製造や利用法に関する偏見（精製されたアルカロイドは未精製のそれより効果が高い）を軽く考える私のような人間は、法律をよく知らないただのうっかり者ではなく、重罪人になってしまうのだ。

いつか、われわれがいわゆる〝麻薬〟の抑圧にどれだけ力を入れていたか、どれだけ余計なごまかしや計略がおこなわれていたか知り、驚く日が来るかもしれない。そのうち、私が片頭痛に苦しんでいるときに芥子茶を一杯飲んでも、政府は気にも留めなくなるかも。現在は私がよく眠れるようにバレリアンティー（バレリアナ・オフィキナリス［セイヨウカノコソウ］の根を材料とする精神安定剤）を作ったり、酔いたいという明確な目的のためにシードルを作ることさえ、問題視しないように。結局のところ、この国でリンゴとケシの成果物の価値が反転したのはそう昔ではないのだ。

そうとわからなくなるまで分解されるよう、堆肥の山の奥深く、温度の高い中央付近にケシの茎の束をしっかり埋葬すると、ジョー・マチェスがここを耕していた禁酒法時代からたいして何も変わっていないなあ、と私は思った。あれは暗愚の時代だったというのは正しい評価だが、遠い昔のことだというのは誤った評価だ。いやむしろ、麻薬戦争を生きるわれわれはもっとおかしな時代にいる。庭である種の植物を育てると、それを何に利用するかしないかにかかわらず、植物自体が違法とされてしまうのだから。禁酒法は、ジョー・マチェスのリンゴの木を違法とはしなかった（この土地が差し押さえになるおそれだってなかった）。シードルを作ったとき初めて、彼は境界線を越えたのだ。

だが、今と同様当時も、この菜園の真ん中にその境界線は通っていた。この庭でたやすく作れるたぐいの〝ドラッグ〟に対する国を挙げての二つの聖戦のせいで、彼も私も地所から一歩も外に出ぬまま、いつしか連邦法違反を犯し、単にそれを作っただけで身柄を拘束される危険にさらされた。マチェスと私には、この同じちっぽけな土地で暮らしていることに加え、ほかにもいくつか共通点があるだろう。たとえば、ときどき意識の感触を変化させたいと思うこと（もっとも、それはわれわれに限らず、全人類に共通しそうだが）。それに、もう一つ大事な共通点がある。この庭はもちろん、わが家やこの体、この精神で何が起きようと私自身の責任であり、他人にとやかく言われる筋合いではない、と思っていることだ。一五年前にここに引っ越してきたとき、地所のあちこちに点在していた崩れかけた小屋には、味もそっけもない字で書かれた警告板がいまだに掲げられていた。私としては、忌まわしき〝密造酒監視官《レヴェニューアー》〟ほか、マチェスのプライバシーを、つまり彼の自由を奪おうとする連中への言葉だったと思いたい。たとえばある小屋の外壁には、真っ赤なペンキで《立ち入り禁止！》とぶっきらぼうに訴える板が貼ってあった。私の気持ちそのものだ。

――

おわりに

この記事が雑誌に掲載されたあとどうなったのか、とみなさんはお考えだろう。数週間のあいだは、お咎めが来るのをびくびくしながら待っていたが、結局政府は記事を見なかったのか（ホグシャーのごくマイナーな本がどうなったかを考えると、ありえないと思えたが）、コヴナーの政治的計算どおり、記事について追及すれば得るものより失うもののほうが多いと政府が判断したのか、いずれかだったようだ。国内アヘン製造の取り締まりはなるべく波風を立てないようにやろう、そんなことがおこなわれていると人に気づかせずに規制を続けよう、と本当に国が考えていたとすれば、全国誌相手に丁々発止と派手に闘うことになれば、せっかくの努力が水の泡だ。だがもちろん、これは推測の域を出ない。彼らが記事に何の反応もしないのだから、相手が何を考えていたのかわかりっこない。

同時に、私の自主規制に何か意味があったかどうかも、もうわからない。例の部分をカットしたことを後悔したが、あくまでその年私をとらえて離さなかった不安や妄想が静まったあとのことだ。とうの昔に時効となった今では、この部分を発表することに何の躊躇もない。唯一の問題は、原稿がはたして見つかるかということだった。

義弟に預けっぱなしだとばかり思っていたのだが、最近になって尋ねたら、もう何年も前にファイルを返したという。でも返してもらった記憶がない。しかし、書類の山を真剣に探したところ、見つかったのだ。コーンウォールの私の執筆用スタジオにあるソファーベッドの下の収納抽斗《ひきだし》の中に。分厚い旧式のリーガルフォルダーの中に記事のファックス済みのゲラ、法律用箋のメモ、『ハーパーズ』社からの保障書類の草稿、それに紫色のフロッピーディスクが一枚。Zipドライブだ。これじゃないかとは思ったが、こんな旧式のディスクを読み込めるような機器は手元になかった。

あちこち尋ねてまわり、近所の町に、この手のことにかけては魔法使い並みと評判をとる、デヴィッド・マフーチというコンピュータコンサルタントがいると耳にした。電話をかけてみると、彼の家の地下室には「古いメディア」が山のように積まれているので、ディスク自体の損傷がひどくない限り、なんとかできるかもしれないという。私はディスクを彼の店に預けた。数日後デヴィッドから、目的のマシンが見つかって、ディスクも壊れていなかったので中身を読み込めたという電話をもらった。USBメモリにコピーしてもらったそれには、十数種類のワードファイルが入っていて、その中の一つが《ケシ原稿 11-1コピー》という有望そうなタイトルだった。これに違いない。

ところがまた問題が持ちあがった。今の最新バージョンのワードソフトではるか昔のファイルは開けなかった。さいわい、デヴィッドがまたしても対策を提供してくれた。LibreOfficeというサイトからダウンロードできるフリーソフトを教えてくれたのだ。奇跡的にファイルを開くことに成功し、こうして今お読みいただいた芥子茶のレシピとトリップレポートを含む第一稿が手に入った。私自身、二四年ぶりに読んだ原稿である。

このくだりから得た教訓はといえば、情報を長期間保存するには、デジタル技術より中性紙に頼ったほうが得策だ、ということだ。

『ハーパーズ』のほうで《お手軽ドラッグ、アヘン》と題名をつけた記事が掲載されたあと、私の知る限り、DIYによるアヘン製造が全国的に流行することなどなかった。翌年、パパベル・ソムニフェルム種の種子が例年になくよく売れたとちらりと耳にはしたが、園芸家は種子カタログでそれを見つけるのにいささか苦労することになった。DEAの圧力がかかったあと、ケシの種子の販売を取りやめにしたり、販売名を変えたりするメーカーがかなりあったからだ。

とはいえ、一九九六年と九七年にDEAが何を考えていたにしろ、政府はアヘンが社会でどういう状況にあったのか、実情を見逃していた。じつはその点では私も同じだ。私たちが麻薬戦争の隅っこで馬鹿げた小競り合いをしていたあいだ、アヘンは静かに、そして合法的に、何百万人というアメリカ人の体にじわじわと侵入していたのだ。パーデュー・ファーマ社がオキシコンチンの安全性について魅力的な偽情報を世間に流して、販売キャンペーンをおこなったからだ。まさに、ジャーナリズムと物語の違いが的確に現れた、ある種の寓話である。今素敵な〝お話〟に見えたとして、それは事実から目を逸らさせることが目的かもしれない。きらきら光るもので気が散って、その下で実際に進行している、人々の今の生活に深く影響をあたえる現実が見えなくなっている可能性があるのだ。これは、麻薬戦争そのものを要約するうえでも役立つ譬えだ。つまり麻薬戦争は、アメリカ市民の自由を徐々に奪い、刑務所を満杯にしてきただけでなく、われわれの目をくらまして、知らぬ間に合法薬物に分類していたオピエートの本当の代償を見えなくしていたのである。違法な芥子茶の過剰摂取で死んだ人が一人でもいただろうか？

最初に書いたが、今では麻薬戦争について耳にすることも減ったと思う。戦争の損害を回復させようという動きが進み、その間に違法とされた一部の植物が合法化されつつある。だが、違法な〝薬草〟を規制から除外しようとする、そうした〈自然の非犯罪化〉運動をもってしても、アヘンケシはまだ対象外だ。オピオイド危機は、ケシにも芥子茶にもそれくらい強烈な烙印を押してしまったのだ。しかし、麻薬戦争は失敗だったと今では広く認められているにもかかわらず、麻薬関連法違反による逮捕者の数から判断する限り、一九九七年当時と状況はたいして変わらない。当時の逮捕者が一二四万七七一三人だったのに対し、二〇一九年も相変わらず一二三万九九〇九人もいるのだから。もし麻薬戦争が終結したのだとしたら、警察とDEAにはそのメモがまわってきていないようだ。

サックラー一族とその犯罪企業には、わずかながらも正義の鉄槌が下った。二〇二〇年、一族は司法省に対して刑事事件として有罪を認め、八三億ドルの罰金を支払うことに同意した。さらに二〇二一年初め、サックラー一族は、追加で四二億七五〇〇万ドルの支払いを提案した。州、地方自治体、原告団には中毒の蔓延被害に対する賠償、さらには一九九六年にオキシコンチンが発売されて以来、オピエートの過剰摂取で亡くなった何十万人という被害者の遺族への賠償として、というのが主旨だ。残念ながら、倒産法や弁護士団および会計士団の巧みな操作に守られて、一族の誰かが一〇年の禁固刑を食らうまでには何年もかかるだろうが。

ではジム・ホグシャーは？　なんとか刑務所行きは免《まぬか》れ、罰金と地域奉仕、一年間の保護観察で済んだ。以来ずいぶんと苦労続きだったようだが、それが麻薬戦争に巻き込まれたせいだったのかどうか、私にはわからない。一九九〇年代以降、出版物は何もないようだ。彼がメディアに登場したのは、私が探した限りでは二〇一四年が最後で、シアトルの通りで車中生活をする人々についての記事で彼がインタビューを受けていた。彼らは路上駐車チケットを買わずにそこに駐車し続け、〝自宅〟を没収される不安の中で暮らしている。ジムとハイジは通りに停めたキャンピングカーに住んでいるのだ。今や彼の闘う相手はDEAではなく、婦人交通警官だった。彼は記者に告げた。「これは、完全なホームレスになる一歩手前の段階なんだ」

カフェイン

CAFFEINE

これから一、二時間、この文章に没頭していいものかどうか決めようとしているあなたに、冒頭部でこんなことを認めるのはどうかとは思う。しかし、この章のために調査を始めて半分ほどまで来た今、これは名案だといちおうは思っていた私自身でさえ、はたして本当に興味が持てるテーマなのかどうか、急に自信がなくなってきたのだ。カフェインについてかなり長い記事を書くためにこれほど時間と労力を割く価値があるのか、そもそもなぜやっぱりやめておこうと思い留まらなかったのか、真剣に悩みはじめている。私は困っていた。いや、私だけでなくみなさんも困っているだろう。ただしみなさんには選択肢があるが、私にはない。みなさんは、少なくともここで読むのをやめられるのだから。

この窮地に陥る前、私は陽気に調査に邁進していた。人々にインタビューし、数えきれないほどの科学本（じつはカフェインは最も研究されてきた精神活性物質だとわかった）や歴史書（西欧世界の歴史はカフェインの導入で明らかに方向が変わった）を読み、南米まで行ってコーヒー農場を訪ね、ありとあらゆるカフェイン飲料を試した。そして、ロード・ランナーのアニメシリーズ（『ルーニー・テューンズ』ワーナー・ブラザース製作）に出てくるワイリー・コヨーテみたいにふと足元を見たら、そこに道はなく、見渡す限り何もないがらんとした荒野が広がっていることに気づいたのだ。私はいったい何をしてたんだ？

いや、もっと正確に言おう。私はいったい何をしなかったんだ？　なぜなら、こんなふうに急にプシュッとやる気が失せた原因は、そのときの私がいつもと違っていたからだ。じつは、カフェインの摂取をやめたのである。完全に。

もう何十年ものあいだ、朝かなりの量のコーヒーを飲むのを皮切りに、一日を通じて緑茶を何杯か、昼食後にはときどきカプチーノという生活を続けてきた私が、カフェイン断ちをして、離脱症状が現れていた。進んでやりたいわけではなかったが、この文章を書くうえでそうせざるを得ないとしぶしぶその結論に至ったのだ。私が話を聞いた専門家たちから、あなたの生活におけるカフェインの役割、人の進む方向をこっそり操るその邪悪な力を本当に理解するには、一度それをやめて、そのあとできれば再開してみるしかないと言われた。人間の気分を変化させる化学物質の研究において世界屈指の学者であり、精神疾患診断のバイブル『精神疾患の分類と診断の手引き』（略してDSM－5）に含まれる「カフェイン離脱」の診断基準を示した人物でもあるローランド・グリフィスは、彼自身、カフェイン断ちをして一連の自己実験を実行して初めて、自分がカフェインとどれだけ深くつながっていたか理解できるようになったと語った。そして、私にも実験を勧めたのだ。

譬《たと》えれば、あなたが今乗っている車を人に描写してみせたかったら、まずそれを停めて車を降り、外側からじっくり観察するしかない、ということだ。これはどんな精神活性物質でも言えることだが、とくにカフェインでは正しいやり方だ。カフェイン常習者に特有の意識状態は、普通の状態と比べて目に見えて変化している、あるいは歪《ゆが》んでいるとは感じられないからだ。実際、私たちの大部分は、多かれ少なかれカフェインを摂取している状態が通常運転《ベースライン》の意識になってしまっている。人類の九〇パーセント程度がカフェインを常習していることからしても、カフェインは世界一広く使われ、（炭酸飲料水の形で）子供にさえ普通にあたえられている唯一の精神活性物質なのである。それをドラッグだと思っている人はほとんどいないし、毎日使うことが依存状態だと考える人はもっと少ない。カフェインを摂取していればそれはもはやベースラインの意識ではないし、実際、変性意識状態だということを、私たちは簡単に忘れすぎている。文字どおり全人類がたまたまその状態にあるせいで、それが見えなくなってしまっているのだ。

だから、この記事を少しでもよりよいものにするため、つまりは、そう、読者のみなさんのために、カフェイン節制という自己実験に乗りだすことにした。ただ、実験を始めたときには、カフェイン断ちによって、カフェインについて語る自分の能力が衰える可能性など考えもしなかったから、このこんがらがった結び目をどうやって解いたらいいか、見当もつかなかった。

問題が起きると予想してしかるべきだったのかもしれない。

科学者たちははっきりとカフェイン離脱症状のことを説明しているし、私も当然知っていた。頭痛、疲労感、無気力、集中力散漫、意欲の減退、イライラ、強い不安、自信喪失（！）、不快感《ディスフォリア》（多幸感《ユーフォリア》の対極）。多かれ少なかれこのすべてに自覚があったが、〝注意力散漫〟という一見穏やかな症状の陰で、仕事ができないという作家にとってはまさに実存的な危機が進行していた。

だってそうだろう、集中できないときにいったい何が書ける？　物を書くとき、どんな作家でも意識を一点に集中させるものだ。このじつに幅広く多種多様な世界とその体験を、言葉によって扱える程度にぎゅっと凝縮し、それを文法の針の穴に一度に一語ずつ無理やり通して紡《つむ》いでいく。頭の中でこんな離れ業ができる人がいるとしたらまさに奇跡！　少なくともカフェイン離脱後三日目の人間にはそう思えた。

だが、そんなとても登れないと思える断崖絶壁の前に立ち、なんとか登りだす前に、作家はまず自信を、自分にはその能力とパワーがあるという自負の念をかき集めなければならない。それが妄想や勘違いだったとしてもかまわない。とにかく、物語を語るには、人々に聞かせるべき物語が自分にはあり、自分にしかそれを語れないという感覚こそが、まず必要なのだ。男性性に偏りすぎたメタファーで申し訳ないが、こうした精神の勃起状態に作家は頼っている。ところが今になって、じつは1，3，7－トリメチルキサンチン、つまり私たちの大部分にはカフェインという名で知られているごく小さな有機物にも、相当頼っていたことに気づかされたのだ。

カフェイン断ちは四月一〇日に始めたのだが、初日が今のところ最もつらかった。書くことはおろか、読むことさえたちまち難しくなったほどだ。そんな暗黒の日を見越し、始めるのをできるだけ先延ばしにしようとした。あらゆる依存症患者がするように、いろいろな口実をでっちあげた。「今週はストレスフルなこと続きだ」と自分に言い聞かせる。「禁断症状に耐えるにはふさわしいタイミングじゃないな」もちろん、〝ふさわしいタイミング〟なんてあるはずがないのだ。頭をしゃきっとしておかなければならない理由などいくらでもあり、研究者が予告する「流感みたいな症状」をわざわざ招いている場合ではなかった。「俺はきちんとやりたい」とカントリー歌手のジリアン・ウェルチは歌う。「だが今じゃない」私は来る日も来る日もその状態だった。プロジェクトにいざ着手するまでぐずぐずするのはいつものことだったが、今回はそれが何週間も続いた。でもそのうち、もはや記事に書くことがなくなり、私はいよいよ追いつめられた。自分と書き物机とのあいだに立ちはだかるのは、コーヒーをやめること、ただそれだけ——人を書けなくさせる、まさにその行為だ。

私は期日を決め、絶対にそれに従うことにした。

四月一〇日水曜日の朝が来た。インタビューした研究者らによると、離脱症状は実際には夜間眠っているあいだ、前日のカフェインの効果が切れる〝谷間〟に始まるという。その日最初の茶やコーヒーの一杯のパワー、その喜びは、多幸感を呼ぶカフェインの刺激成分のおかげというより、始まりかけていた離脱症状が抑えられることから来ると言ったほうがいい。これもカフェインの狡猾な点の一つだ。その行動パターンあるいは〝薬力学〟は人体の生理リズムと完璧に噛み合わさっていて、昨日のコーヒーが仕掛けた心のイライラがぼんやり見えはじめた頃に朝のコーヒーがやってくる、という塩梅《あんばい》なのだ。カフェインは毎日、カフェイン自身が作りだした問題に対して、みずから最適解となって提供されるのである。天才的！

私とジュディスは、毎朝かならず自宅で朝食を食べてエクササイズをしたあと、一キロメートルほど〝コーヒー散歩〟（不動産業者が最近よくそんな気取った表現をする）をすることにしている。たいした理由があるわけではないが、私たちは家ではコーヒーを淹《い》れない。代わりに近所のパンとチーズの店〈チーズボード〉で、温かいボール紙のスリーブでくるまれた紙コップ入りのコーヒーを一杯買って飲む。紙ゴミの無駄だってことは承知の上だ。自分をごまかすために、この朝の儀式は断固変えないことにした。坂道を下って、スリーブでくるんだ紙のカップで温かい飲み物を買う——ただし、カウンターにたどり着いたら、いつものラージサイズのハーフデカフェ（わかってる、たしかに私はカフェインを人よりちびちびけち臭く消費していた）ではなく、ミントティーを頼むしかなかったけれど。「いつもの」を何年も毎朝続けていたので、この注文にバリスタが驚いた顔をした。私は「カフェイン断ちをしてるんだ」と言い訳がましく説明した。

　この朝、最初のカフェインの刺激がたどり着いたとたん頭の中の霧がぱっと蹴散らされるあのすてきな瞬間は、とうとう味わえなかった。霧は私を覆い尽くし、消えようとしなかった。不快なわけではないが（じつは私は深刻な頭痛というのは一度も経験がない）、一日じゅうなんだかかったるく、自分と周囲のあいだに幕が下り、それが一種のフィルターのようにある種の光や音を吸収してしまうかのようだった。ノートにはこんなふうに書いてある。「普段より意識が濁っているみたいに思える。空気がいつもより濃くなって、知覚を含むすべてがゆっくりになっている感じ」少しは仕事をしたが、集中できなかった。「芯の丸まった鉛筆みたいな感覚だ。外縁部にあるものが邪魔してきて、無視したくてもできない。集中力が一分ともたない。注意欠陥障害（ＡＤＤ）はこんなふうなのだろうか」

正午にはもう、当分のあいだ日常からカフェインが消えてしまうことを嘆き悲しんでいた。ジュディスが「楽観主義の一杯」と呼ぶものが、恋しくてならなかった。ドイツの偉大な博物学者アレクサンダー・フォン・フンボルトは、それを「濃縮された日光」と呼んだ（フンボルトが飼っていたヤコブという名のオウムは、「もっとコーヒーを、もっと砂糖を」とずっとくり返していたという）。とはいえ、この時点では、楽観主義のような大それたものでなく、もっとささいなものでもありがたく頂戴しただろう。私はこう書いていた。「私が求めているのは、酩酊状態でも至福《ユーフォリア》の境地でもなく、ごく普通の意識という単純なプレゼントだけだ。これが私の通常運転となるのか？　ああ、勘弁してくれ」

その後の数日間で例の幕がやっと上がって、気分がだいぶよくなってきたのは確かだが、相変わらずいつもの自分ではなかったし、まわりもいつもと違うように思えた。週末になる頃には、今の精神状態も、残念な仕事の出来も、カフェイン離脱のせいばかりではないようにさえ感じはじめ、やっぱりこの新たな日常では何もかもがどんよりしているように見えた。それは私自身もだ。最悪なのは朝だった。だんだん、カフェインというのは、眠っているあいだにすり減った意識をまた元通りにする毎日の作業のために欠かせない物質だと思いはじめた。自分を再構築する、つまり精神の鉛筆を毎日削って尖らせるのに、いつも以上に時間がかかり、しかもけっして完全には尖らなかった。もしかすると、カフェインは自我を構築するための必須要素なのかもしれない。私の自我には今やそれが欠けていて、この記事を、いやその意味ではどんな文章であっても、もう二度と完成させられそうにないのはそれが理由なのではないか。

ここまで私はカフェインという化学物質について話してきたが、もちろん本題は植物についてだ。つまり二種類の植物、コフェア（コーヒーノキ）とカメリア・シネンシス（チャノキ）であり、どちらもその進化の過程で、人類の大部分を依存させることになる化学物質の生成術を編みだした。[※11] いやはや、あっぱれと言いたいところだ。彼らが意図してこの化学物質をこしらえたわけではないとはいえ（そもそも進化に意図などなく、いくつもの見えない偶然が重なって、たまたまみごとに環境に適応したおかげで、大きな報酬につながった、というだけの話だ）、いざその化学物質が人間の脳みそに届くと、それらの植物種とこの動物種の運命は一変した。

じつに巧妙なこの環境適応のおかげで、二種の植物は数と分布域を大幅に増やした。コーヒーノキの場合、かつては東アフリカとアラビア南部の一部にしかなかったが、人類をその魅力の虜にして、地球全体に広がった。分布域は幅広く、アフリカから東アジア、ハワイ、中央および南アメリカにまで達し、栽培面積は今では二七〇〇万エーカー〔約一一万平方キロメートル〕にもなる。チャノキは中国南西部が原産地（現在のミャンマーとチベットのあたり）だが、西はインド、東は日本にまで広がって、栽培面積は一〇〇〇万エーカー〔約四万平方キロメートル〕以上である。この二種は世界で最も成功した植物であり、米、小麦、トウモロコシなど食用草と並んでトップクラスだ。

しかし、これらの食用草が必要な熱量をふんだんに供給してくれる意味で人間に支持されているのに比べ、茶やコーヒーの世界征服の切符は、もっと微妙で人間にとって不必要と言えば不必要なもの、つまり人間の意識を都合よく変化させてくれるそれらの能力だった。

また、丸々太った実が文字どおり食事のたびに人間に消費される食用草とは違って、私たちが茶やコーヒーに求めるのは、葉あるいは種子から抽出されるカフェインと独特な風味である。だから、利用されるのはそれらのほんの一部だけで、残りの大量のバイオマスは単純にゴミ埋め立て地行きとなる。何トンというこれらの貴重な農産物は、熱帯地域から高緯度地域に向けて出荷され、つかのま熱湯に浸されたのちむげに捨てられる。単に水に風味や成分を加えるためだけに、これらの葉っぱやら実やらを世界じゅうに右往左往させるなんて、環境面から考えれば馬鹿げているのでは？

コーヒーや茶がカフェインを生成するのはそれなりの理由があり、いわゆる植物の二次代謝産物がしばしばそうであるように、天敵から身を守ることが目的だ。カフェインを大量に摂取すると、昆虫は死んでしまう。カフェインの苦さも虫たちの食欲を削《そ》ぐだろう。また、除草効果もあるらしく、それらの苗木が根を下ろし、のちに葉や実を落とす一帯では、ライバルとなりそうなほかの植物が発芽できないケースがある。

植物が生成する精神活性物質の多くは有毒だが、パラケルススの有名な言葉どおり、服用量によって毒にも薬にもなる。大量に服用すれば致死性となる物質でも、少量であれば一見わかりづらい面白い効果を発揮するのである。なぜこんなに多くの植物の防御物質が、致死量未満であれば動物の精神に影響をあたえるのか興味深い。一説によれば、植物は天敵をかならずしも殺したいわけではなく、無力化したいだけなのだという。植物が身を守るためにあれこれ工夫してきた長い歴史の中で、昆虫の武器と植物の化学物質のあいだで競争がおこなわれてきたわけだが、天敵を即座に殺してしまうのはけっして得策ではないことがわかってきた。なぜなら毒への耐性が生まれ、結局無害化されることになるからだ。だが、相手を単に混乱させるだけに留めれば、たとえば、多くの精神活性物質がそうするように、気を散らしたり食欲を削いだりすれば、もっと上手に延命できる。防御物質の力を保持しながら、身を守れるからだ。

実際、カフェインは相手の食欲を失わせ、昆虫の脳を混乱させる。一九九〇年代にNASAでおこなわれた有名な実験では、クモにさまざまな精神活性物質をあたえて、巣を作る技術にどんな影響をあたえるかを調べた。カフェインを摂取したクモは、罠《わな》としてはまったく役に立たない、まるでキュビズムのような奇妙な巣を作った。糸はどれもおかしな角度に張られ、小さな鳥ならくぐり抜けられるぐらい大きな穴があいていて、対称性や円の中心がどこにも見当たらず、大麻やLSDをあたえられたクモが作った巣よりもはるかに奇抜な模様が描かれていた。また、薬物の影響下にある昆虫は、人間同様、無謀な行動をしがちで、鳥などの天敵の注意を引きやすくなり、そうした天敵たちは知らず知らずのうちに植物の要請に従って、なすすべもなく踊ったりふらついたりしている虫を大喜びでついばんで殺す。

人間が意識を変質させるために利用してきたさまざまな植物性の化学物質（アルカロイド）は、本来植物が身を守る目的で選択されていったものだ。しかし、じつは昆虫の世界でも「服用量によって毒にも薬にもなる」は真実で、低用量であれば異なる効用を発揮する。送粉者を引き寄せ、いつまでも忠実なしもべにさせるのである。これはミツバチとある種のカフェイン生成植物のあいだで成立している共生関係で、もしかするとここからわれわれとカフェインとの関係についても何か重要なことがわかるかもしれない。

これについて調査が始まったのは、一九九〇年代にドイツの研究者たちが、コーヒーや茶だけでなく柑橘類や一部のほかの属の植物でも、その花蜜に、昆虫を撃退するどころか引き寄せる物質としてカフェインが含まれている、という驚くべき発見をしたときだった。カフェインが偶然植物のほかの部分にも漏れだしただけなのか、それとも、これも少々狡猾とも言える適応の結果なのか？

ジェラルディン・ライトがこのドイツの論文を偶然目にしたとき、まだ若かった彼女は、イングランドのニューカッスル大学で昆虫学者に転身した植物学者として講師をしていた。「なぜ花蜜にカフェインが含まれているのか、まったくわかりませんでした」ライトは私に言った。そこで二〇一三年、現在はオックスフォード大学動物学部で教鞭を執っている彼女は、シンプルでお金もかからない実験をおこなった。ミツバチを一群れ捕獲し、ミツバチ用の小さな拘束着を着せて動けないようにすると、上部から頭だけが覗くような、屋根のない格子状の住居を作り、そこに一匹ずつ入れた。それから、さまざまな濃度のカフェインを加えた、あるいは加えていない砂糖水を、スポイトを使ってミツバチにあたえた。ライトは、偽花蜜をミツバチにあたえるたび、軽く匂いをつけた。ミツバチが匂いと好ましい食べ物とをどれだけすばやく結びつけるか、調べるためだ。

「とても単純で、ローテクで、予算もいらない実験でした」彼女は原始的な実験装置について説明しながら言った。なるほど、でもミツバチの食の好みをどうやって判断するのか？「それも単純な話です」ライトは言った。「欲しいものなら、ミツバチは口の部分や吻《ふん》を伸ばすんですよ」

ライトは、ミツバチたちが、ただの砂糖水より、カフェイン入りのもののほうを匂いと結びつけて覚えやすいと知った（実験結果は、「花蜜に含まれるカフェインが、送粉者の報酬の記憶を強化することについて」という論文になり、二〇一三年の『サイエンス』誌に掲載された）。味がわからないほどわずかしかあげなくても、カフェインが含まれていれば、ミツバチは匂いとすぐに結びつけ、それを好むようになる。

なぜこれが花にとって価値があるか、もうおわかりだろう。送粉者はその花を記憶し、熱心に戻ってくるようになる。あるいは、かの昆虫学者の論文を引き合いに出せば、カフェインを含む花蜜は「送粉者の忠誠度」、つまり定花性を上昇させるのだ。送粉者を低濃度のカフェインで酔わせれば、その送粉者はあなたのことを記憶に刻み、同じ高揚感をあたえてくれないほかの植物よりあなたを選んで、何度も戻ってくる、というわけだ。

実際のところ、ミツバチがカフェインを口にしたとき何かしら感じるのかどうかわからないが、カフェインがその花を記憶するのを助けることは間違いない。つまり、これから見ていくように、われわれに対するカフェインの作用と同じである。セッティングをもっと自然なものにして偽の花を置くなど、もう少し予算を注ぎ込んだ入念な装置でおこなわれた後続実験でも、ライトの発見が裏づけられた。ミツバチは、カフェインを含む花蜜を提供してくれる花を記憶し、より頻繁に戻ってきた。そのうえ、この効果がとてつもなく強力な証拠に、ミツバチたちはもう蜜が残っていなくてもその花に戻ってき続けた。この実験をおこなったマーガレット・J・クーヴィロンは二〇一五年に『カレント・バイオロジー』誌に論文を発表し（「カフェインを含有する飼料がミツバチの飼料集めおよび人員集め行動を増強する」）、これがはたして〝誰の利益になるのか〟問題を提起した。つまり、送粉者とカフェイン生成植物のあいだの共進化によって、どちらのほうがより恩恵を被るのか、ということだ。答えは〝植物〟らしい。

クーヴィロンは、ミツバチはカフェインを含む花をよく記憶し、ことのほか好むようになるので、「飼料集めの頻度、ミツバチダンスをする可能性や頻度、飼料集めをする特定の場所へのこだわり」が増し、「コロニーレベルで人員集めをする頻度が四倍にもなる」ことを示した。つまり、ただの花蜜しか提供しない花に比べて、カフェインを含有する花を訪れる頻度が約四倍になる、と彼女は推定しているのだ。それでもこれだけたくさんのミツバチが集まるのは、蜜の量をどんなに多く見積もっても群がりすぎで、不合理だ。「カフェインのせいで、ミツバチたちは集められる飼料を過大評価して、コロニーをベストとは言えない飼料集め戦略に駆り立て」、花蜜がすっかり枯渇してからもカフェイン含有花に何度も戻ってきて、むしろ「蜜の貯蔵量を減ら」してしまう。つまり、「送粉者と植物の関係は相互に恩恵があるというよりは、搾取的なものとなる」。植物がミツバチにカフェインをあたえることは「ある意味ドラッグ漬けにするようなもので、送粉者の飼料集めに対する意識を変化させ、ひいては各個体の行動をも変えてしまう」。気味が悪いほど聞き覚えのある話だ。馬鹿正直な動物は、植物の狡猾な脳化学戦略に騙されて、おのれの利益に反する行動を取らされてしまうのだ。

すると、厄介な疑問がいくつか湧きあがる。われわれ人間も、この無力なミツバチたちと同じ境遇なのだろうか？　私たちもカフェイン含有植物の思いどおりに操られているばかりか、そうしながら自分たちの利益に反する行動を強いられているのだろうか？　このカフェイン生成植物との関係性の中で、いちばん得をしているのは誰なのか？

この疑問にはいくつか異なる方向からアプローチできるが、別の二つの疑問の答えを探すのが最善策だろう。つまり、カフェインの発見は私たちの文明にとって恵みだったのか、それとも災いだったのか？　そして同様に、人類という種にとってはどうだったのか？　対象が人類か文明かで、おのずと答えが違ってくる可能性がある。

カフェインの場合、歴史の記録の中に答えが見つかるだろう。というのも、人間がカフェインと遭遇したのは、びっくりするほど最近のことだからだ。想像しづらいが、西欧文明は一七世紀までコーヒーも茶も知らなかった。コーヒー、茶、チョコレート（これにもカフェインが含まれている）がイングランドに到来したのは、偶然にもほぼ同時期なので（一六五〇年代）、カフェイン前と後では世界がどうなったのか調べがつく。

コーヒーはその数世紀前に東アフリカで発見されたが（紀元八五〇年頃にエチオピアで見つかったと言われている）、アルコールや大麻のようなほかの精神活性物質に比べると歴史が浅い。シロシビンやアヤワスカ、ペヨーテのような幻覚物質さえ、一〇〇〇年以上前から人類の文化で役割を果たしてきたのである。茶はコーヒーよりは古く、中国で発見されて、少なくとも紀元前一〇〇〇年頃から薬として利用されてきたが、嗜好飲料として広まったのは、紀元六一八年から九〇七年まで続いた唐の時代になってからだ。

ヨーロッパにカフェインが到来したことがすべてを変えた……そう言ってしまうのは、けっして大げさではない。大言壮語に聞こえることはわかっているが、ほかの〝物質文化〟の発展についてもしばしば同じような言い方がされる。そう、Xあるいは Y の発見（たとえば新世界の物品や何かの発明あるいは新発見など）が「現代世界を作った」みたいな物言いである。これは普通、Xあるいは Y の出現が経済や日常、生活水準を大きく変化させたという意味だ。だが、それを摂取した体の文字どおりあらゆる細胞に即座に届くカフェインという物質そのもの同様、コーヒーや茶が引き起こしたのはもっと土台の部分、つまり人間の精神の変化である。コーヒーや茶は精神の様相を一変させた。二日酔いの頭をしゃきっとさせたり、体内時計や太陽の昇降という自然のリズムから人を解放したりすることで、まったく新しい仕事の仕方、そしておそらくはまったく新しい考え方を可能にした。カフェインはヨーロッパに意識の新しい形をもたらし、あらゆるものに影響をあたえていったのだ——世界貿易、帝国主義、奴隷貿易、仕事場、科学、政治、社会的人間関係、場合によっては英語の散文のリズムにさえ。

人類とコーヒーとの関係が始まったのは、現在のエチオピア近辺にいた観察眼の鋭い一人の山《や》羊《ぎ》飼いのおかげだったと言われている。低木が自然に育つ、アフリカでは珍しい土地の一つである。言い伝えによれば、九世紀にカルディという名前の山羊飼いが、ヤギがコフェア・アラビカという植物の赤い実を食べると、突飛な行動をとったり、一晩じゅう眠らなかったりすることに気づいた。カルディは地元の修道院の修道院長にこのことを話し、その修道院長が植物の実から飲み物を作って、コーヒーの刺激作用を発見したという。

まあ、この話は眉唾ものだが、とにかく一五世紀までには、コーヒーは東アフリカで栽培されるようになり、アラビア半島へ輸出されていた。当初、この新規の飲み物は、イエメンのスーフィ主義者たちが宗教儀式のあいだうたた寝しないよう集中力を高める目的で使っていた（茶も、仏教の僧侶たちが長時間の瞑想のあいだ目を覚ましておくため、宗教家向け眠気対策薬として使われたのが始まりだった）。それから一世紀もすると、アラブ世界のあらゆる都市でコーヒーハウスが次々に開店した。一五七〇年には、コンスタンティノープルだけで六〇〇軒以上あったことがわかっており、オスマン帝国の快進撃とともに北および西へ広がっていった。こうして新たに生まれた公共スペースでニュースやゴシップが伝わり、また人々が集ってパフォーマンスやゲームがおこなわれた。比較的自由な風潮の場所だったので、話をするうちに政治談議になることも多く、時の政府や教会が何度か閉鎖しようとしたが、すぐにまた再開され、あまりうまくいかなかった（一五一一年、人を酩酊させる危険があるとして、コーヒーの大樽がメッカで裁判にかけられたが、有罪判決も、それに伴うコーヒー禁止令も、たちまちカイロのスルタンによって引っくり返された）。コーヒー支持者たちの指摘は正しく、コーランにはかの飲み物について何の記述もない。だからイスラム世界では、コーヒーは、コーランではっきりと禁止されているアルコールの代わりとするのにふさわしく、〈カフウェ〉と呼ばれるようになったが、おおよそ「アラブ人のワイン」という意味になる。コーヒーはある意味アルコールの対極にあるものというこの解釈は、東西どちらの世界にも根強く残り、こんにちも一般に、ブラックコーヒーは酔い覚ましになるという誤った信念がまかり通っている。

当時のイスラム世界は、科学技術や学問など多くの面でヨーロッパより進んでいた。この精神面の豊かさがコーヒーの流行（と禁酒）と関係があるのかどうか証明するのは難しいが、ドイツ人歴史家のヴォルフガング・シヴェルブッシュは、コーヒーという飲み物は「アルコール消費を禁止し、近代数学を生みだした文化にとって、おあつらえ向きだったように思える」と書いている。

中国では、茶が広まった唐時代にやはり黄金期を迎えている。そして、ヨーロッパにカフェインが到来したときの影響の大きさが、やはり原因はそれだという考えに信憑性をあたえるだろう。

古くから〝東方《オリエント》〟のエキゾチックな事物に心惹かれてきたヨーロッパ人は、インクのように真っ黒な温かい飲み物にたちまち興味をかきたてられた。一五八五年にコンスタンティノープルにたどり着いたヴェネチア人は、当地の人々には「公共の場で、店で、通りで、ぎりぎりまで沸騰させた黒い液体を飲む習慣があり、ケイブと呼ばれる実から抽出したものである……飲むと眠くならない性質があるという」と書き記している。沸騰させた熱い飲み物を飲むこと自体、彼らにとっては物珍しく、じつはそれもまた、コーヒーと茶両方からの人類への重要な贈り物だったことが明らかになる。飲み物を作るために湯を沸かさなければならないということは、当時としては最も安全な飲み物だったということだ（それまでのトップはアルコールだったが、たしかに生水よりは安全だとはいえ、茶やコーヒーには劣る。これらに含まれるタンニンにも殺菌作用があるからだ）。コーヒーと茶がいかに公衆衛生に役立ったかは、この新しいホットドリンクを好んだ国では細菌性の疾病《しっぺい》が減り、繁栄する傾向が強かったことからもわかるだろう。

一六二九年、アラブスタイルを真似たヨーロッパ初のコーヒーハウスがヴェネチアで開店した。イングランドのオックスフォードにそうした店が初めてできたのは一六五〇年、〈ユダヤ人のジェイコブ〉として知られるユダヤ移民によるもので、直後にロンドンにも登場し、それからはウィルスのように増殖していった。二、三〇年もすると、ロンドン市内には何千軒ものコーヒーハウスが建ち、最も多いときには、ロンドン市民二〇〇人当たり一軒という割合にさえなった。

イスラム世界と同様に、ヨーロッパでもコーヒーは街のコーヒーハウスでおもに飲まれた。その日のニュース（政治、経済、文化）がコーヒーそのものと同じくらい魅力的な、活気にあふれる場所。コーヒーハウスは、ほかに類を見ない民主的な公共スペースとなり、イギリスでは異なる階級の男たちがまじり合える唯一の場所であり、誰がどこに座ってもよかった。ただし、少なくともイギリスでは入店できるのは男のみだったので、コーヒー人気のせいで「イギリス人が丸ごと絶滅の危機に陥る」とさえ言われた（フランスのコーヒーハウスでは女性も歓迎された）。居酒屋と比べ、コーヒーハウスでは礼儀も大事にされ、たとえば喧嘩を始めた人は店内にいる全員にコーヒーを一杯ずつ奢《おご》る決まりだった。

イギリスのコーヒーハウスをただの〝新種の公共スペース〟と呼ぶのは、かならずしもふさわしくない。そこは一種の交流用メディアであり、電気や電線の代わりに煉瓦《れんが》と漆喰《しっくい》でできていただけだ。コーヒー一杯は一ペニーだが、新聞、本、雑誌、会話という形の情報は無料だ（コーヒーハウスはしばしば「ペニー大学」と呼ばれた）。フランス人作家マクシミリアン・ミッソンは、ロンドンのコーヒーハウスを訪れたあと、「そこではありとあらゆる形式のニュースが手に入る。暖かな暖炉があり、気が済むまでいくらでも火のそばに座っていられる。もちろんコーヒーも楽しめる。商談のためにそこで友人と会うにも、お代わりしない限り、必要なのはたった一ペニーだ」

と言っている。

ロンドンのコーヒーハウスでは、同じ職業に就く、あるいは同じ学問に関心がある常連客が特定の店に集まるようになり、やがてそれが各店舗の特徴になっていった。たとえば商人や海運業に興味のある人々はロイズ・コーヒーハウスに通った。そこに行けば、どんな船が入出港するかわかり、積み荷の保険証券を買うことができた。ロイズ・コーヒーハウスは最終的にロイズ・オブ・ロンドン保険証券会社となった。同様に、ロンドン証券取引所の原点はジョナサンズ・コーヒーハウスにある。学者や科学者（当時は自然哲学者と呼ばれた）はグレシアンというコーヒーハウスに集まったが、そこは王立協会と深い関わりを持つようになる。アイザック・ニュートンとエドモンド・ハレーはここで物理学や数学について議論し、店内でイルカの解剖をおこなったと言われている。『*A History of the World in 6 glasses*（六種類の植物で見る世界の歴史）』（じつはここで取り上げられている植物のうち、三種類にカフェインが含まれている。コーヒー、茶、コラノキである）の著者トム・スタンデージは、ロンドンのコーヒーハウスは「社会的、知的、商業的、政治的交流のためのまったく新しい環境を提供し」、いわゆる「科学および金融革命の坩堝《るつぼ》と化して、それが現代世界を形作った」と書いている。

一方、文学勢はコヴェント・ガーデンのウィルズやバトンズに集まった。そこに行けばジョン・ドライデンやアレキサンダー・ポープと出くわしただろう。ポープの『髪盗人』はコーヒーハウス文化、とくにそこで行き交うゴシップ色に強く染まり、第三歌ではコーヒーの持つパワーに敬意を表して、「それが政治家を賢くする」と書いている。また、大事なプロットを思いついたのもコーヒーのおかげだった。コーヒーカップから立ちのぼる「蒸気が男爵の脳みそにたどり着いたとき／かの輝かしき髪の房を手に入れんと、新たな計略」が浮かんだのだ。批評家の中には、コーヒーハウス文化が英語の散文体を現代のような形に変化させたと主張する人もいる。ヘンリー・フィールディング、ジョナサン・スウィフト、ダニエル・デフォー、ローレンス・スターンといった常連たちは、口語体のリズムを文章に活かし、かつての散文体の堅苦しさに劇的な変化をもたらした。

ロンドンの各コーヒーハウスは客の興味分野ごとに特化されてはいたが、あちらの店からこちらの店へと一日じゅう移動して過ごす客によって横にもつながっていた。彼らが最新ニュースだけでなく噂話やゴシップも伝え、コーヒーハウス・ネットワークを使えばほかのどんなメディアよりすばやく話が広まった。

イギリスで最初に誕生した雑誌の一つ『タトラー』誌は、一七〇九年にグレシアンというコーヒーハウスで産声をあげ、ロンドンのバラエティ豊かなコーヒーハウス文化をページ上に再現しようとした。雑誌はいくつかのセクションに分かれていて、それぞれテーマが異なり、そのテーマと関連が深いコーヒーハウスの名前がつけられていた。『タトラー』誌の編集者だったリチャード・スティールは、創刊まもない号でこう説明している。「冒険譚、娯楽、エンターテインメントに関する話題は〈ホワイツ・チョコレートハウス〉の記事になる。詩は〈ウィルズ・コーヒーハウス〉、学問は〈グレシアン〉、国内外のニュースなら〈セント・ジェームズ・コーヒーハウス〉という具合だ」

一七世紀イギリス人の誰もがコーヒーやコーヒーハウスを歓迎していたわけではない。医師たちはコーヒーが健康にあたえる影響について論文を書き、熱く議論したし、女性たちは、コーヒーハウスに長時間入り浸っている男どもを激しく非難した。一六七四年に出版された『コーヒーに対する女性からの抗議』という小冊子で、著者たちは、「人を弱体化させる液体」は男性の精気を奪い、彼らを「砂漠のごとく不毛にして、果実は実らぬまま哀れにしぼむことになる」と主張した。

小冊子の副題『究極の欲求不満に悩む健康で快活な数千人の女性たちからの慎ましやかな要求と呼びかけ』は、あまりにもあからさまだ。男たちはコーヒーハウスでだらだらと時間を過ごし、大量のコーヒーを飲んで帰ってくるので、「こわばっている部分と言えば関節のみ」だというのだ。男性陣も自分たちなりの小冊子を発行して、「人を癒《いや》してくれる無害な飲み物……はむしろ強力な勃起をうながし、完全な射精をおこなわせ、[加えて]精子に活力をあたえる」と主張した。著者は、この件に関して問題が起きるとすれば、それは「夫がもともと虚弱」だからか、あるいはおそらく「コーヒーが原因ではなく、あなたが夫にしつこく求めすぎる」せいだろう、と書いてのけた。

一七世紀のコーヒーをめぐるセックス戦争は、茶を女性性や家庭性と結びつけることになり、その傾向は西欧世界でこんにちまで続いている。ロンドンのコーヒーハウスでも茶を飲むことはできたが、ようやく紅茶専門の店舗が誕生したのは一七一七年で、トーマス・トワイニングが、ストランドにある彼のコーヒーハウス、〈トムズ〉の隣にティーハウスを開いたのだ。ここには女性も自由に出入りでき、さまざまな商品を試しては茶葉を買って帰り、家で茶を淹れて楽しんだ。トワイニングのまったく新しいアイデアのおかげもあって、紅茶はまもなく大英帝国で最も人気のある飲み物となったが、流行の担い手は上流および中流階級の女性だった。彼女たちは豊かな紅茶文化を築きあげ、それはティーパーティーやハイティー、プレーンティーといった習慣のほか、カップなどの陶磁器、ティースプーン、ポットの保温カバー《ティーコージー》、お茶に添えるためにわざわざ工夫した軽くつまめる食べ物など、周辺の付属品にも及んだ（その後、女性が主体となって酒の代わりに紅茶を広める禁酒運動が展開されたことで、西欧世界では、紅茶はフェミニンなものというイメージがますます強固になる）。

　コーヒーを飲むことを批判したのは女性たちばかりではなかった。ロンドンのコーヒーハウスでの会話は政治がテーマになることも多く、とくに一六六〇年の王政復古以降、言論の自由をおおいに利用して、人々が政府への怒りを爆発させた。チャールズ二世はコーヒーハウスでひそかに陰謀が企まれるのを心配し、反乱を扇動するおそれのあるそうした場所は王の名のもとで抑圧するべし、と決めた。一六七五年、国王は、彼の地から伝え聞かれる「悪意あるスキャンダラスな偽りの報告」は「王国の平穏な平和をかき乱す」ことを理由に、コーヒーハウスの閉鎖に乗りだした。人の意識を変容させるその他の物質と同様、カフェインも時の権力に対する脅威ととらえられ、弾圧の対象になった。のちの麻薬戦争の予兆とも思えてくる。

しかし国王の対コーヒー戦争はわずか一一日間しか続かなかった。チャールズはカフェインの潮流を押し戻すのはもう遅すぎると気づかされた。その頃にはすでにコーヒーハウスはイギリス文化と日常生活にすっかり定着し、名のあるロンドン市民の多くはカフェイン抜きでは暮らせなくなっていたので、誰もがはなから国王の命令を無視し、何の頓着もなくコーヒーを飲んだのである。自分の権威をわざわざ試して情けない現実を突きつけられるのが怖くて、国王はおとなしく引きさがり、「王族にふさわしい考慮をし、情けをかけるべきと判断して」最初の宣言を撤回するという二度目の宣言を布告した。

フランスでもコーヒーハウスは〝扇動〟と同義となり、一七八九年の革命を引き起こす大きな役割を果たした。一九世紀の歴史家ジュール・ミシュレは、「カフェ・ド・プロコープでは来る日も来る日も人が集まり、漆黒の飲み物の奥をじっと覗き込みながら、革命の年の曙《あけぼの》をうかがっていた」と書いている。たぶんだからこそ、パリのコーヒーハウスには策謀があふれていたのだ。バスティーユ牢獄を襲撃した群衆はカフェ・ド・フォイに集結し、政治記者のカミーユ・デムーランの雄弁に煽《あお》られて、アルコールではなくカフェインの効果によって覚醒し、決起した。

フランスとイギリス両方のコーヒーハウスで盛りあがった一種の政治的、文化的、知的動乱が、居酒屋《タヴァーン》で起きた可能性は想像しにくい。アルコールがディオニュソス的傾向をうながすとすれば、カフェインはアポロ的思考を育てる。合理主義の台頭と当時流行しはじめたこの新しい飲料とを結びつける人は早くからいた。「今後、居酒屋は王座を奪われるだろう」とミシュレは書いたが、もちろんこれは買いかぶりすぎだ。ワインやビールは世の中から消えはしなかったが、ヨーロッパ人の精神は苦労してアルコールのしつこい魔の手から逃れ、カフェインに手伝ってもらいながら新しい思考法を手に入れたのだ。どちらが先かは議論の的だとはいえ、中世にはびこっていた、アルコール由来の魔術的思考はやがて鳴りをひそめ、一七世紀になると合理主義という新たな気風が生まれて、その直後に啓蒙思想が誕生する。ミシュレはさらに続ける。「酒類と違って、アルコールを含まない、脳にとっては最強の栄養であるコーヒーという飲み物が、脳の清浄さと明晰さを高める。コーヒーは、ずっしりとのしかかってくる陰鬱な想像力を吹き飛ばし、真実の閃光によってふいに現実を照らしだす」つまり澄んだ目で「現実」を見られるようになるということであり、これは要するに、合理主義者の思考法である。コーヒーは、顕微鏡や望遠鏡、万年筆と並んで、必要不可欠なツールとなったのだ。だが、ほかのものとは違い、脳や精神に取り込まれて使われるツールだ。ヴォルフガング・シヴェルブッシュは、人に刺激をあたえたり酩酊させたりするものにまつわるみごとな歴史書『*Taste of Paradise*（楽園の味）』で、「コーヒーによって合理性という概念が人の生理機能に入り込み、その本来の要求に従うように変化させた」と書いている。

イギリスでもフランスでも知識人がコーヒーを熱心に飲んだのは、おそらく目新しさもさることなから、それが持つパワーのせいだろう。新しいドラッグはいつだってまるで奇跡のように見えるもので、だからこそびっくりするような特性があると信じられて、過剰摂取される傾向がある。たとえばヴォルテールは熱心なコーヒー党で、日に七二杯も飲んでいたと言われている。コーヒー、そしてコーヒーハウスこそが、啓蒙主義の作家たちの英雄的な仕事量を可能にしたのだ。ドゥニ・ディドロは『百科全書』という大作を編纂するあいだ、カフェ・ド・プロコープでせっせとカフェインを摂取した。それが居酒屋だったら、かの傑作はけっして完成しなかったと言っても過言ではないだろう。

オノレ・ド・バルザックは、次々に書きあげていく作品も、全開の想像力も、並外れた量のコーヒーのおかげだと信じていた。数えきれないほどの人間喜劇を描写しながら、彼は夜通しコーヒーを飲み続けた。そのうちすっかりカフェイン耐性ができてしまい、水で効果を薄めずに、乾燥したままコーヒーを摂取する独自の方法を編みだした。

私はなんともひどい、野蛮とも言えるやり方を発見した。精力があり余っている男性陣にのみ勧めたいと思う。深く焙煎したコーヒーをなるべく細かく挽き、湯を使わずに冷たいまま、すきっ腹に詰め込むのである。するとコーヒーはそのまま胃に滑り落ちていくわけだが、胃袋の滑らかな内側には突起や吸盤状の器官がタペストリーのように敷き詰められている。胃袋の中には何もない状態なので、コーヒーは繊細で敏感な内壁をじかに攻撃することになる……バチバチと散った火花が脳みそを直撃するのだ。

バルザックのこのやり方は、脳みそを戦場に変え、叙事詩を紡ぐ想像力の大軍による全面戦争が勃発することになった。

その瞬間から、何もかもが興奮状態となる。さまざまなアイデアがまるで伝説の戦場へ向かうナポレオン軍の大軍のようにすばやく行進を始め、戦闘が始まる。記憶が次々に甦り、鮮やかな軍旗が高々と翻《ひるがえ》る。メタファーの騎兵隊が華麗に疾走しながら展開し、論理の大砲が雨あられと発射されては荷馬車や弾薬をガタガタと揺らす。想像力の命令によって、撃手が狙いを定めて撃つ。いろいろな形や図形やキャラクターが頭をもたげる。紙にはインクが広がり……

カフェインの過剰摂取をするとどんな感じがするか、誰よりもみごとに描写したのがバルザックだとしても、驚くには当たらないだろう。

怒りに似た動揺が心に生まれ、声が大きくなり、あまり健康的とは言えないいらだちがしぐさに現れる。頭の中の思考のスピードで、すべてを進めたくなる。何がどうというわけではないのに不機嫌で不愛想になる。まわりの誰もが自分と同じように頭が冴えわたっているものと考える。だから、エネルギーに満ちあふれていても、人前に出るのを避けるようになる。

誰もがカフェインを共有している文化の中で生き、みんなの頭の回転がだいたい同じようにスピードアップしている状態と、あなたの頭の中身だけがアクセル全開で、自分は列車に乗っているのに、ほかの人々はホームにただ突っ立っているかのように見える状態とでは、おのずと違ってくるだろう。せっかくしゃきっとしているのに、ぼんやり者の彼らに足を引っぱられ、頭を覆うカフェインの雲のせいで余計にいらだつはずだ。

カフェイン断ちを始めて三か月目が近づく頃、私はカフェイン注入状態のこのバルザックの描写が痛いほど理解できた。まさに駅のホームで立ち尽くしている人の気分で、てきぱき動いているコーヒー摂取者たちの姿を、電車の窓越しに羨望のまなざしで眺めていた。

数週間もすると、カフェイン抜きによる心のもやもやは静まり、首尾一貫して物事を考え、二分以上抽象思考し、周縁部のアイデアをシャットアウトして一つのことに集中できるようになった。この話を紡ぐ自信も徐々に甦り、一か月後にはまた書きはじめた。内容の出来については読者のみなさんに判断をゆだねるが、とにかく前進していた。それでも相変わらず、なんとなく精神的に取り残されているような感じは続いていて、とくにコーヒーや茶を飲む人がそこにいるとその感覚は強く、そしてもちろんそういう機会はしょっちゅうあった。大学時代、テレビのない家庭で育った女性と付き合ったことがあった。過去の出来事や冗談、ほのめかしの多くが彼女には通じず、どことなくよそ者みたいな感じがしたし、彼女からすれば私たちのことがそう見えたと思う。そこには、はっきりとは見えないが確実に心の壁があった。今の私はこのときの彼女にどこか似ていた。

何が恋しいかと言って、カフェインとそれに伴う習慣がかつて作ってくれていた私の日常のリズムだ。とくに朝のそれは貴重だった。ハーブティーにもわずかながら精神活性物質が含まれてはいるが、コーヒーや茶のようには、一日のエネルギーリズムを整えてはくれない。カフェインの干満によって心の潮目が変わるのだ。もちろん朝一気にカフェインがチャージされるのは至福だが、午後の引き潮もまた心地よく、茶を一杯飲むと緩やかに回復する。

自分を包むアロマや、コーヒーにまつわる音も恋しい。豆を挽く機械の金切り声も、パーコレーターのゴボゴボという心満たされる音も。実際には、感覚面でコーヒーを味わおうと思えばできないことはなかった。カフェの前を通るたびに音や香りは漂ってきた。でも、そのあとに実際にコーヒーを味わえなければ、単にもてあそばれているようなものだった。最近では、自宅でジュディスのためにコーヒーを淹れる役目をあえて引き受け、樹木をいぶしたような香りを嗅ぎながら豆を挽き、妻に手渡す前にカップから立ちのぼる湯気を胸に吸い込んで、多少なりとも刺激にならないかと願いつつ、そのあと自分のデスクに向かい、カモミールティーをすする日々だった。

これまでに、カモミールティーを飲んで成し遂げられた天才的な偉業なんて、はたしてあるのだろうか？　ミントティーから生まれた大発明は？　私がなんとかここまで書き進められたのは、奇跡と言っていい。

カフェでぐずぐずし店内を眺めながら、コーヒー文化の一員だったときのことを恋しく思う。頭の中はスピードアップしているのに、体はスローダウンして、ゆったりした時間に充足感を覚えるあの感じ。面白いのは、今やコーヒー文化は会話からは生まれず、むしろ現代のコーヒーハウスでは会話はすっかり消えてしまっていることだ。代わりに、コーヒーを片手にラップトップのキーを叩いている人々の頭の中で作業は展開している。残念ながら私には望むべくもない切迫感に、彼らは駆られている。重要案件がこんなにたくさん！　とばかりに。もちろん私もハーブティーを傍《かたわ》らに、彼らとともにカフェに座ることはできるが、状況はけっして同じではない。私は今ではまわりのみんなと同じカフェインの海を泳いではいない。浜辺にいる私は、海を眺めることはできるが、水ははるか彼方《かなた》だ。

それを補うような利点もいくつかある。十代のときのようにぐっすり眠れるようになり、目覚めたときにはすっかりリフレッシュしている（なぜそうなるか、のちほど説明する）。それに、思いがけない社会的なメリットもあった。コーヒーを勧められて、今コーヒー断ちの実験をしているのでと説明すると、人はとても興味を示し、妙な話だが、私の試みに感心する。まるで、私が何かとんでもないことをやってのけたかのようだった。友人は「僕には絶対に無理だ」とか、「私も本当はやってみたいのよ。よく眠れるようになるはずよね。でも、朝が乗りきれそうにない」などと言う。そんなふうに言われると、何か賞賛に値するようなことを本当にやり遂げたような気になってくる。これはたぶん、いまだにこの国に残響している清教徒流の厳格主義のおかげであり、自制や欲求の克服には今でも高得点がもらえるのである。カフェインのように比較的害のない、簡単に手に入る物質でも、依存するのは心が弱い証なのだ。「カフェインに生活を牛耳られていると気づいたんです」私が話を聞いたある睡眠研究者（でカフェインの節制もおこなっている）は言った。「たとえば旅行をすると、慣れない町にたどり着いたとき、朝どこで〝ヤク〟が手に入るか調べてからでないとベッドに入れない。自分で自分をコントロールしたいのに、それができていないと知ったんです。私をコントロールしていたのはカフェインだった」

薬物研究者のローランド・グリフィスは、自分の「ぞっとするような行動」に恥ずかしい思いをさせられて、カフェインを研究しようと思ったと話す。急いでカフェインをキメなければならず、解凍する間も惜しんで挽いたコーヒー豆をカップに入れると、そこに沸かした水道水を注ぎ、さっとかきまぜると喉に流し込んだのだ。「こりゃハイになりたくてたまらないヤク中の行動だと気づいたんだ」それでも彼は、対象物がつねに確実に手に入り、知られている限り健康上のリスクはなく、自分がそれに依存していることを不快に思っていないなら、依存状態はけっして「誤り」ではないと訴える。しかし、依存症は道徳的に間違っていると考えずにいられない人が、やはり多いのだ。

じつは私も、ときどき自分の高潔さを鼻にかけることがある。カフェイン断ちをしていたとき空港のコンコースを歩くと、次々にコーヒーのいい香りが襲いかかってきて、改心した中毒者としては物欲しげに素通りしたものだったが、朝いちばんのときは事情が違ってくる。そういう朝、なんとかベッドから脱けだして、ミントティーだけで自分を奮い立たせて朝六時のフライトのために空港に向かった私は、スターバックスやピーツの前で長蛇の列を作り、一杯のコーヒーにありつくまでにゆうに三十分はかかりそうな人々を横目で見て、憐れみの視線を送る。彼らがカフェイン離脱の最初の症状に耐えているのは明らかで、一刻も早くカフェインを摂取して通常運転に戻ろうとする姿は悲哀を誘う。服装や見かけは立派だが、アムステルダムで朝の一発のため移動薬局の前に並ぶヤク中たちと変わらないように見えた。哀れな連中だな！　と私は心の中でつぶやいた。そんなふうに思う自分が疚《やま》しかった。実際のところ、彼らのお仲間に早く返り咲きたくてたまらないのだ。しかし今のところは、依存状態とは無縁でいられる人間だけが感じることができる道徳心と自尊心をじっくり味わおうとしていた。今の自分がすがれるものはせいぜいそれぐらいなのだから。

そのうち、コーヒーや茶を飲まなくなってから知的処理能力を失ったということの感覚は、もしかすると私の勝手な思い込みなのではないか、と感じはじめた。理性の時代や啓蒙主義の偉人たちが、自分が明晰に考えられるのはコーヒーのおかげだとあんなに声高に主張するものだから、なんとなく、いや、明らかに頭が鈍っているような気がしてならないのだ。カフェイン断ちをしているあいだもワインを飲むのはやめていない私は、西欧世界で起きたせっかくの知的進化を、自分だけ後戻りしているのではないか。酒の霧に覆われた、中世世界のうっそりした魔術的思考に逆戻りしつつあるとしたら？　しかし、たとえカフェイン断ちで頭脳の切れが欠けているとはいえ、たった一人分のサンプルを重視しすぎてはいけないことぐらいはわかっていたので、カフェインで認知拡大するという研究成果がはたして存在するのか、『サイエンス』誌で確認してみることにした。私に欠けているものの正体は何なのか？

長年の研究で、記憶力や集中力、鋭敏さ、警戒度、注意力、学習力といった認知力のさまざまな尺度において、カフェインが数値を向上させる数々の研究結果が出ていた。一九三〇年代におこなわれた実験では、カフェインを摂取したチェスプレーヤーは、カフェイン断ちをしたプレーヤーよりはるかに好成績を収めた。別の研究では、カフェイン利用者は各種の知的作業を終わらせるのは速いが、ミスが多いことがわかった。ある論文はこれを題名に活かし、カフェインをあたえられた人は「作業は速いが粗忽《そこつ》」とした。二〇一四年の実験では、新しいことを覚えた直後にカフェインを摂取した人は、プラシーボをあたえられた人より記憶力が高かった。車の運転のシミュレーターで試したところ、カフェインは、とくに被験者が疲れているときにパフォーマンスを向上させることがわかった。タイムトライアルや筋力および耐久力といった体力測定でも結果を上げた。

この種の研究を正確におこなうのは難しく、その意味でも、結果については割り引いて受け取るべきかもしれない。文字どおり誰もがカフェイン中毒であるこの社会では、適切な対照群を見つけるのが困難なのだ。二つのグループの実験結果を比較するとき、一方にはカフェインの錠剤を、もう一方にはプラシーボをあたえることになるが、プラシーボ・グループのほうはカフェイン離脱の真っ最中である可能性が高く、どんなものであれ認知課題あるいは運動課題をやり遂げるのに明らかに不利だ。カフェインをあたえられても、被験者の精神機能を拡大するのではなく、単に通常運転に戻すだけに終わるおそれもある。

この問題は、被験者に一、二週間前からカフェインを摂取しないようにしてもらうことで解決できるため、そうする場合が多い。カフェインが知的（そして肉体的）活動をある程度向上させるという点では異論はないようだ。つまり科学的に考えても、私がこの実験を始めてから、以前のコーヒーや茶を飲んでいた自分と比べて知的処理能力が落ちているのは間違いなさそうだ。その結果、この記事の内容に何か落ち度があるかもしれないので、ここで前もって謝罪しておきたい。

カフェインが創造力を高めるかどうかはまた別の問題で、バルザックは熱心にそう訴えてはいたが、いくつかの理由からどうも怪しい。カフェインは人の集中力や注意力を高めるため、首尾一貫した抽象思考をしやすくするが、創造力が必要とするのは別の要素だ。ある意味集中力を失わせ、一直線な思考の束縛から頭を自由にすることが重要なのである。

認知心理学者には、意識には二つの異なる形態があるという説を唱える人がいる。スポットライト型の意識は注意を向ける一点を照らし、論理的な思考におおいに役立つが、ランタン型意識は特定の場所に注意を向けるのではなく、もっと広い範囲を照らしだす。幼い子供はランタン型の意識を持つ傾向があり、幻覚剤の影響下にある人にもおおむね同じことが言える。注意力が散漫であれば考えがあちこちさまよい、自由に連想し、新しいつながりが生まれる——どれも創造力を育むには大事な要素だ。一方、カフェインが人類の進歩に寄与したのは、スポットライト型意識を強化したからだ。一点に集中した、直線的で効率的な抽象思考は、精神を遊ばせることより作業することに向いている。その意味で、カフェインはほかの何よりも、理性の時代や啓蒙思想、さらには資本主義の確立にうってつけの化学物質だったのだ。

集中力と言えば……申し訳ない、先ほどたどりかけていたコーヒーの歴史をあそこでやめてしまうつもりはなかったのだ。続きを始めさせてほしい。

一七世紀ヨーロッパにおけるコーヒーハウス人気は、貿易上のある問題を浮上させた。当時、コーヒー豆市場はアラブ商人が完全に独占していたのである。ロンドン、パリ、アムステルダムでコーヒーが一杯飲まれるたびに出る利益は、すべて彼らのものだった。アラブ商人はこの独占状態を守り続けた。自分たちが管理できる土地以外でのコーヒー栽培を阻《はば》むため、輸出前に豆（結局のところ、それが種子なのだ）を焙煎し、発芽させないようにしていたのである。

しかし一六一六年、ずる賢いあるオランダ人が、アラブ人によるコフェア・アラビカの独占網をこじ開けることに成功した。イエメンの港町モカからコーヒーの苗木を密輸し、アムステルダムの植物園に持ち込んで温室で育て、やがて挿し木でどんどん増やした（芽や枝を切って土に植えると、遺伝子の同じ新しい苗を作ることができる）。そうしたクローンの一つがオランダの植民地だったインドネシアのジャワ島にたどり着き、オランダ東インド会社がそれを繁殖させ、とうとうそこでコーヒー農園が開設された。こうしてモカジャバという貴重な品種が誕生したのである。

一七一四年、オランダ人が盗んだコーヒーの二世代あとの苗木がルイ一四世に贈られ、パリにある王立植物園に植えられた。数年後、ガブリエル・ド・クリューという元フランス海軍将校が、当時住んでいたフランス植民地マルティニークでコーヒー農園を経営したらどうだろうと考えた。コーヒーにとってまたしても大きな節目となった二度目の枝泥棒のために、彼は宮廷の女官を雇い、国王の樹木を切ってこさせたらしい。

挿し木でうまく苗をこしらえたド・クリューは、雨風をしのぐためにガラスの箱にそれを入れて、マルティニーク行きの船に運び込んだ。大西洋を渡る航海は困難を極めた。予想以上に日数がかかってしまったため、飲み水の配給が厳密に制限されたのだ。なんとしてもコーヒーを枯らすまいと心に決めたド・クリューは、わずかな飲料水をそれと分け合った。

喉の渇きで死にかけながらも、彼が身を削ったおかげでコーヒーノキは無事にマルティニークに到着し、農園はどんどん広がった。一七三〇年までには、フランス領カリブ海諸国は、その頃にはすっかりカフェイン中毒になっていたヨーロッパにコーヒーを逆に輸出する立場となった。

こんにち新世界で栽培されているコーヒーの多くは、一六一六年にモカから無断で持ち出された原木の子孫である。あの苗泥棒はまさにプロメテウス級の影響を世界にあたえた。今では西側世界がコーヒーを支配し、そしてまたコーヒーに支配されている。

ヨーロッパでは、コーヒーや茶が登場するまでは、朝も昼も夜もアルコールが飲まれていた。夜居酒屋で、だけでなく、朝食のときに自宅でも飲み、職場でさえ、休憩のたびに労働者に提供されていたのである。とくにイギリスでは、矢継ぎ早に酒が出されるために一日じゅう頭がぼんやりしているありさまだった。ときおり節制を叫ぶ声が聞かれたが、代わりの飲料がないせいで、いつしか立ち消えとなった。

そこに現れたのがコーヒーである。

一六六〇年というかなり早い時点で、歴史家で作家のジェームズ・ハウエルはこう記している。「すでにおわかりのように、コーヒーという飲み物のおかげで国じゅうがすっかりしらふになった。以前は、客に対応する店員や徒弟たちは、朝からエールやビール、ワインを引っかけてくるため頭がふらふらして、仕事にならない者も多かったが、今では頭をしゃきっとさせ、礼儀をわきまえさせるこの飲み物のおかげで、すばらしい働き手となっている」

コーヒーが労働にあたえる影響をいち早く認識したという点で、ハウエルは賞賛に値する。というのも、イギリス経済の基盤が肉体労働から頭脳労働に転換しはじめるのはかなり後のことだからだ。コーヒーブレイクが始まるずっと前、職場にはビールブレイクがあり、戸外で肉体労働をする労働者たちにはビールが振る舞われるのが普通だった。意識がはっきりしているかどうかは二の次だったし、時間がどれだけかかるかもあまり関心がなかった。しかし、機械を使って仕事をするようになると、アルコールで頭が鈍っていては、安全面でも生産性の面でも問題が大きい。数字を相手にする事務員らにとっては、飲むと目が覚め、集中力が高まり、あらゆる面で頭が冴えるコーヒーは理想的な薬物だった。

「現代ブルジョワ時代の飲み物だ」とヴォルフガング・シヴェルブッシュも言っている。コーヒーは、ここしかないというタイミングでヨーロッパに現れた。「それは人々の体に広がり、化学的にも薬学的にも、合理主義やプロテスタント的倫理観が精神面および観念面で求めていたものを実現したのである」合理主義者にとってこのうえない理想の薬となったコーヒーは、ヨーロッパにかかっていたアルコールの霧を蹴散らし、人の注意力を高め、細部に目を配らせ、そしてまもなく雇用主も、それが生産性をめざましく向上させることに気づく。

カフェインと時計の分針がほぼ同時に人類の歴史に現れたのは、ただの偶然ではない。中世の人間にとって、とくに屋外で肉体労働をする人々にとっては、時計の針より太陽の傾きのほうが大事だった。それまで時計に分針がなかったのは、時間をさらに分割する必要がなかったからだ。しかし、新種の仕事ではもっと時間や利益率を気にする必要があったし、カフェイン以上に時間に厳しくて、一日の時間の区切りと結びついている精神活性物質はほかにないだろう（T・

S・エリオットの詩の登場人物プルーフロックがコーヒースプーンで人生を測っていたことを思いだしてほしい)。仕事は今や、屋内でおこなわれるだけでなく、時間を基準に再編成され、規則正しさや手順が重要視されるようになった。そしてこの変化には、時間を守るという新たな規範が必要とされ、コーヒーや茶がそれにおおいに役立ったのである。

しかしカフェインが現代の労働形態、つまり資本主義の台頭にもたらした最も重要な恩恵は、私たちの体内時計を定める太陽が昇り沈む一定のリズム、天文に根ざした計時から、私たちを解放したことだ。カフェインがやってくる前は、夜勤はおろか、夕勤さえありえないことだった。単純に人体が受け付けなかったからだ。ところがカフェインのおかげで夜も目を覚ましていられるだけでなく、当然押し寄せてくる疲労感を食い止められるようになり、体の生理リズムに従う必要がなくなった。これに人工照明も加わって、夜も労働に充てられる可能性が開かれたのである。一九世紀初期のドイツ人医師は、人類がカフェインからあたえられたこの恩恵を「大自然からもぎ取った覚醒」と表現したが、こうして私たちは現代社会が求める生活形態に心と体を適応させていった。

もちろん産業も私たちにそれを強いた。コーヒーが事務員や知識人に果たした役割を、イギリスでは労働階級に対して、茶が果たすことになった。そう、産業革命をうながしたのは、東インドからもたらされた、たっぷりの砂糖で甘く味つけされた茶だったのだ。イギリスは茶文化の国だと考えられているが、安価だったコーヒーが当初は世間を席捲《せっけん》した。しかしイギリスの東インド会社がコーヒー生産地への立ち入りを制限し、一八世紀初め頃から中国と定期的に茶の取引を始めたことから、イギリス人の血流にカフェインを注入する主要手段は茶に取って代わられたのである。

茶の歴史は、東洋と西洋とでは様相がまったく異なる。この精神活性植物が持つ意味は、それ本来の性質だけでなく、人がそれを消費する文化的な背景に左右されるからだ。それも当然だろう。東洋では、茶は労働や貿易との結びつきより、精神活動の補助手段という意味合いが強く、それは道教や儒教に始まって、仏教の一宗派である禅宗で極まった。

中国で最初に茶畑が作られたのは何千年も前のことで、茶が瞑想の一助となると知った仏僧たちが担い手だった。茶の発見についてはさまざまな逸話があるが、その一つとして、たとえば六世紀インドの王子ボーディダルマ〔のちの達磨大師〕の話を紹介しよう。彼は悟りを開くため、七年間の瞑想をおこなっていたが（壁の前で座禅を組み「蟻の叫び声を聞き続ける」九年間の修行をすでに終えていた）、眠るまいとしたのに、途中でうとうとしてしまった。ボーディダルマは自分が許せず、まぶたを切り取って地面に投げ捨てた。するとまぶたが落ちたところから、まぶたに似た形の葉を持つ茶の木が生えだした。以来、茶は、長時間の瞑想中の修行僧が眠らないようにする飲み物として重宝されるようになったという。

茶は、まず中国で、のちに日本で眠気覚ましとしてだけでなく、薬としても利用された。これには根拠がある。茶にフッ化物が含まれていることが科学的にわかるはるか昔から、東洋ではマウスウォッシュとして使われていた（イギリス人は、茶に大量の砂糖を入れて、この効果をむざむざ消してしまう）。また、茶は大量のビタミンやミネラルを含有し（ほかのどの植物よりその濃度が高い）、酸化防止効果の高いポリフェノールがとくに傑出している（赤ワインより多い）。

「茶が人生そのものであるかのように、つねに飲め」という八世紀の『茶教』の教えからも、中国や日本の精神生活で茶が重要な役割を果たしていたことがうかがえる。味、香り、色など、湯が微妙に変化するそのとらえがたいさまを味わうには、まさに仏教が伝えようとする、現在という瞬間に意識を集中する姿勢が必要とされる。

茶を飲むことに精神性を求める考えは、茶道において極まった。あらゆるしぐさや道具に細心の注意を払うことで、参加者は煩雑で忙しい日常から一歩外に出て、禅が基盤を置く畏敬の念、純粋さ、調和、静寂を意識する。茶道には、こうして精神的超越の境地に近づき、意識変革をうながす力があるのだ。一七世紀の日本の茶人、千宗旦《せんのそうたん》は「茶禅一味」[※12]とした。

東洋から西洋に伝わるあいだに、茶独特のこうした性質はほとんど姿を消し、精神性を追求するツールから日用品に変化した。始まりは香辛料貿易のおまけとしてだった。商人たちが東洋じゅう香辛料を探し尽くした頃、ヨーロッパでは茶の需要はまだ皆無に等しく、積み荷の片隅に茶の箱をいくつか詰め込んだのが最初だった。こんなちょっとした付け足しが香辛料よりはるかに重要な貿易品となり、やがては飲料として世界で最も普及するとは、彼らも思ってもみなかったのだ。

イギリス東インド会社が中国との取引を始めると、すぐに安手の茶がイギリスにあふれだし、カフェイン摂取方法としてたちまちコーヒーを蹴散らしてしまった。一八世紀には裕福な人々にしか手が届かなかった飲料を、一九世紀には、威厳ある貴婦人方から工場労働者に至るまで、事実上誰もが飲むようになった。これだけ需要が高まると、容赦なく大規模に展開する帝国主義的大事業による供給が必要になり、イギリスは、せっかくなら、中国から茶を買うより、植民地であるインドで栽培したほうが利益が見込めると判断した。それにはまず中国から茶の栽培方法の秘密を盗み（有名なスコットランド人植物学者で植物採取者だったロバート・フォーチュンが中国の上級官吏に化けて、これをやり遂げた）、茶がとてもよく育つアッサム地方の農民たちから土地を接収し、農民たちに奴隷労働を強制して、早朝から夕暮れまで茶葉を摘ませる必要があった。[※13] 西洋への茶の導入は、労働者から搾《しぼ》り取れるものはすべて搾り取ること以外の何ものでもなかった。インドでの茶の栽培もそうだが、イギリスでの茶の消費も、まさに労働者層からの搾取につながったのだ。

イギリスでは、労働者階級が茶によって、長時間勤務や劣悪な労働環境、ほぼつねにお腹の空いた状態を耐えさせられた。カフェインが空腹の苦しみを鎮め、茶に入れた砂糖が作業に必要なカロリーになったのだ（厳密に栄養面から考えると、飲むのはやはりビールにしておいたほうが労働者にとってはよかったかもしれない）。こうしてカフェインは資本家の労働者搾取に役立っただけでなく、新種の労働者をも生み出した――要求が多く、休みなく動き、とても危険な〝機械〟というもののルールに、より適応した労働者だ。茶がなかったら、産業革命が起きたとは考えにくいだろう。[※14]

私は少なくともここまでは、この文章の冒頭に提示したカフェインの価値を問う疑問に答えるのを避けてきた。カフェインはこの文明や人類にとって恩恵か災厄か、というあの疑問である。カフェインの利用が人々のあいだに広がったことは、火の使用、動物の家畜化、植物の栽培と並んで、人類史上、重要な進歩の一つだと言っていいだろう。生体（この場合は人間自身の生理）をコントロールする新たな力を得て、人間を自然状態から脱出させたのだから。だがそれは、はたしていいことなのか、それとも悪いことなのか？

ローランド・グリフィスにスカイプでインタビューしたとき、私はこの質問を投げかけてみた。彼は目の前にスターバックスのトールサイズのカップを置き、かなり考えてから答えた。「まあ、目覚めているべき時間と眠るべき時間が定められ、決まった時間に出勤しなければならないわれわれの文化システムを考えれば、いいことなんだろうな。今では自然な生体リズムに応じてばかりいられない。だから、体内リズムを文明の求めに応じさせるうえでカフェインが役立つという意味では、カフェインには利用価値があると言える。だが、人類という種にとって役立っているかどうかは、また別問題だ」彼は言葉に余韻を残してそう結んだが、ノーと答えたかったのは明らかだった。

それは、その人が現代社会における取引、とくに資本主義的取引において、どこに立場を置くかに左右される。哲学者のミシェル・フーコーの唱える〝体の規律〟という概念に基づけば、カフェインの効果は搾取的だと説明できるだろう。なぜならカフェインは、人間を機械の歯車に無理やり組み込み、新たな経済的・精神的秩序に従わせる一助となっているからだ。そう考えると、カフェインは呪いだと言える。私たちを中毒にして、人間が作りあげた現代社会という機械のペースに合うようスピードアップさせ、より扱いやすく、より生産的な労働者にするのだから。

カフェインの出現で誰がいちばん恩恵を受けたか、工場側か従業員か、資本家か労働者か、という問題は議論の的となり、二〇世紀半ばのアメリカで最高潮を迎えた。一九二〇年代に労働管理や効率が科学的な研究分野になると、職場におけるコーヒーの重要性も詳しく研究された。カフェインが、研究者チャールズ・W・トリッグの言葉を借りれば、「生産能力を拡大し」、「工場の効率向上に寄与する」という共通認識が生まれたが、カフェインがなぜ人々のエネルギーを増大させるのか正確にはわからず、研究者たちを困惑させた。生物のエネルギーを司るのは熱量であるというのが一般の理解だが、砂糖を加えていないコーヒーや茶にはいっさいカロリーはない。ではなぜ人間のエネルギーが増すのか？　これでは熱力学の法則に反しているかのようだ。はたしてカフェインは、生理学的な無料ランチみたいなものなのだろうか？　だが、科学的に説明がつこうがつくまいが、経営者たちはカフェインの可能性をすぐに認め、さっそく利用しにかかった。

（じつは、カフェインの実戦的な価値を最初に認めて利用したアメリカ人〝経営者〟は、南北戦争当時の北軍だった。北軍は各兵士に年に三六ポンド〔約一六キログラム〕のコーヒーを配給したが、一方で南部は経済封鎖に遭い、南軍はコーヒーが手に入らない状態だった。歴史家のジョン・グリスパンによれば、コーヒーが飲めなかったせいで、南軍兵士の士気［とおそらくは戦力］が下がった反面、いつでもコーヒーが手元にあった北軍兵士には活力がみなぎっていたという。ある北軍の将軍はカフェインを一種の武器と見なし、一戦を交える前に水筒をコーヒーで満たすように部下たちに命じて、部隊が最大限カフェインの影響下にあるときに攻撃を開始するよう戦略を立てた。しかし、カフェインでラリった部隊は、より大きな真実を象徴することとなった。つまり南北戦争では、経済拡大に遅れ、カフェインも手に入らずじまいだった南軍に対し、急速に産業化した経済に支えられ、カフェインもあたえられた北軍が勝利したのである。それ以来アメリカ軍では、錠剤や特別配合のガムなど、ありとあらゆる形態のカフェインを製造し、兵士がいつでも摂取できるようにしている。）

〝コーヒーブレイク〟という言葉が日常的に使われるようになったのは一九五〇年代だが、それがどうやって誕生したのか理解するため、二〇世紀初頭のニューヨーク州バッファローにあった二つの会社の例を紹介したい。ラーキン社（石鹸メーカー）とバーカロ・マニュファクチャリング社（リクライニングチェアのメーカー）である。バーカロ社は午前中と午後に一度ずつ休憩時間を設定していたが、社員は自分でコーヒーを持ち込んで淹れなければならなかった（社員たちは金を出し合ってコーヒーを買い、唯一の女性社員が淹れた）。対照的に、ラーキン社では社員に無料でコーヒーを提供したが、それを飲むための休憩時間はとくに設けなかった。

現代のようなコーヒーブレイク（有給で休憩時間が設定され、無料でコーヒーが提供される）がアメリカの職場慣行として広く認められるようになったのは、今言ったように、一九五〇年代になってからだ。始まりは、デンヴァーにあるロス・ウィグワム織機というネクタイメーカーだった（二〇二〇年刊行の歴史家オーガスティン・セジウィックの著書『*Coffeeland*（コーヒーランド）』より）。ウィグワム社を経営するフィル・グレイネッツは、兵役で若い優秀な社員たちが欠けることになったとき、仕方なく年配男性を雇って織機の操作をさせた。ネクタイのデザインが複雑で、使用する色も多岐に及び、厳密さが要求されるとても消耗する仕事だったため、年配者では会社の品質水準を満たす製品を作れなかった。そこでグレイネッツは中年女性を雇ってみた。女性たちは器用さの点では問題なかったが、フルタイムで勤務する体力に欠けていた。全社会議でこの問題が議題にあがり、朝と午後に一度ずつ一五分間の休憩時間を設け、コーヒーを提供してはどうかと社員側から提案があった。

グレイネッツはその提案を採用し、休憩室を作って、コーヒーと茶を飲めるようにした。たちまち「社員に変化が現れたのに気づいた」とセジウィックは書いている。「最も成績の悪かった四人の女性が最優秀社員の仲間入りをしたのである。中年女性たちの仕事量を合わせると、年配男性たちが八時間で終わらせた仕事を、六時間半で済ませるようになった。この結果に気をよくしたグレイネッツは、社員に強制的に休憩を取らせることにした」

それでもグレイネッツは、彼からすれば勤務時間外と見なす時間に対して給料を払うべきとは思えず、従業員の給与明細からその分を差し引いたところ、彼らの給与が連邦政府が定める最低賃金を下回ってしまった。そのためグレイネッツの会社は労働省から提訴された。セジウィックは書いている。「グレイネッツは法廷で」コーヒーブレイクの導入後「従業員に劇的な変化が起きたと証言した」が、休憩時間は勤務中ではないので給与は強制されないと訴えた。最終的に会社側は敗訴した。法廷は、たしかに休憩時間は従業員に利するものだが、「彼らの仕事効率が上がり、よりよい結果を出していることを考えれば、経営者も等しく利益を享受しており、これが生産性を向上させるうえで、第一ではないにしろ主要な要因になっているからこそ、経営者はそうした休憩時間を制度化することになった」と裁定した。さらに裁判官は、コーヒーブレイクは仕事と「密接な関係」を持つのだから、しかるべく給料が支払われるべきである、と当然の指摘をした。この判決によって、アメリカでは有給のコーヒーブレイクが労働者の不可侵の権利となったのである。セジウィックは指摘する。「コーヒーは、食事や消化の過程およびタイミングとは無関係に、人間が仕事をする能力を向上させ、このことはエネルギー科学や熱力学の法則を逸脱している。生理学者や経営者がすでに経験的に知っていたこの原則が、ある種の新法則となったのである」

〝コーヒーブレイク〟という言葉は、一九五二年に、中南米コーヒー生産者のマーケティング組織であるパンアメリカン局の広告キャンペーンで広まった。《コーヒーブレイクを取ろう……そしてコーヒーの恵みを手に入れよう!》が標語だった。

ではコーヒーは(というかカフェインは)正確には何を恵んでくれるのか? この小さな分子は、カロリーもないのにどうやって人体にエネルギーをもたらすのか? カフェインは評判の無料ランチなのか？　それともカフェインは、眠気覚まし、集中力、スタミナといった精神的・肉体的エネルギーの恵みに対して、何か見返りを要求するのか？

この疑問に答えるには、カフェインを薬学的に理解する必要があるだろう。カフェインは、中枢神経系のある重要な受容体とぴったり合致し、通常その受容体と結合して活性化させる神経修飾物質を遮断してしまう。この神経修飾物質がアデノシンで、拮抗するカフェインは、アデノシンの仕事を妨害することになる。

アデノシンは、脳の受容体と結合すると鎮静および催眠（つまり眠りを誘う）効果を持つ精神活性物質で、神経インパルスを発する割合を減らす。一日を過ごすあいだにアデノシンの血中濃度はしだいに増していき、ほかの物質がその効果を遮断しない限り、眠りに備えて脳の働きを鈍らせていく。脳の中にアデノシンが蓄積すると、頭がぼんやりして、ベッドに行きたくなってくる。専門家はこれを睡眠圧と呼ぶ。

ところがカフェインがアデノシンの代わりに受容体を占拠すると、頭のスイッチを切れというシグナルが脳に届かなくなる。それでもアデノシンは脳の中に存在しており、実際、濃度はどんどん上昇していくのだが、受容体がハイジャックされているせいで、人はその効果を感じない。むしろすっかり覚醒し、脳はフル回転している。本当に？　答えはイエスでもありノーでもある。そう感じているのならそのとおりなのだ。だがカリフォルニア大学バークレー校の神経学者で睡眠を研究しているマシュー・ウォーカーは、実際にはアデノシンは蓄積し続けていて、あなたはカフェインに騙されているだけだと説明する。カフェインはアデノシンの存在を一時的に隠しているだけなのだ、と。

ここまでに挙げたのは、カフェインの脳への直接的な効果だが、ほかに間接的な効果もある。たとえばカフェインはアドレナリン、セロトニン、ドーパミンを増加させる。ドーパミンの分泌をうながすのは依存性物質の典型的な効果で、カフェインを摂取すると気分がよくなったり(楽天家の一杯!)、習慣性ができたりするのはそのせいだろう。また、血管を拡張させ、軽い利尿作用もある。一時的に血圧を上げ、平滑筋を緩めるが、それが下剤としての効果の原因かもしれない(カフェインが西洋に到来した当初、あれほど人気が出た理由はそれで説明できそうだ。一七、八世紀のヨーロッパでは、便秘は深刻な問題だったのだ)。

しかし、カフェインという物質の何がユニークかと言って、それはあらゆる生物学的機能の中で最も重要なものをピンポイントで阻害する点だろう。睡眠である。ウォーカーは、二〇一七年に出版した著書『睡眠こそ最強の解決策である』で、世界で最も広く利用されている精神活性刺激剤であるカフェインを通じて、「最も長期間、最も広範に、人類を被験者として、誰にも管理されぬままドラッグ研究がおこなわれてきたようなものだ」と述べている。その研究結果はすでにわかっているが、ウォーカーの言葉を信じるなら、じつに恐ろしい結果だと言えそうだ。

人類がコーヒーや茶を飲むようになってからこんにちまで、いろいろな信念を持つ疑似科学者だけでなく、医学界のお偉方までもが、これらの飲み物による健康被害について警告してきた。つまりカフェインの危険性である。そして、女性たちが男性の生殖能力への影響を危惧した一七世紀以来、絶対に何か問題があるはずだと勘繰られてきた。この世にタダ飯などなく、かならず見返りを迫られるものだ、という鉄則を、誰もが心のどこかで信じているからか、研究者たちはカフェインによる宿命的な報復を突きとめようと、何世紀ものあいだ世界じゅうで努力が重ねられてきた。われわれが愛してやまない習慣が、どんな方法でわれわれを否応なく殺すのか？　癌《がん》？　高血圧？　心臓病？　精神疾患？　カフェインはおりおりに、ここに挙げたものにとどまらないさまざまな病と結びつけられてきた。

　しかしかの化学物質は、少なくとも今のところ、そうした重罪の疑いのほとんどをみごと晴らしてきた。現在では、科学的にまったく安心という共通理解が一般的だ。実際、研究によれば、コーヒーや茶は過剰摂取しない限り、有害どころかきわめて有益だと考えられている。定期的にコーヒーを飲むと、以下のようなリスクが減少するとされる——ある種の癌（乳癌、前立腺癌、直腸癌、子宮体癌）、心血管疾患、2型糖尿病、パーキンソン病、認知症、おそらくは鬱病や自殺願望についても（ただし、大量に摂取すると不安や緊張を高める。日に八杯以上コーヒーを飲む層では、自殺率が上昇する）。

　またコーヒーや茶は、アメリカ人の食生活の中では一、二を争う酸化防止効果のある食材で、酸化防止効果そのものが、コーヒーや茶の持つさまざまな利点の根本要因だとも言える（この効果はカフェイン抜きのコーヒーでも期待できる）[※15]。コーヒーや茶に関する医学論文を読むうちに、今回のコーヒー断ちで精神の健康だけでなく、肉体的な健康にも問題が出るのでは、と不安になってきたくらいだ。

しかしそれは、マット・ウォーカーの著書を読み、その後じかに会ってインタビューするまでのことだった。

『睡眠こそ最強の解決策である』ほど、読んでぞっとした本はない。イギリス人のウォーカーは鋼のように引き締まった体つきの男で、そうではないと知らなかったら茶を好むタイプだと思っただろう。彼は自分の使命に一途だ。ウォーカーの使命とは、人々の健康が知らず知らずのうちに脅かされている、つまり現代人の誰もが睡眠不足だということを、世に知らしめることだ。睡眠の質は年々ひどくなっていて、人間の心と体を蝕《むしば》んでいるこの犯罪の主犯はカフェインだという。いや、カフェインそのものは悪くないかもしれないが、それが人々の睡眠を奪っていることが問題なのだ。ウォーカーによれば、研究の結果、睡眠不足はさまざまな疾病の主原因になるおそれがあるという。アルツハイマー病、動脈硬化、脳卒中、心臓発作、鬱病、不安障害、希死念慮、肥満など。「睡眠時間が短ければ短いほど、寿命も短くなる」と彼はぶっきらぼうに言った。

イギリス育ちのマット・ウォーカーは、朝も昼も夜も、それこそ大量の紅茶を飲んでいた。今はもうカフェインをいっさい摂取しておらず、ときどきカフェイン抜きのコーヒーを少量口にする程度だ。実際、私がこの記事のためにインタビューした睡眠や概日リズム研究の専門家は、誰一人としてカフェインを取っていない。

私はマット・ウォーカーと会うまでは、自分はよく眠れる質《たち》だと思っていた。ランチを一緒にべながら、彼は私の睡眠習慣について尋ねた。七時間はぐっすり眠り、寝つきもよく、たいてい夢を見ると伝えた。

「夜中に何度くらい起きますか？」と訊かれた。一晩に三、四回目覚めるが（だいたい小便のため）、すぐにまた眠りにつくと答えた。

ウォーカーは重々しくうなずいた。「あまりよくないですね、途中で何度も起きるのは。睡眠の質は、睡眠量と同じくらい重要なんです」途中で起きると、〝深睡眠〟あるいは〝徐波睡眠〟と呼ばれるものが阻害される。私は、レム睡眠こそがよい睡眠の目安だとずっと思っていたが、深睡眠は私たちの健康にとって同じくらい大切で、その量は年齢とともに減っていく傾向があるらしい。

深睡眠のあいだ、低周波の脳波が前頭葉から脳後部に向かって発せられる。その過程で、無数の脳細胞がこれに同調して一種の神経的シンフォニーを奏でる。このニューロンのハーモニーこそが、日中に手に入れた情報の嵐を整理してまとめてくれるのだ。記憶はこの低周波の脳波に乗って、日々の臨時収納ケースからもっと永続的な倉庫に運ばれる。一日の終わりに脳内のファイルをそれなりの場所にしまうか、ゴミ箱に捨てるかして、心のデスクトップがきれいに整理される様子を思い描いてほしい。

ウォーカーは、眠りがこれだけ中断されているなら、深睡眠がかなり不足しているのではないかと私に言った。「これを検討してみるといいですよ」その晩彼は、前立腺の機能を改善するというサプリメントのリンクを送ってくれた。

そのランチの時点では、私はまだカフェイン節制実験を始めていなかったこともあって、カフェインをどれくらい摂取しているかウォーカーに訊かれた。朝一番でハーフデカフェのコーヒーを一杯、午前中はずっと緑茶を飲み続け、疲れているなと思ったときには、ときどき昼食後にカプチーノを追加する。ウォーカーの説明では、たいていの人は、カフェインの体内残存量が四分の一まで減るのに約一二時間かかるらしく、つまり、正午に飲んだコーヒーのカフェインの二五パーセントは、午前〇時に床に就いたときまだ脳内に存在しているということだ。なるほど、それだけあれば、眠りを邪魔するのに充分だろう。

私は、場合によっては夕食後にもコーヒーを飲むので、ぞっとした。「夜コーヒーを飲んでもすぐに眠れると訴える人もいます」ウォーカーは切り捨てるように言った。「たとえすぐに眠れたとしても、徐波睡眠の長さは一五～二〇パーセント減るでしょう。そこまで深睡眠が減ると、二〇パーセント多く年を取った人と等しい睡眠量です」つまり、夕食後のエスプレッソは、私の睡眠を一二歳年上の人と同じくらい不充分なものにするということだ。私は、仕事ずくめの一日だったせいでパソコンの掃除をすっかりさぼってしまった夜、デスクトップがいかに無秩序になっているか想像した。

現代人の睡眠危機をもたらす原因はカフェインだけではない。電子機器の画面、アルコール（カフェインが深睡眠にあたえるのと同じくらいのダメージをレム睡眠にあたえる）、薬物、厳しい仕事のスケジュール、騒音や光害、不安などは、睡眠の継続時間と質の両方を阻害する。しかし、カフェインは容疑者リストの最上位付近に位置している。ウォーカーは言う。「この三五年間に増えたスターバックスの店舗数と睡眠不足を訴える人の増加数をグラフにしてみたら、線の傾きがとてもよく似ていることがわかります」

（その後、ウォーカーがコーヒーを責める口調が多少はやわらいだので、ずいぶんほっとした。最近のやり取りでは、「朝、適量のコーヒーを飲む」メリットは、睡眠にあたえるダメージを上回っているかもしれない、と譲歩した。「やっぱり、［ある程度は］好きに生きないとね！」）

カフェインの狡猾さは、こういうところなのだ。睡眠不足の最大の原因でありながら、それで生じる問題を解決したいときに私たちが頼るのもまたカフェインなのだから。こんにち私たちがカフェインを最も利用するのは、カフェインのせいであまりよく眠れずぼんやりした頭をしゃきっとさせるためだ。つまりカフェインは、カフェインそのものが問題を生みだしていることを私たちに気づかせまいとしているのである。ハーヴァード大学医学部で睡眠と概日リズムを専門に研究しているチャールズ・ツェイスラーは、数年前、『ナショナル・グラフィック』誌でT・R・リードが書いた記事の中できっぱりこう言っている。

カフェインがこれだけ世界じゅうで摂取されている最大の理由は、誰もが覚醒していたいからだ。その一方で、カフェインという松葉杖を人々が必要としている最大の理由は、不充分な睡眠だ。考えてみてほしい。われわれは、カフェインを利用した結果引き起こされる睡眠障害を、カフェインを使って埋め合わせようとしているのだ。

最近ツェイスラーと話をし、やはりカフェインを摂取していないと聞かされたが、スタンフォード大学時代に論文の指導教官だった人物の話をしてくれた。ビル・デマントはレム睡眠と夢の関係を発見した一人であり、睡眠障害という医学分野を創設した伝説的な睡眠学の研究者だが、カフェインは摂取していた。

「以前、彼が僕らのところに泊まったとき、朝になって階下に下りてきて尋ねた。『コーヒーはどこだい？』僕らはコーヒーメーカーさえ持っていなかったんだ。『ビル、申し訳ない。だが知ってのとおりカフェインは睡眠の敵だよ』彼は答えた。『そのとおりだが、覚醒の友でもあるぞ！』」

マット・ウォーカーがこの話を聞いて少しでも面白いと思うかどうか、私にはわからない。

この睡眠に関する話題は、カフェインがなぜ人間のエネルギー源になるのかという謎の答えを提供してくれそうだ。結局、そう見えるだけなのだ。カフェインはアデノシンの働きを遮断して、じつは疲れているという事実を隠し、先延ばししているにすぎないのだから。肝臓がカフェインを処理して血流から消えてしまうと、行き場を失って蓄積する一方だったアデノシンを食い止めていたダムが決壊する。その濁流が脳にあふれだしたとたん、コーヒーの最初の一杯を飲む前よりもっと疲れてしまった気がして、がくんと力を失うだろう。ではどうするか？　たぶん二杯目のコーヒーに手を出すはずだ。

やはり、この世界に無料ランチなどなさそうだ。一杯のコーヒーやお茶にもらったエネルギーは、じつは未来からの借金であり、そのうち返済しなければならない。しかも借金には利息がつき、睡眠の量や質から差っ引かれるのだ。


このカップに入った「濃縮された日光」の物語は不穏になりつつあるが、残念ながら、ますます不穏になっていくのである。コーヒーと茶がいわゆる西洋〝文明〟をおおいに前進させたのは事実だろう。つまりカフェイン飲料は、芸術や科学、世間の生活水準を含む、文化的・資本主義的恩恵を人々にもたらす後押しをしてきたのである。だが、カフェインを摂取した人が獲得したエネルギーの対価をあとで生理的に支払わなければならないように、経済的にも、ある意味倫理的にも、やはり対価は支払われることになった。西洋にもたらされたコーヒーと茶の恩恵は、奴隷制度と帝国主義という人類の罪と最初から解きがたく絡み合っていた。そもそも地球規模の生産システムは、そうした横暴な合理性のもとで可能になり、そしてそれはほかならぬカフェインそのものによって推進されたのだ。

コーヒーと茶は、地球の南で生産されて北で消費される日用品として、それを飲む人々すべてを複雑な国際経済関係に、とりわけ植民地主義と帝国主義という網の中に否応なく巻き込んだ。やはり刺激剤である植物を活発に取引するようになった香辛料貿易は、カフェイン貿易より数世紀早く始まったが、コーヒーや茶に比べれば規模が小さく、消費者はおもに富裕層だった。

一八世紀末には、イギリスでは毎日茶を飲むことが一般的に習慣化され、イギリス東インド会社にとって最も重要な日用品貿易アイテムとなった。当時イギリスの国民総生産（ＧＮＰ）の約五パーセントを占めたのも、当然と言えば当然だろう。一八世紀末に、イギリス人聖職者デヴィッド・デーヴィスがこう述べている。「ヨーロッパ諸国の普通の人々が、毎日の食卓で地球の反対側から運ばれてくる二つの品物を使わざるを得ない状況は、なんとも奇妙だ」

ここでデヴィッドが言及している二つの品物とは茶と砂糖であり、イギリスでは茶が紹介されるとすぐに、両者は切っても切れない仲となった。中国ではけっして茶に砂糖など入れないので、不思議ではある。どうやって始まったのか正確にはわからないが、イギリスに輸入される茶は苦みの強いものが多く、また、温かい飲み物なので大量の砂糖を溶かすことができたのは確かだ。実際、イギリスでは茶の甘味料というのが砂糖のおもな使用用途となり、茶が習慣化すると砂糖の消費量が目に見えて増加した。それが翻って、カリブ海諸国のサトウキビ農園での奴隷労働を拡大することになったのである（奴隷貿易の約七割の背景に砂糖生産があった）。コーヒーはさらに直接的に奴隷制を推し進める結果となった。とくにブラジルでは、コーヒー生産者が農園での労働力としてアフリカから大勢の奴隷を輸入した。ヨーロッパでコーヒーや茶を日常的に飲んでいた人々は、アルコールと無縁なその洗練された習慣がじつはそうした野蛮行為の上に成り立っていることをどれだけ知っていたのだろう。

イギリス東インド会社の中国との茶貿易は、それとは別種の倫理的汚点を残した。会社は茶の対価を銀で支払わなければならず、また中国はイギリスの輸出品にあまり関心がなかったため、しだいにイギリス側の大幅な輸入超過になっていった。東インド会社は貿易不均衡を改善するために、二つのずる賢い戦略を思いついた。これまで大規模な茶栽培をしてこなかった植民地インドに矛先を向け、茶だけでなくアヘンの主要生産地に転身させたのである。茶はイギリスに輸出し、アヘンは、中国政府の猛烈な抗議にも耳を貸さずに中国へ密輸し、中国国内にはたちまち壊滅的な量のアヘンがあふれだした。

一八二八年には、アヘン貿易は東インド会社の収入の一六パーセントを占めるようになり、五年もすると、年に五〇〇万ポンド〔約二三〇〇トン〕以上のインド産アヘンが中国に流れ込んだ。当然ながら貿易赤字は解消されたものの、何百万人もの中国人が中毒になり、巨大文明の崩壊につながった。一八三九年に中国の皇帝がアヘンの全備蓄の押収を命じると、イギリスはアヘンの密貿易を維持するため中国に宣戦布告した。英国海軍の火力は中国をはるかに上回り、イギリスはたちまち戦争に勝利して、無理やり五つの〝条約港〟を開かせ、香港を占領して、中国の主権と経済に大きな打撃をあたえた。

これもまた、カフェインが私たちに要求した倫理的対価だった。イギリス人の頭脳を茶で覚醒させるために、中国人の脳みそをアヘンで朦朧とさせたのだ。

こんにちコーヒーや茶を楽しんでいる人たちは、奴隷制やアヘン戦争当時の消費者がそうだったように、その生産システムをほとんど知らない。私たちが日々摂取するカフェインを手元まで届けてくれる複雑なサプライチェーンはおおむね目に見えず、さすがにもうアフリカ人奴隷や中国のアヘン中毒者が背景に存在するわけではないとはいえ、やはり経済的搾取体制がベースにある。四ドルのカフェラテ一杯ごとに、コーヒー豆農家の懐に入るのはわずか数セントだ。その農家も、熱帯に位置する辺鄙《へんぴ》な山の険しい傾斜に作られた数エーカーの農地でコーヒーを細々と栽培している、小自作農がほとんどなのだ。近年、コーヒー豆の世界相場は破壊的な乱高下を繰り返してきた。市場は、その意思にまかせれば当然そうするように、そのときそのとき最安値をつける生産者を、世界じゅう目を皿のようにして見つけようとしてきたからだ。

一九六〇年代になって、世界のコーヒー生産国が集まり、協力して供給量を管理することで価格変動を制限するという動きが出てきた。こうして国際コーヒー協定によって、各コーヒー生産国の輸出割当量が定められ、特定範囲内での価格の安定が図られてきた。この協定は長年機能したが、一九八九年、新自由主義経済が台頭し、少数の多国籍企業のバイイングパワーが市場を意のままにするようになったことで、コーヒー協定は瓦解した。今ではコーヒー豆の価格はロンドンやニューヨークの先物市場によって決まり、激しく変動して先が読めなくなった。コーヒー農家は長年、栽培コストにも満たない値で豆を売らなければならない状況にある。消費者が一ポンド〔約四五〇グラム〕のコーヒーに一〇ドル払うとすると、栽培農家の手にはそのうちわずか一ドルしか入らない。市場の上流のほうで、スターバックスや、国際フェアトレード機構のような認証制度が、コーヒー豆を保証価格で買い入れて農家に利益を還元しようとはしているが、何百万という小規模生産者が育ててごく少数の大手企業がそれを買うような農産物の自由市場は、必然的に後者を裕福にし、前者を貧しくするのである。

　私が例の南軍のようにカフェインを摂取できないから意気阻喪《そそう》して、こんなふうにコーヒーや茶をコケにするのだ、とみなさんは思うかもしれない。さらには、この二つの飲み物には豊かで複雑な文化があるのに、どうしてただの脳科学や経済の話にしてしまうのか、とも考えているだろう。たしかに、コーヒーや茶のような世にもすばらしいものを概観するには、これだけではあまりに単純化しすぎている。

　おっしゃるとおりだ。私は何も、茶やコーヒーにまつわる、それらに含まれる化学物質以上に重要かもしれない、複雑な文化の話を見て見ぬふりをするつもりはない。もちろん、カフェイン文化の典型と言えるのが日本の茶道で、茶の用意とそれを飲む行為を精神性の実践へと高めたものだ。何段階にも重なる儀式、禅の哲学、細かい礼儀作法、台本どおりの会話、貴重な道具類などによって、参加する人は、じつは自分がドラッグを口にしているのだという現実を簡単に忘れてしまう。

　それに匹敵するようなコーヒー儀式がなぜないのか？（最も近いのはエチオピアの伝統的なコーヒー

の儀式で、生豆を戸外の焚火で焙煎し、挽き、特別な器で抽出する。）面白いなと思うのは、この二つのカフェイン供給システムが、性質も象徴するものもまったく異なってしまったことだ。茶の文化は洗練に洗練を重ねてきたというのに、コーヒーはなぜこんなふうに荒くれたイメージなのか？　たぶんコーヒーのほうが茶より刺激が強く、カフェイン量も二倍以上にのぼることと関係があるかもしれない。だが、茶をもう一杯余計に飲めばカフェイン量が等しくなることを思えば、やはりそれだけではないのだろう。味や成分、原産地が原因かもしれないし、単に歴史が異なっているせいかもしれない。

理由はどうあれ、その差はあまりにも大きい。ベネット・アラン・ワインバーグとボニー・K・ビーラー共著の『*The World of Caffeine*（カフェインの世界）』は、二者択一の項目をいくつか提案して、コーヒーと茶それぞれの文化性を明快に対照させた。一目瞭然なので、どちらがどちらに当てはまるか、指摘する必要はないだろう。

男性的／女性的
荒々しい／上品な
自由奔放な／型どおりの
明快な／微妙でわかりにくい
放縦／節度

悪徳／美徳
情熱的／霊的
カジュアル／儀式的
庶民的／貴族的
アメリカ的／英国的
開拓地／客間
興奮／落ち着き
場末／社交界
社交的／内向的
血気盛ん／おとなしい
西洋／東洋
活動／瞑想
緊張／リラックス
衝動的／意図的
ベートーベン／モーツァルト
バルザック／プルースト

などなど。さまざまなアルコール配達システム（つまり酒）についても、同じように手の込んだ性格づけができる。たとえば、ワインとビールあるいは蒸留酒それぞれにしっくりくる文化的記号を思い浮かべてみてほしい。

われわれ人間は物事を何かと複雑にしたがり、最も基本的な生理的反応であっても豊富な色彩やテクスチャーの表現で潤色しようとするらしい。実際、これらの飲み物が、じつはそれぞれが何らかの精神活性物質の〝配達システム〟にすぎないという考えを突きつけられると、なんとなく不愉快な気分になる。しかし、ワインを飲んだ経験のないまま、それを表現する精緻な描写語の数々を耳にした人は、この飲み物の最大の特徴は人の意識を変容させることだなんて思いもよらないだろう。それはコーヒーや茶も同じだ。しかし、私たちが飲むほかのたいていの飲み物は違う。オレンジジュースや牛乳について、ここまで深く暗喩的に、精神性と知覚を組み合わせた言葉で考えるだろうか？

いや、やはりこの点で茶とコーヒーは別格だ。私がたまたまネット上で見つけたコーヒーの〝カッピング〟つまりテイスティングのときに使われる描写語のリストを紹介しよう。これは、老舗《しにせ》コーヒーロースターの〈カウンター・カルチャー・コーヒー〉が編集したものだ。「野菜／土質／ハーブ」の分野だけでも二〇フレーバーに細分化されている。植物の葉、藁《わら》、タバコ、切りだしたばかりの樹木、土など。肉っぽいとか革っぽいといった「風味」分野。「穀物やシリアル」分野は、焼きたてパン、大麦、小麦、ライ麦、グラハムクラッカー、グラノーラ、ペストリーなどに分かれている。「甘味」分野はブラウンシュガー、メープルシロップ、糖蜜、コーラなど。ほかの分野――「木の実」、「チョコレート」、「ドライフルーツ」、「ベリー類」、「核果類」、「柑橘類」、「花」、「香辛料」、「焙煎」など――もそれぞれ特定のフレーバーに分類される。しかしこのリストには、茶に似た、絹のような、丸みのある、ベルベットのような、広がりのある、粘っこいといった、コク《ボディ》や舌触りを表現する描写語は含まれておらず、また、黴《かび》臭い、熟れすぎた果実、腐ったパン、バンドエイド、段ボール、堆肥、動物の巣、煙たい／ゴミ臭といった望ましくない性質については別にリストがある。

一杯のコーヒーの中に、どれもおそらく自然な、これだけのフレーバーやアロマ、テクスチャーが識別でき、一つひとつ名づけられるなんて、じつにすばらしいではないか。ほとんど同じことが茶についても言え、肯定的なものにしろ否定的なものにしろ、やはり想像力をかきたてる、茶独特のみごとな知覚的描写語がある。欠点を表す語には、真鍮のような、焦げ臭い、かご臭（輸入時に茶が詰め込まれていた木製のかごの匂い）、草に似た、タール臭、泥などがあり、賞賛する語には、ぴりっとする、明るい、ビスケットに似た、麦芽、木の実、燻製風、マスカット風などがある。茶のテイスターは茶のアロマを花（ライラック、ジャスミン、モクレン、キンモクセイ、ラン、ユリ、スイレン、ツバキ、スズラン）や果物（ライチ、パイナップル、ココナッツ、パッションフルーツ、バンレイシ）、おもに東洋の樹木（アロエ、ビャクダン、ニッケイ、クスノキの若木、クスノキの古木）に譬えるのを好む。こうした性質の中には純粋に想像上のものもあるに違いないが、大部分は茶やコーヒーに含まれる何百という成分（エステル、テルペン、アミン、酸、ケトン、ラクトン、ピラジン、ピリジン、フェノール、フラン、チオフェン、チオール）の一つひとつに当てはまり、これらの成分が合わさって、茶やコーヒーを飲んだときに私たちが感じる複雑な味わいとなるのだ。

カップの中にこうしたフレーバーやアロマの成分が存在しているのは確かだが、もしそこにもう一つの成分、1，3，7－トリメチルキサンチンがなかったら、はたして茶やコーヒーがここまで好まれただろうか？　もしカフェインが含まれていなかったら、人がわざわざコーヒーや茶を発明したかどうかわからないし、まして何百年ものあいだ飲み続けたとは思えない。熱湯に浸して飲み物が作れる実や葉は数えきれないほどあり、コーヒーや茶より間違いなくおいしいものも中にはあるが、自宅や仕事場や店にわざわざ専用スペースができているものがほかにあるか？

はっきり言おう。こうした精神活性物質の上に積みあげられた華麗な意味システムは、意識を変容させたいという人間の欲求を、派手なメタファーや連想で飾り立てて粉飾しているだけではないか。実際、コーヒーや茶が私たちに本当に勧めているのは、燻製の香りやバンレイシやビスケットと関連づけることなどではなく、飲めばかならず味わえる快適な経験、至福の境地のほうなのだ。

薬物研究者が「強化」と呼ぶこの経験こそが、私たちに確実に何度も茶やコーヒーやワインに手を伸ばさせる原因なのである。それには、私たちの知覚が受け取るフレーバーの印象を変化させる力もある。

「味覚については、誰もが完全に騙されている」ジョンズ・ホプキンズ大学のドラッグ研究者ローランド・グリフィスは言う。「『俺はスコッチの味が好きだ』と言うのと一緒さ。そんなのは嘘だ。条件付きで好きにさせられているだけなんだ。アルコールやカフェインのような強化物質が付加されると、人はその味が好きになるものなんだよ」

カフェインはコーヒーや茶に自然に存在しているが、ソーダ飲料にはあとから加えられているのが普通だ。では、清涼飲料メーカーはなぜそんなことをするのか？ 子供を対象に売られている飲み物であれば、とりわけそう問いたくなる。業界側は（FDAなどの規制組織に対し）カフェインは香味料であり、苦みをつけるために加えていると回答する。彼らは大真面目にそう言っているのである。二〇〇〇年にグリフィスの研究室でおこなわれた二重盲検法による味覚実験で、この主張は簡単に引っくり返された。実験では、カフェインの入っているコーラと入っていないものを被験者に飲み比べてもらい、違いがあるかどうか答えてもらったが、ほとんどの人は味の見分けがつかなかった。それでもアメリカの売り上げ上位六ブランドのソーダ飲料にはどれもカフェインが加えられている（たいていはカップ一杯分の茶と含有量はほぼ同量）。どんなフレーバーであれ、カフェインと一緒に摂取すれば、人はそのフレーバーが好きになる。「『俺はスコッチの味が好きだ』と言うのと同じようにね」

グリフィスの実験について聞いたとき、聞き覚えのある話だと思ったのだが、何だったかすぐには思いだせなかった（カフェイン断ちの影響に違いない）。そうだ、ジェラルディン・ライトのミツバチ実験だ！　ライトはミツバチを相手にほとんど同じ実験をし、ハチたちがカフェインを加えられた花蜜を好むようになることを発見した。われわれ人間も、気づかぬうちにミツバチと同じような行動をとり、同じようにやすやすと騙されている。ただし私たちの場合は植物ではなく清涼飲料メーカーによって、どのジュースブランドにせよ、カフェインを加えられたものを好きになるよう誘導されているのだ。清涼飲料メーカーは、植物が太古の昔に身につけていたやり方を、今になって改めて考案したわけだ。

私のカフェイン断ち実験に幕を下ろす時が来た。実験でさまざまなことがわかり、夜本当にぐっすり眠ることができたし、今は、三か月間カフェインなしで過ごした体が、二、三杯エスプレッソを流し込まれたあとどうなるか、早く試してみたかった。文字どおりカフェインを知らなかった頃に戻った私は、この状態をいつでもなげうって、カフェイン漬けの人類共同体に再加入する心づもりでいた。

どこで最初の一杯を飲むかじっくり考えるあいだ、心が浮きたってさえいた。絶対にコーヒーだ、とは思っていた。茶も大好きだが、求めているような脳みそにガツンと来る衝撃は味わえないだろう。最初は、近所の〈ピーツ〉に行こうと考えていた。じつはそこは一九六六年に出店されたピーツの第一号店なのだ。北バークレーのウォルナット通りとヴァイン通りの角にあるピーツは、今ではそのあたりのランドマークであり、その出店はコーヒー史のまさに分岐点となった。

オランダ人コーヒーロースターの息子で、亡命者でもあったアルフレッド・ピートが、ほぼ独力でアメリカにおいしいコーヒーを紹介したのだ。ピートが店を開く前、ほとんどのアメリカ人が飲むのはインスタントか、青と白の紙コップ入りの食堂《ダイナー》のコーヒーか、フォルジャーズかマクスウェルハウスの缶入りのコーヒー粉で淹れたコーヒーだった。当時のこうしたコーヒーの大部分は質の劣るロブスタ種の豆から作られており、できあがるのは、カフェイン含有度は高いが苦くて味の単調なコーヒーだった。でも安価だったし、われわれはそれしか知らなかったのである。

　オランダでもっとおいしいコーヒーを味わっていたピートは、アラビカ種の豆だけを求め、豆がすっかり焦げ茶色になるまでゆっくりと焙煎した。彼がコーヒーに求める厳格な水準や旧世界らしい美意識が、現在のアメリカのコーヒー文化を創りあげたと言ってもいいくらいだ。寛大なピートはアメリカのあらゆるコーヒー輸入者やロースターたちに教えを授け、その中にはスターバックスの創業者たちもいた。彼らはバークレーのピーツで働き、豆の選定の仕方やロースト方法を学んだのだ。ピートはまた、コーヒー一杯に二五セント玉一、二個しか使っていなかったアメリカ人に数ドル払うよう教え、コーヒーを毎日のちょっとした贅沢品に変身させた。だから、私の復帰後最初の一杯をこの地元のコーヒーの聖地で飲むのは、ある種、詩的な正当性があった。

　だが残念ながら、私はピーツのコーヒーがあまり好きじゃない。焦げ臭い感じがすることが多いのだ。だから結局、いつもの習慣を大事にすることにした。ジュディスと私がもう何年も毎朝通ってきた、シャタック通りの先にある〈チーズボード〉で、〝スペシャル〟を飲むのだ。スペシャルとはチーズボードのメニューの一つで、エスプレッソのダブルに、普通のカプチーノより少なめにスチームしたミルクを入れたコーヒーだ。オーストラリア人ならこれをフラットホワイトと呼ぶだろう。

　チーズボードの正面には、車二、三台分の駐車スペースをかわいらしいミニ公園に変えた場所があり、ベンチと花を植えたプランターがいくつかと、寄りかかれるくらいしっかりした木製のカウンターが一つ置かれている。そこでぐずぐずすることはめったにないのだが、気持ちのいい真夏の土曜の朝だったので、少しゆっくりすることにした。座る場所を見つけて、コーヒーを楽しみながらあたりを眺める。まだ早い時間だったので、紙コップを手にしながら、マフィンやチョコチップスコーンにかじりつく小さな子供たちを見守っている若い夫婦が大勢いた。子供たちは子供たちで、彼らなりのドラッグを楽しんでいるわけだ。

　私のスペシャルは信じられないほどおいしくて、デカフェを飲んだとき、こんなもの偽物だとわびしい気持ちになったことをありありと思いだした。ああ、このコーヒーにはなんと奥行きと幅があることか！　こんな味わいが存在することを、私はすっかり忘れていた！　カフェインの極小の分子が体に広がっていくのが感じられるような気さえした。動脈に乗って体内に分散し、細胞壁の内側へ楽々と滑り込み、血液や脳の関門をすり抜けてアデノシン受容体を占拠していく。最初に覚えた感覚を表現するうってつけの言葉は「快感」だったが、これがどんどん増加して体に染みわたり、融合すると、もう「至福」と言っていいと思った。それでも、ほかの精神活性物質を摂取したときのような知覚の歪みはいっさいない。酔ってますます正気になったかのように、意識は完全に澄みきっていた。

だが、カフェイン離脱のせいで頭にかかっていた霧を最初の一杯がきれいに追い払っていくにつれ、これは違うと思った。カフェインを摂取したときのお馴染みの感じ、あの通常運転に戻る（ありがたい）快感とは違っている。いや、明らかにベースラインを越え、カップの中にもっと強力なもの、たとえばコカインかスピードでも入っていたかのような印象さえあった。うわあ、これ本当に合法なのか？　私はまわりを見まわし、ベビーカーに乗った赤ん坊やおこぼれが欲しくてそのあとをついていく犬たちといった、微笑ましい歩道の風景を眺めた。視界に入ってくるものすべてがまるで映画のように心地よく鮮明に見え、ボール紙のスリーブを巻かれたカップを持つそこにいる人々はみな、自分が飲んでいるものがどんなに強烈なドラッグかわかっているのだろうか、と思う。だが、わかるわけがないのだ。彼らはずいぶん前からカフェインを摂取するのが習慣化し、今ではまったく別の目的のためにそれを利用している。つまり、頭の通常運転の維持と、ありがたい若干の高揚だ。こんなふうにもっと強力な経験ができて、幸運だったと私は思った。カフェイン断ちという投資をした結果、これは（それに深い眠りも）嬉しい配当だった。

それでも、数日もすれば、耐性を持つカフェイン中毒者にまた逆戻りしてしまうだろう。このドラッグのパワーを維持していくことはできないだろうか？　カフェインと新たな関係を結ぶことは可能か？　幻覚剤のような扱い、つまり折を見て、もっと意識的に儀式のような摂取の仕方をするとか？　たとえば土曜日だけ飲むというのもいいだろう。私は挑戦してみることにした。

三〇分後、最初にあふれだした楽観的な気持ちがもっと躁病的なものになり、なんだかイライラしはじめた。ゴミ収集車が角を曲がり、通りの向こうのレストランの前で停まった。背の高いプラスチック製のごみ箱の中身を乱暴にお腹の中に振るい落とし、騒々しくゴミを丸呑みにしていくのがどうしても気になった。騒音は耐えがたかった。いや、そう感じただけかもしれない。自分が必要以上に敏感になっているのがわかった。なんだかそわそわして、その日のうちに終わらせなければならないことを頭の中で数えあげはじめる。そろそろ行こうかとジュディスに言うと、彼女はうなずいた。あたりの様子に、急に興味をなくしていた。だから私たちは自宅に続く坂道を引き返した。

ジュディスはスタジオに行き、一人残された私は、まあ、何でも好きなことができるわけだった。土曜の朝は始まったばかりなので、のんびり庭仕事をするもよし、何件か電話をするもよし。しかし、カフェインはそうは考えなかった。さっそく私をＴｏ－Ｄｏリストに取りかからせ、体を駆けめぐっているエネルギーとあふれる集中力をせいぜい有効活用させようとした。

するとなぜか私はあれやこれや捨てにかかった。まずパソコンの前に座ると、受信箱に溜まっていた、少なくとも一〇〇件はあったメーリングリストから次々に「登録を取り消し」ていった。いい気分だった。だがそのうち、デスクの前でもうじっとしていられなくなった。ふと、別の任務に気づいたのだ。そろそろクローゼットの整理をしなければ！　自分から進んでそんなことをしたのは生まれて初めてだったが、そのときはとにかくトレーナーやセーターを棚から全部下ろし、四つの山に分類することしか頭になかった。洗濯する、虫食いがあるので捨てる、リサイクルにまわす、着替えのローテーションに残す。普段私は古い服をなかなか捨てられず、どんなものも時が来れば役目を終えるという考えにどうしても賛同できなかった。だが今日は違う。今日は巨大なゴミ袋に容赦なくセーターばかりか、スニーカーやシャツ、スポーツジャケットさえ次々に突っ込んでいき、全部福祉団体に送りだして、はい終わり。

その日の午前中はそんなふうにして過ぎていった。何かに追い立てられるかのように、仕事を終わらせていったのだ。パソコン、クローゼット、庭、物置小屋。熊手で掃き、雑草を抜き、物を整理する。何かに取り憑かれたかのようだったが、実際そうだったのだろう。何かを始めると、脇目も振らずに集中した。まるで遮眼革をした競走馬のようだった。周辺にあるものや気が散るものはすべて視界から消えた。仕事に没頭して、ふと気づくと楽に一時間ぐらい経っていた。

正午頃になると、私の強迫観念は消えはじめ、気晴らしがしたくなってきた。菜園にあった思うように育っていない苗をいくつか引っこ抜き、代わりの苗をガーデンセンターに買いに行くことにした。ソラノ通りを車で走りながら、もう一杯コーヒーを飲もうかなとなんとなく考えはじめ、そのときふと、今めざしているガーデンセンターに行こうと決めた本当の理由に気づいた。〈フラワーランド〉の前にはいつも、とてもおいしいエスプレッソを提供するトレーラーが停まっているのだ。

三か月間カフェイン断ちをしたあとたった一杯コーヒーを飲んだだけなのに、もう依存の触手がこっそり私を絡めとろうとしていたのだ。コーヒーを飲むのは土曜だけにしようというほんの数時間前の決心は、いったいどこに行ったのか？　そのとき頭の中で声が響いた。《だがまだ土曜日じゃないか》それが誰の声かすぐにわかった。蛇のようにそっと忍び寄ってくるずる賢い中毒という名の怪物だ。誘惑に打ち勝つには、意志の力を総動員しなければならなかった。

この記事のための調査を半ばほどまで進めたとき、そういえばコーヒーノキもチャノキも実物を見たことがないと気づいた。いや、正確にはそれは事実ではない。数年前、近所のピーツの店先に植木鉢に植わったやや貧弱なコーヒーノキが置いてあったが、とうとう実はならなかったし、まもなく枯れてしまった。でも、自然に生えているコーヒーの木を見たことがないのは本当だ。だからコフェア・アラビカを訪ねることにした。

たまたまほかの仕事で、コロンビアの主要コーヒー産地の入口であるメデジンに行くことになったので、一月のある朝、ジュディスと私はレンタカーを借りて、町の南にある山地に向かった。目的地はフィンカと呼ばれる大規模コーヒー農園の一つ、〈カフェ・デ・ラ・シーマ〉である。そこは、メデジンから轍《わだち》だらけの未舗装の道を数マイル走ったところにあり、セロ・ブラボ山の陰に横たわる活気ある商業の町フレドニア郊外に位置していた。途中、私たちはセロ・トゥサ山を通過した。コロンビア・コーヒーのロゴに描かれている、完璧な三角形をした緑深い火山である。豆のパッケージに描かれている絵やコロンビア・コーヒーのコマーシャルで数えきれないほど見たことがあるはずだ。ファン・バルデスさんが登場する、昔懐かしいCMである。

じつはファン・バルデスさんというのはまったくの架空の農家らしい。彼は、一九五八年、コロンビア・コーヒーを世界に売りだすため、広告代理店ドイル・デーン・バーンバックのマンハッタンのオフィスで、とあるコピーライターの頭の中で誕生した。しかし、カフェ・デ・ラ・シーマの経営者であるオクタビオ・アセベドと息子ウンベルトは、麦わら帽子からカラフルな肩掛け《セラーペ》に至るまで、バルデスのモデルだと言われてもなるほどと思える姿格好だった（唯一欠けているのは、バルデスに忠実なロバ、コンチータだけだ）。七エーカー〔約二万八〇〇〇平方メートル〕のフィンカを案内してくれたウンベルトは、この肥沃な急斜面でコーヒー栽培を始めた四代目の農家となる。しかし、祖先がそこを耕しはじめて以来、経営方法は大きく変化しつつあった。

ウンベルトはコーヒー畑に向かって歩きながら説明した。「五年前、父は自分が育てたコーヒーの味見をしてみようと考えたんです」これは画期的な思いつきだった。農民たちの大多数は、収穫したままの、何の下処理もしていないまだ〝グリーン〟な豆を仲介業者に売っている。彼らがコーヒーを飲むとしても、他人が育てたコーヒーであり、たいていはティントと呼ばれる、コロンビア人が今も飲んでいる安手の豆で作られた濃厚なコーヒーだ。良質な豆はすべて輸出用になる。しかし父オクタビオは、乱高下するようになった国際市場で小規模農家が農作物を売っていても未来はないと考え、もっと別の商品を売ることに決めた。農園で栽培し、収穫し、洗浄し、発酵させ、乾燥させ、焙煎したコーヒーである。カフェ・デ・ラ・シーマは職人気質のコーヒーブランドとして市場で売られるようになり、自分の飲むコーヒーがどこでどうやって生産されたのか関心を持つ私のような消費者にも販売された。

ウンベルトは私たちに、ブルボン種とカスティージョ種を掛け合わせた一万二〇〇〇本のコーヒーノキを熱心に紹介してくれた。アセベド一家は、その日当たりのいい緑あふれる斜面でコーヒーとともに暮らしている。コーヒーノキは熱帯の山地を好む。立派に育つにはかなりの雨量とずば抜けて水はけのいい土地が必要だからだ。カフェ・デ・ラ・シーマ農園は海抜一六〇〇メートルに位置しているが、そういう高地であれば、コーヒーの最大の天敵である葉を枯らす黴の被害もない。

気候変動が原因で、コーヒー生産地はさらに高地へ追いやられつつあり、農家を追いつめている。コーヒーノキは降雨量、気温、日照量にことにうるさいことで知られており、本来コーヒー栽培に適していたはずのコロンビアではそのどの要素も変化していて、もはや最適地とは言えない状況になってしまった。作物栽培学者によれば、気候変動を考えたとき、コーヒー生産の将来は暗いと言わざるを得ない。ある予測では、二〇五〇年までに、世界のコーヒー作付面積の約半分で、ラテンアメリカではさらに大きな割合で、栽培に適さなくなるとされ、コーヒーは気候変動の影響で最も喫緊《きっきん》の危機にさらされている作物となっている。資本主義はつねにコーヒーとの二人三脚でそこから大きな利益を得てきたが、今やその金のガチョウを殺そうとしているのだ。

ウンベルトは母屋の背後に続く急坂の小径に私たちを導いた。途中、苗床に通りかかった。ウンベルトはそこでコーヒーを発芽させて育てているのである。何十という小さな実生苗は、それぞれが二つに割れたコーヒー豆を帽子みたいに頭にのせていた。コーヒー豆は何よりもまず種子なのだ、ということはつい忘れがちだ。生産量が減ってきたとき、ウンベルトは植え替え用の苗を買ってくるのではなく、その農園の土と気候でこそよく育つサンプルを農場じゅうから探してきて選定し、発芽させるという試みを始めたのだ。

苗床を通り過ぎ、小川を越えると、最初のコーヒーノキの列がそこに並んでいた。つやつや光る緑色の葉がよく茂った、きちんと剪定《せんてい》された五フィート〔約一・五メートル〕ほどの低木が緩いカーブを描きながら並行して植わり、細い枝にコーヒーチェリーがずらりと生《な》っている。大部分はまだ緑色だが、ところどころに鮮やかな赤も見え、形はチェリーというよりクランベリーに似ていた。ウンベルトはジュディスと私に一つずつかごを渡した。肩に掛けるストラップで、体の前のウエストのあたりに吊るすようになっている。彼は私たちにうながした。「さあ、コーヒーを摘んできてください！」

私たちはそれぞれとても慎重に、先の尖った葉の茂る低木が狭い間隔で並ぶ、別々の列に入っていった。とても急な斜面なので、注意深く横歩きしながら木から木へと渡り歩いた。身をかがめて葉のあいだに手を伸ばすと、いちばん赤い実だけを選んで一つひとつ摘み、かごに入れた。よく熟れた赤い実をかじってみた。果肉は甘くてフルーティで、コーヒーの風味はわずかに感じられる程度だった。中央に黄褐色の小さな種があり、ミニチュアの尻のような二つの葉《よう》に分かれている。

コーヒー一杯を淹れるのに五〇個ほどの豆が必要だとウンベルトに聞かされていたが、三〇分も摘むと、四、五杯分の豆が収穫できた。すでに背中と脚が痛い、痛いと大騒ぎしていた。コーヒーがいまだに手摘みで一粒一粒収穫されているとは信じられないことだ。何世紀も経っているというのに、ほとんど何も変わっていないことになる。しかし、農園は急斜面に作られているため機械化も集約化もできず、そのせいで今もコーヒーを生産するのは、大資本ではなく、個人の手作業に頼る何千軒もの小規模農家ばかりなのだ。

カフェ・デ・ラ・シーマ農園最大の技術革新は、コンチータをお役御免にしたことだ。コーヒーを収穫したかごが一杯になったとき、斜面の下まで収穫物を運ぶロバの背にそれをくりつける必要がなくなったのだ。今では、丘のてっぺんにあるコンクリートの箱にかごの中の果実をあければ、流れている井戸水で金属製のパイプを伝って自動的に下へ運ばれ、じかに処理場に流れ込むようになっている。

私はかごを一杯にするほど収穫できなかった。いや、満杯には程遠かった。数分ごとに作業を中断して脚を伸ばさないと、背中が悲鳴をあげるのだ。それに斜面はとても切り立っているし、植わっている木の間隔も狭く、足場を確保するのが難しかった。今にもバランスを崩しそうで、なかなか効率的に作業できない。コーヒーの茂みの中にいると、自分がやけに場違いに思えた。二足動物には居心地が悪くてもコーヒーたちにとっては住みやすい環境に、いきなり踏み込んできたよそ者。

作業をしていた樹列を離れ、どこまでも連なるアンデスの緑の山並みに目を向けると、山々の急斜面に水平に並ぶ緑に輝くコーヒーノキの列が、景色の中をうねうねと続いていくのがわかった。こんなにのんびりした田舎の光景が、都会の日常生活と深く結びついているなんて、とても想像がつかないが、どちらももう一方なしには存在し得ないのだ。二つの世界は密接に絡み合い、今では貿易と体の欲求という強力なベクトルによって運命共同体となっている。わずか数百年前に私たちがコーヒーのおいしさに目覚めたことから、この土地の風景やそれを世話する人々の生活だけでなく、私たちの文明のリズムそのものまで変えてしまったのだ。

だが、この不可思議な事態を招いたのはコーヒーの味だけのせいではない。コーヒーの苦さのもとになっているあの小さな分子、そしてその分子がいざ私たちの脳に潜り込んだときの働きもまた、重大な役割を果たしている。こんなに離れている場所にいるととてもわからないが、山々を覆うあのつやつやした緑の葉は今この瞬間も、強烈な熱帯の陽ざしと赤みがかった土の栄養素を1,3,7-トリメチルキサンチンに変換しているのだ。コーヒーノキはこの山々の斜面をカフェイン工場にしてきたのである。ここに佇んでいると、こんなふうにのんびりした静かな風景が、私がまもなく戻らなければならない世界のスピードやエネルギー、産業を煽る役割をしているなんて、どうしてもピンと来ない。

カフェイン生産中の斜面にどこかぎこちなく立っていると、いやでも思うことがある――この植物をよっぽど褒《ほ》めてやらないとな。わずか一〇〇〇年もかからずに、われわれ人類のお尻を叩き、エチオピアの生誕地からはるばるこの南米の山々に、さらにその先へとたどり着いたのだ。人間はこの植物の代理人となって、どれだけのことをしてやってきたか。新たに二七〇〇万エーカー〔約一〇万九〇〇〇平方キロメートル〕以上の住処《すみか》を分けあたえ、二五〇〇万人もの人々に丁寧に世話をさせ、世界で最も値の張る作物の一つになるまで価格を競りあげたのだ。

コーヒーがここまで成功したのは、植物の中でも一、二を争うほど賢い進化戦略をたまたまとることになったからだ。つまり、世界でもとくに知的な霊長類の頭脳を刺激する精神活性物質を作るという戦略である。これによって人間は産業革命という英雄的な偉業に取り組み、それはめぐりめぐって、植物そのものにも利益をもたらした。というのも、コーヒーと茶は人間の欲求を満たす（それはほかの多くの植物にも見られる特徴）だけでなく、それらがおおいにもてはやされるような文明の構築に手を貸してきたからだ。地球規模の貿易がおこなわれ、消費資本主義に衝き動かされ、今では一杯のコーヒーや茶がなければ朝ベッドから這《は》いだすこともできない生き物に占有されている文明世界。

もちろん、これはすべて歴史と生物学の偶然から始まったことにすぎない。山羊たちの様子に興味を持った牧夫がコーヒーの実を食べてみたのが始まりだった、という逸話を思いだしてほしい。だが進化とはそういうものだ。自然が生みだした偶然がたまたまうまくいって、世界を独占する進化戦略になるのである。虫を標的にした植物の二次代謝物質が人間の脳にも強烈な快感をあたえ、果てはその植物なしでは生活できなくなるほど脳内神経化学を変えてしまうなんて、誰に予想できただろう？

するといいて疑問が湧いてくる。人類とこの二種類の偉大なるカフェイン生成植物の共生関係で、より恩恵を受けているのはどちらなのか？　たぶん私たちには、公平な判断をしたり、こちらが〝利用している〟植物にじつは利用されていると気づいたりするのに必要な視点が欠けている気がする。脳みそばかり大きくて自己中心的な霊長類である私たちは、この二種類の植物をすっかり作物化し、選んだ場所に運んで植え、栽培して巨万の富を手に入れ、われわれの欲求を満足させるために利用している。だから、采配を振るっているのはこちらだ、と勝手に思い込んでいるのだ。われわれが手綱を握っている、と人は自分に言い聞かせる。だがそれこそ中毒患者が好む言い草では？　まったくだ。カフェインはそれを摂取した人にパワーがみなぎる妄想を引き起こす、ということを忘れてはいけない。だからこの世界征服の物語は、もし植物自身が語ることができたとしたら、まったく違う話になる可能性が高い。

私自身とカフェインの関係はまだ試行錯誤中だ。コーヒーで〝トリップ〟した（記憶ではまさにそんな感じだった）ときに得た啓示を大切にしようと努力は続けてきた。中毒にならずに、私の自立も植物のパワーも守る、もっとふさわしい関わり方があるはずだ、とあのとき思ったのだ。だから数週間は、カフェイン入りのコーヒーを土曜日にしか飲まなかった。すると、土曜日がそれこそ絶好調になり、しだいに週日にも少しだけカフェインをとるようになっていた。とくに頭がぼうっとする朝、脳みその滓《かす》を洗い流すため緑茶を一杯とか、コーヒーの味が恋しくなったときにデカフェを飲むとか。しかし、中毒者の多くがそうであるように、それはずるずると崩れていった。いっそ完全に禁止するほうが、例外に逃げるうちにあれこれこじつけたり自分に嘘をついたりして苦しむより、楽なのではないか、と思えた。

最近考えていることはごくシンプルだ。土曜日には楽しむため（そして家事のため）に多少カフェインを摂取するが、ほかにも選りすぐった特別な機会や「どうしても必要なとき」には飲む。言い換えれば、コーヒーや茶に私を利用させるのではなく、こちらが手段として利用するのだ。ローランド・グリフィスが、まさにそんなふうにカフェインを利用していたときがあった、と話してくれたことがある。たとえば、大事な締め切りがあるときや補助金の申請書を書くときなどだ。実際、彼はそう話しながらトールサイズのスターバックスを飲んでいたのだが、私とのスカイプが彼にとって特別な機会だったのかもしれないし、あるいはそんな管理体制はそのうち瓦解すると言いたかったのかもしれない。でも、続けられないとは限らない。私は挑戦してみる。

たとえば今朝を例にとってみよう。土曜日ではないが、この記事の最後のパラグラフを書くという、毎度ながら緊張する作業をしている。書き出しの大切さはよく話題になるが、締めくくりもやはり大事だ。願わくは、読者が本を閉じたあといつまでも残響が残るような鐘を鳴らしたい

（読者が最後まで読んでくれると仮定して、だが。だがこれを読んでいるということは、ここまでたどり着いたということだ)。どう結べばいいかわからず、何日も先延ばしにした。記事の最初の部分で私が少々スランプに陥っていたことを、みなさんも覚えているだろう。この話のためにカフェイン断ちをし、それとともに自分が書こうとしているものに本当に価値があるのかどうか、自信がなくなってしまったのだ。しかしそのうちに努力が実り、カフェインへの興味が再燃した。そう、テーマであるカフェインを使わずに。私はカフェインの束縛から自由になった――あるいはそう信じようとした。

しかし今朝、いよいよ尻に火がついて、締めの部分を書きだそうとしたとき、ゴールを切るのに何か少しだけ背中を押してくれるものが必要だ、いや、正直に言うと、それぐらいのご褒美があってもいいのではないか、と思った。だがまだ木曜日だ。これは土曜日ルールを破ってもいい充分な口実になるだろうか？　今朝私はジュディスとチーズボードに続く坂道を下りながら、何を注文するか決めかねていた。店に着いて、客の列の先頭になったとき口をついて出た言葉に、バリスタだけでなく私まで驚いた。

「レギュラーサイズを一つ、頼むよ」

メスカリン

MESCALINE

1　壁の中の扉

何もかも完璧にまとまって、すべて準備は整った。出張のスケジュールを立て、行き方も決まった。私は催幻覚性のアルカロイド、メスカリンについて書こうとしており、そのためのあらゆる要素がぴたりとはまりつつあった。

四月にテキサス州ラレドまで飛行機で行き、車でペヨーテ群生地へ向かう。そこはリオグランデ川〔コロラド州からメキシコ湾へと注ぐ川。テキサス州エル・パソ以南はメキシコとの国境線となっている〕の両岸に沿った細長い低木地帯で、ペヨーテが自生している世界で唯一の場所だ。サボテン学者（英語でカクタソロジストなのか、それともカクトロジストなのかはっきりしない）のマーティン・テリーが案内を買ってでてくれて、そのあと、儀式で使うそのひっそりと生えている小さなサボテンを収穫するため、年一度の巡礼の旅に来るアメリカ先住民のいくつかの種族のグループと会うことになっていた。

西欧世界では、ペヨーテは比較的知名度の低い〝幻覚剤〟だが、ネイティブアメリカン教会では貴重な秘蹟《サクラメント》とされる。ネイティブアメリカン教会は、一八八〇年代に北米でインディアン文明が絶滅に瀕《ひん》したときに誕生した、種族を問わないアメリカ先住民の宗教団体である。私がインタビューしたアメリカ先住民たちは、ペヨーテの儀式ほど、大量虐殺や植民地主義、アルコール依存の傷を癒《いや》してくれたものはほかになかった、と話した。私はそれをじかに確かめるチャンスを手に入れた。ペヨーテ集会に招待されたのだ。普通はティピー〔テント型の移動式住居〕の中で焚火を囲み、細かい設定どおりに一晩かけておこなわれるこの儀式をこの目で見、運がよければ参加できるかもしれなかった。

さらには、サンペドロの取材という大仕事もあった。サンペドロはメスカリンを生成するもう一つのサボテンで、アンデス地方産であり、スペイン人に征服される前、そこで何百年にもわたって先住民に利用されてきた。ドン・ビクトルというシャーマンがペルーのクスコからカリフォルニア州バークレーに来て儀式をおこなうことになり、その招待状もうまくせしめることに成功した。

メスカリンの物語は勝手にどんどん進展していこうとしていた。私は興奮していた。この物語はかならずや私を、慣れ親しんだ世界からはるか遠くへ連れだしてくれるに違いなかった。地理的にばかりでなく、文化的にも、薬の体験上も（私はどんな形にしろ、メスカリンを試したことは一度もなかった）、語彙《ごい》のうえでさえも。というのも、私が足を踏みだそうとしているのは、いつも平気で使っている「ドラッグ」や「幻覚剤」のような西欧の単語は攻撃的とみなされる世界だからだ。たとえば私はこんな話を聞いたことがある。メキシコのウイチョル族のシャーマンに話を聞きに行ったあるジャーナリストが、ペヨーテのことをドラッグと呼んだら、シャーマンはこう答えた。「アスピリンはドラッグだが、ペヨーテは聖なるものだ」

すると三月中旬、突如パンデミックが世界を襲撃し、私たちの計画を全部台無しにした。ドン・ビクトルはアメリカに来られなくなった。テキサスへの巡礼は中止となり、一一月の儀式は延期されることになった。一一月には少しは状況がよくなるだろうと、関係者の誰もが期待していたが、夏が来てもウィルスの勢いは止まらず、私はしだいに、もう旅に出ることもできないし、ZOOMを使う以外には取材もできないとあきらめはじめていた。とにかく旅行することも、新たな景色や経験で自分の知識、そして意識を拡大することも、経験の可能性が、突然難しくなったのだ。人の意識の境界線までの距離がいきなり劇的に短縮され、少なくとも行動や人との出会いに頼っていた者にとっては、制限されてしまった。それがいつまで続くのか、誰にもわからなかった。

もっとも、悪いことばかりではなかった。二〇二〇年の春は、記憶にある限り、最高にすばらしかった。近代に入って初めて、春という季節があったことに充分気づくくらい、人々が歩みのスピードを緩めたからではないか、と私としては思っている。ジュディスと私は毎日朝と夕方にバークレー・ヒルズを散歩し、開いた花の暦を週ごとにチャートにした。三月に花盛りだったモクレンとツバキは四月になるとフジに、五月の香《かぐわ》しきジャスミンとバラが六月はケシとデイジーに場所を譲る。自然は、ウィルスなどお構いなしに華々しく前に進んでいった。

私たちはこのどっちつかずの幸福な数週間を過ごすうちに、「これは中休みなんだ」と考えるようになったが、しだいに軽い閉所恐怖症が始まった。もう一年この状態が続くかもしれないとファウチ[※16]が言ったとき、いつまでそうかわからないが、今のところ〝これ〟こそが日常なのだという事実と向き合うしかなくなった。先延ばしにした新たな冒険の予定は、たぶんけっして実現しないだろう。書くのを楽しみにしていた人生の次なる一章、つまりメスカリンとそれが私に教えてくれること、さらには先住民文化から新たな宗教の誕生まで、サボテンの生態から人類の意識の可能性まで、ありとあらゆることにまつわる一章は、ほかのさまざまなことと同じように、たぶんコロナ禍によって中止の憂《う》き目に遭い、ずっと白紙のままになるのだろう。

数日間は、感情的になって自分を憐れみ、そのあと、二〇二〇年にどれだけの物や人が失われたかを考えれば、私のケースなどたいしたことではなかったので、問題を別の角度から考えてみるべきだと心に決めた。もちろんワクチンが打てる日が来るのを待ちつつ、編集者に連絡して、原稿を一年あるいはそれ以上先延ばししてもらうこともできるだろう。あるいは、歴史と人生が私の行く手に置いた障害物を、もっと知恵を絞りさらに画期的なアイデアを考えるための刺激とみなして、なんとかそれを乗り越えるか、迂回するか、突破するか試みるのも一案だ。そう、なんとかして。

そして二〇二〇年の春が過ぎ、パンデミックになって最初の夏が来て、燦々《さんさん》と日光が降り注ぐある六月の午後、私は気づくと、一九五三年にオルダス・ハクスリーが初めてメスカリンを試した経験について書いた古典的名作『知覚の扉』を手に取っていた。ハクスリーは、「魂の大きな欲求」こそが、環境の限界、つまり、習慣にしろ因習にしろ自我にしろ、私たちを閉じ込めるさまざまなドアを超える手段であると書いている。ハクスリーに「壁の中の扉」を見せてくれたのはメスカリンだった。

そのときわかりはじめたのだ。メスカリンそのものに答えがあり、私が今ぶつかっている障害物を迂回するか突破する方法を教えてくれるかもしれない、と。実際に家から出なくても語ることができる物語があるのだとしたら、ロックダウンなどできないまったく新しい場所に意識を連れていってくれる、メスカリンにまつわるものに違いない。

ただしそう言いながら、私自身、これまでペヨーテにしろサンペドロにしろカプセル入りの合成薬物にしろ、どんな形のメスカリンも試したことはなく、どうやって手に入れればいいか見当もつかなかった。しかし、この希望はあるが狂気じみた考えが頭から離れなくなった。おそらくメスカリンは物語のテーマというだけでなく、私自身どこにも行かずにそれを書くための一種のツールになるのかもしれない。そう、ZOOMを使って。

2　みなしごの幻覚剤

私がメスカリンに強い関心を持つようになったのは、つい最近のことだ。一九九〇年代に初めてハクスリーの著書を読んだ当時、私はまだ〝従来型〟の幻覚剤を一つも試したことがなく、幻覚剤というものを十把《じっぱ》ひとからげにしていたし、本を一種の幻覚剤体験記とみなしていた。一九五四年に『知覚の扉』が出版されたとき、ＬＳＤは薬として市場に導入されたばかりで（サンド社が発売したのは一九四〇年代末）、シロシビンの存在が西洋で知られるようになるのはさらにその数年後、一九五七年にゴードン・ワッソンが『ライフ』誌に「奇妙な幻覚をもたらすキノコ」について記事を書いたときのことだ。〝幻覚剤〟という造語ができるのは一九五六年だが、一九五三年にハクスリーが発表したメスカリン・ジャーニーの話は「サイケデリック・トリップ」の正典として確固とした地位を築き、それは今も変わらない。

幻覚剤の長いメニュー――ＬＳＤ、シロシビン、５－ＭｅＯ－ＤＭＴ、アヤワスカ――をひととおり試してみたあとで、私は初めてメスカリンのことを考えはじめた。メスカリンはこのメニューの中では今ではあまり目立たない前菜《アントレ》と成り果て、めったにお目にかかれないし、話題になることもほとんどない。さまざまな経験をしたあと、今になってハクスリーを再読し、メスカリンがほかの幻覚剤と大きく違っていることに気づいたのだ。ハクスリーは、既知の世界から離れて、奇妙な生き物がいたり異様な模様で飾り立てられていたりする「彼岸」への旅について書いているわけではない。実際、彼は幻覚についてはいっさい報告していなかった。内面を旅して心の奥底へと掘り進んでもいないし、抑圧された記憶を取り戻してもいない。自我が溶解して、世界や神、あるいは自然と一つになってもいない。（従来型の）幻覚剤がよくあたえてくれる、世界で最も大切なのは愛だという啓示も受けていない。

そう、ハクスリーはこの世界にしっかりと留まり、ロサンゼルスの自宅の庭に座って、そこにあるお馴染みの世界を眺めていた――ただし今までとはまったく異なるまなざしで。

「こう見えなくちゃいけないんだ」私は自分のズボンを見ながら、あるいはまた棚の宝石を鏤《ちりば》めた本を見やりながら、また底知れぬほどヴァン・ゴッホ的以上の何かである椅子の脚を見ながらいい続けた――『こう見えなくちゃいけないんだ。これこそものの真の姿なのだ』

（オルダス・ハクスリー『知覚の扉』川村錠一郎訳　平凡社）※ルビ訳者

ハクスリーは近視だったが、この日の午後だけは違った。このとき物質世界は、その美しさ、詳細さ、深淵さ、そして「真如《サッチネス》」――何を意味するにせよ、その本当の姿――を彼にみずから開示していた（この種のショッキングな新認識のパワーに、男性と同じくらい女性も感銘を受けるものなのだろうか？　もしかすると受けないのかもしれない）。ハクスリーは、椅子や花束、グレーのフラノのズボンにある襞《ひだ》の「存在性《イズネス》」について何時間も（何ページも）使って描写し続け、「存在そのものという奇蹟的事実」にうっとりとした。これらの物たちが立ちあがってダンスをしたり、シバ神に変身したり、彼に話しかけたりしたわけではない。ただそこにあっただけだ。驚きではないか！「物事の本当の姿」――すると疑問が湧いてくる。物質は、なぜつねにそういう姿を見せないのか？　ハクスリーによれば、通常の意識は、よかれと思ってわれわれにこれを見せないよう発達してきたという。だってそうだろう、ずっと驚き続けていたら、そのまま椅子から立ちあがれず、用事を済ますことができなくなってしまう。ハクスリーは、現実に対してずっと衝撃を受け続ける危険性に気づいていた。「というのは常にこういう見え方であったなら人間は……まったく何もしようとはしなくなるであろう」

だから私たちの普段の世界の見え方は「生物としても社会的にも役に立つよう制限されて」いるのである。私たちの脳は、人が地球上で生存するのに役立つ「ほんの一滴」の情報のみを意識し、ほかは無視できるように進化した。しかし現実はじつはもっと広大で、四〇〇ミリグラムの硫酸メスカリンさえ摂取すれば、ハクスリーの言う意識の「減量バルブ」を、言い換えれば知覚の扉を開けられるのだ。

パンデミックでロックダウンされている今、ハクスリーの記述を読んでいると、メスカリンを試したいという気持ちがいよいよ強くなった。メスカリンでものの見方が深まるあるいは広がるということは、精神メカニズムを現在の状況に上手《じょうず》に適応させることになるのではないか。私は、これとはまた別の閉所恐怖症に耐えているハムレットにシェイクスピアがあたえたみごとな台詞《せりふ》を思いだした。「この俺はクルミの殻に閉じ込められても、無限の宇宙を支配する王と思い込める男だ」メスカリンはそれを可能にする手段になるのではないか。この状況から逃げだすのではなく、拡大するのである。パラレルワールドを作る代わりに、この世界を無限に広げてくれるはずだ。

ハクスリーは自分の精神について、それと現実世界との関わりについて知りたくて、メスカリン実験をおこなった。実験で彼の学んだことが、彼の心にすでにあった先入観や事前に持っていた概念の影響を受けていることは間違いない。彼自身が、現実の「直接知覚」に近いものを通じてそういうものから脱却したいと主張してはいたが（『知覚の扉』の中に悪役がいるとしたら、それは言葉や概念が強制的に物事を限定してしまう力だろう。作家にとっては皮肉な話かもしれない。いや、そうでもないのか。なぜなら作家はおのれの最強の道具には限界があること、ときにそれが裏切ることをよく知っているからだ）。

自分が西洋の知識人かつ作家だということ、ロサンゼルスに住むイギリス人だということ、「視覚的人間とは言えない」ことなど、そうしたハクスリー独自の不安や動機すべてが、彼のメスカリン体験を形作っている。ハクスリーは「直接知覚」について話しているつもりかもしれないが、椅子を見てもファン・ゴッホのことを考えずにいられないし、ズボンの襞を見ても結局ボッティチェッリの描く服の襞について考えてしまう。ハクスリーは東洋の美術や思想にもときには触れるが、彼の経験のセットとセッティングはやはり西洋的あるいは白人的にならざるを得ない。

そのくせ、ハクスリーの著書の主人公たる化学物質は、先住民の人々と北米の植物相から西側世界にもたらされたのだ。贈り物と呼べるが、現在では盗品と呼ぶ人もいるだろう。一八九七年にペヨーテサボテン（ロフォフォラ・ウィリアムシイ）から初めて精神活性物質を分離したのはドイツ人化学者であり、一九一九年に初めてメスカリンを合成したのはオーストリア人化学者だったとはいえ、サボテンそのものは北米先住民によって少なくとも六〇〇〇年前から使われており、つまりは人間が知る最古の幻覚剤だと言えるし、西洋科学に研究され、好奇心旺盛な西洋人が試した初の幻覚剤でもある。

こうした好奇心旺盛な西洋人の中には、メスカリンが持つ〝ここことは違う何か〟という感じを強く意識し、とくに魅了される者がいた。フランス人作家で劇作家でもあるアントナン・アルトー(一八九六－一九四八年)はまさに「白人のために作られたものではない」点に惹かれた。メキシコでタラウマラ族と出会ったが、彼がメスカリンを使おうとすると、精霊を怒らせることになるかもしれないからと止められた。「これらの赤い人々からすれば、白人は精霊に見捨てられた者なのだ」アルトーのようなコスモポリタンの西洋人にとって、メスカリンには神々が去った世界に再び魔法にかけてくれる力があると思えた。

同じ化学反応が起きるとはいえ、西洋人にとっての合成メスカリンと先住民のペヨーテサボテンでは、使用法も意味もまったく違うだろう。幻覚剤体験を形成するうえで、ティモシー・リアリーが言うセットとセッティングはとても重要だが、それは個人単位だけでなく、文化レベルでも言えることだ。この段落の冒頭で「化学反応」という言葉を使ったことからして、すでに私の西洋的傾向が暴露されてしまっているとはいえ、それでも西洋と先住民それぞれのメスカリン世界を探求したいと思うのは、たとえ両者のあいだにある深い谷間に橋を架けることはできなくても、せめて理解したいからだ。

メスカリンについてハクスリーが書いたこと（あるいは私がこれから書くこと）には、アメリカ先住民のペヨーテ経験と多少なりとも似ているところはあるのか？　彼が描写した、そこにある世界にどこか宗教的なまでに没頭する現象と、自然は魂のシンボルなだけでなく魂に内在するもの、つまり魂を映すものでもあるという先住民の理解とのあいだに、何かしら響き合うものはあるのか？　先住民たちがペヨーテを崇拝するようになったのは、彼らの世界が突然封じ込められ、言うなればクルミの殻に押し込められたときと一致することに、私は驚いた。それは、広大な平原の王だった平原インディアンたちが西部を放浪する自由を失い、特別保留地に収容された直後の一八八〇年代のことだった。彼らはその頃にペヨーテに注目し、何かを手に入れるか、あるいは回復しようとしたのだ。だが、正確には何を？

けれどももっと平凡な、しかしすぐにでも答えを出す必要がある疑問は、ハクスリーがそのすばらしさを宣伝したあと、西洋でメスカリンがどうなったのか、ということだ。どうやらすっかり姿を消してしまったようだった。同時に先住民のペヨーテ使用量がうなぎ登りに増え（ペヨーテサボテンが急速に減少して懸念が広がったほどだ）、メスカリンが事実上、見当たらなくなってしまったのだ。そして今、幻覚剤の科学研究ルネッサンスのただなかにあるというのに、メスカリンを使った研究プロジェクトは、アメリカ国内では一件も聞いたことがない。※17

ＬＳＤやシロシビンのほうが単純にいい薬だからなのかと思い、〝幻覚剤コミュニティ〟で話を聞いてまわったところ、まったく逆の反応ばかり返ってきた。誰もがメスカリンを褒《ほ》めちぎるのだ。経験豊富なある三〇代の精神世界探究者《サイコノート》は、最近になってやっと合成メスカリンを手に入れたのだが、なぜ今までこれを知らなかったのか信じられない気持ちだったという。「あんたら、今までどうして俺たちにこれを教えなかった?」彼は、コミュニティの年長者たちのことを指さして言った。「ヒッピーたちは最高のドラッグをずっと隠してたんだ!」メスカリンは「温かく」「やさしく」「明晰」で、尖《とが》った〝ジャラジャラ感〟のあるLSDや、かなりの頻度で恐怖体験を引き起こすアヤワスカと比べ、好ましいと言う。

そうしたコミュニティの年長者の一人と言える六〇代の女性とZOOMで話をした。仮にイヴリンと呼びたい。彼女は一九八〇年代から北カリフォルニアでメスカリン愛好者サークルを率い、先住民のペヨーテ儀式に緩《ゆる》くもとづいた徹夜のセレモニーをおこなってきた。この薬(「お願いだから、これをドラッグと呼ばないで」)には、セレモニーを通じて参加者に社会的経験をさせるだけでなく、みんなで音楽を演奏したり歌ったりするのに役立つ特殊な力がある、と彼女は感じていた(彼女のセレモニーでは、参加者たちがミュージカルのスタンダードナンバーを歌う)。

「メスカリンは人をつなげて調和させるの」イヴリンは説明した。「飲んでもアルファ・ケンタウリまで吹っ飛ばされることはないから、精神的にショックを受ける人が少ない」

彼女のセレモニーの話を聞いていると、西洋と先住民とのメスカリン利用法のあいだに私がきっちりと引いた境界線がところどころ曖昧になり、これは〝文化の盗用〟なのではという疑問がなかなか頭から離れなかった。

やはり幻覚剤コミュニティの年長者である、昔から幻覚剤セラピーに高い関心を持つあるユダヤ教指導者《ラビ》は、もっとはっきりしていた。「メスカリンは幻覚剤の王様だよ」彼によれば、伝説的な幻覚剤研究化学者アレクサンダー・〝サシャ〟・シュルギンも同じ意見だったという。シュルギンはデュポン社の研究員だったが、一九五〇年代末にメスカリン・トリップを経験してこれこそ天職だと悟り、カリフォルニア州ラファイエットの自宅裏庭の実験室で何百という新たな幻覚剤を合成した。その多くは、彼がお気に入りだと宣言してはばからないメスカリンの化学構造をちょいと加工したものだった（DEAはシュルギンの専門性に敬意を払っていたので、正体のわからない薬物を見つけるといつも彼に相談し、代わりにスケジュールIの物質を使って研究する許可をあたえていた）。

シュルギンを生まれ変わらせたそのトリップは、ハクスリーが経験するほんの数年後のことだった。「あの日のことは驚くほど鮮明に記憶に焼きつけられ、これからもずっと残るだろうし、間違いなく私の人生の方向を大きく変えた」そのとき、今まで見たことがないほどたくさんの色彩の微妙なニュアンスに気づくことができたという。そして何年も経ってからこう述懐している。「何よりも、周囲の世界に驚愕させられた。まるで、赤ん坊だった私が初めて目を開けた日のように」

「その日何より唸《うな》らされたのは、この驚きの記憶がわずか一グラムの白い固形物によってもたらされたということ、そしてこの記憶はけっしてその白い固形物の中に含まれていたものではない、ということだ」そうではなく、これは自分の精神からやってきたものなのだと彼は悟った。自分で気づいていようといまいと、精神の中にこそ「全世界」が内在していて、「それを取りだすことを可能にする化学物質[※18]」があるのだ。

私はラビに、なぜ「幻覚剤の王様」がこんなに手に入りにくくなったのか、意見を聞いてみた。彼は、メスカリン体験の真っただ中にいる人の気持ちを再現した。「そのうちこう思いはじめるんだ。『これ、いったいいつ終わるんだ?』って」メスカリン・トリップは一四時間も続く可能性がある。「そのあいだずっと拘束されるようなものだからね」彼は言った。科学研究に利用されない理由はそこにあるのかもしれない。実験や試薬としてよく利用されるシロシビンの効果はその半分も持続せず、関係者は全員夕食前には帰宅できる。メスカリン利用に不利な要素はほかにもある。効果を得るには半グラムは必要なのだ。マイクログラム単位、つまり一グラムの数百万分の一ですむLSDと比べてみればわかる。違法薬物取り引きでは、ものが増えればそれだけリスクも増える。重量などないも同然で、どこにでも隠しやすいLSDがメスカリンを蹴散らし、一九六〇年代半ばにはそれを〝みなしごの幻覚剤〟にしてしまったのも当然だろう。

メスカリンを生成する植物にしても、テキサスで収穫されるペヨーテの大部分はアメリカ先住民たちのものとなる。彼らには、一九九四年にクリントン大統領が署名したアメリカ・インディアン信教自由法改正法によって、ペヨーテを使う法的権利が保障されているのである。現在では、部族の一員でなければ、ペヨーテに出合うのはまず無理だとみんなに言われた。それに、非先住民がそれを所持したり栽培したり移送したり売り買いしたり食べたりすれば、連邦法違反となる。アメリカ先住民たちにすれば、当然のことだ。こんにち先住民にとってペヨーテはとても重要なサクラメントであり、しかもその数が減っているのだから、もちろん彼らに分がある。

だが考えてみれば、含有量は低いとはいえ、やはりメスカリンを生成するサンペドロサボテンがあるではないか。しかし、そちらの話もやはり聞いたことがなかった。アンデス地方産のサンペドロは今ではカリフォルニアのどこにでもあり、観葉植物として栽培され、ペヨーテと違って栽培しても完全に合法だというのに。

妙な話だが、小さな愛好家コミュニティ以外では、アメリカ人もヨーロッパ人もサンペドロのことをほとんど知らないようだ。そういうマニアの一人に聞くと、バークレーじゅうに生えているから、姿かたちがわかればすぐに見つかるという。つまり、目的のものはすぐそこにあるのに、見えていなかっただけってことか？

3　サボテンと出合う場所

たしかにそのとおりだった。じつは、サンペドロはバークレーじゅうに生えているどころか、数年前から私の庭でも、栽培者のまったく知らないうちにすくすくと育っていたのである。当時私に挿《さ》し木用にそれをくれた人がサンペドロとは呼んでいなかったからだ。彼はそれをワチュマというケチュア語名で呼んでいた。

旧友の息子ウィリーがギャップイヤー〔高校や大学などの卒業後や入学前に取得する猶予期間〕にペルー旅行をし、シャーマニズムや薬草の世界と出合った。彼は実家の裏庭でワチュマサボテンを五、六株育てていて、私が数年前に彼らと食事をしたときに切った株をもらって、わが家の庭に植えたのだ。ウィリーは、ワチュマはペルーでは聖なる薬草だと教えてくれたが、私はそのときにはメスカリンと結びつけられなかった（じつは科学者たちもやはり両者のつながりに長いこと気づかなかった。ワチュマに含まれる精神活性アルカロイドはメスカリンだとようやく特定されたのは、一九六〇年のことだ）。自宅の庭に新しい精神活性植物を加えるのはいつでも大歓迎だから、切り株を分けてもらえて嬉しかった。彼はまた、そのサボテンはもともとサーシャ・シュルギンの庭からもらった切り株から増やしたのだとも教えてくれた。私の新しいサボテンは血統書付きだった。

その後、サンペドロというのはワチュマサボテンのクリスチャンネームで、天国の門の鍵を管理していた聖ペテロにちなんだ名前だと知った。名前からすぐにこのサボテンが秘めるパワーが連想できるうえ、異教のサクラメントの存在に、しかも植物そのものがサクラメントだということに、眉をひそめていたカトリック教徒のスペイン人たちの不安もなだめられた（数世紀後、ネイティブアメリカン教会も同じような作戦を取った。設立時に、たとえばみずから〝教会〟を名乗るなど、キリスト教の要素をいくつか取り入れて、新宗教の異教色をなるべく消そうとしたのだ）。

私はサボテン用に配合した土を入れた植木鉢に二インチ〔約五センチ〕ほどの株を挿した。数週間水をやるうちにそれは根付いて、サボテンにしては速い速度で三本の美しい柱がばらばらの高さに伸びはじめた。まるで枝付き燭台《しょくだい》のようだった。表面はなめらかでつやのない緑色をしており、ほんのり青みがかっている。柱（サボテン学者は「キャンドル」と呼ぶ）には垂直方向に六筋の稜《りょう》があり、それぞれに数インチごとに刺座があって、そこから短くて鋭い棘《とげ》がきっかり五本ずつ突きだしている。どの柱でも垂直方向の稜は頂上で一つにまとまり、六芒星《ヘキサグラム》を形作る。建築物のような風格のある美しいサボテンで、どこかガウディ風の高層ビルを思わせる。

まさにわが庭でこのサボテンが日光をせっせとメスカリンに変身させていると知ってから、私はがぜん興味が湧いた。しかし、そこから肝心のものをどうやって手に入れるか、つまりサボテンをどうやって食べられる形の精神活性物質にするのか、見当もつかなかったし、そもそも今わが家にあるサボテンが収穫できるような状態にあるのかどうかもわからなかった。

私はキーパー・トラウトに接触した。彼は世界でも指折りのサンペドロ専門家だ。いや、波風を立てたくなくてこんな言い方をしたが、これでは言葉が足りない。たぶんキーパー・トラウトぐらいしか、私の頼みを聞いてくれなかっただろう。サンペドロの分類についても生態についても、誰に聞いてもほとんど知らないのだから。サンペドロというのは、アンデス原産の四つのまったく異なる柱サボテンの種類を表す（あるいは表さないかもしれない）一般名だ。トリコケレウス・パカノイ（多聞柱。一般にこれがサンペドロだとされる）のほか、もう三種については議論の余地があるのだが、おそらくはトリコケレウス・ブリドゲシイ（天守閣）、トリコケレウス・マクロゴヌス

（大稜柱）、トリコケレウス・ペルウィアヌス（青緑柱。別名ペルービアン・トーチ）である。それにこれらの種の交配種が無数にあり、さらなる混乱を招く。

キーパー・トラウトは『サンペドロおよびその他のトリコケレウス種に関するトラウトの覚書』という冊子の著者で、題名がやけに慎ましいのは、その序章にこんな警告があることからすれば、なるほどと思える。「今あなたの手元にあるこの書物の内容には、いっさい権威筋のお墨付きはない」そしてこう続く。

また、この種のサボテンの専門家を自認する人や、たとえば棘の短い青緑柱と棘の長い多聞柱の違いがわかるという人と出会ったとしたら、読者のみなさんは、反論する気はないという意志表示として軽くうなずき、そう信じさせておいてあげるのが最も適切な態度だろう。

私はトラウトの本を読みながら不満を募らせていった。いくらページをめくっても似たような柱サボテンの白黒写真ばかりが並んでおり、場所はボリビア高地からバークレーの庭、ディスカウントスーパー〈ターゲット〉の園芸コーナーまで幅広い。とにかく一、二時間そうしたすえに、キーパー・トラウトとＺＯＯＭで〝会う〟ことになった。やや毛深くて痩《や》せ型の六〇代の男キーパーは、カリフォルニア州メンドシーノ郊外の森の中にある丸太小屋の前に陣取って、私と話をしてくれた。寛容な彼はトリコケレウス種について持てる知識を何でも披露し、熱心に説明してくれた。しかし、これまでも植物学者とともに暗い底なしのリンネ式階層分類のウサギの穴に分け入ったことはあるが、キーパー・トラウトが私のパソコンの画面から消えたとき、人にインタビューしたあとにここまで混乱したことはないと思った。私のノートは、いまだ論争の尽きない分類法でごちゃごちゃになっていた。わざわざ紹介して読者まで混乱させる必要はないだろう。だが、わずかとはいえうっすらとサンペドロの謎に光を当ててくれる、かろうじて読めそうな情報もあるにはあった。

キーパー・トラウトから聞いた話でいちばん面白かったのは、トリコケレウス種の一部に相当量のメスカリンが含まれていると科学者が認めて少し経ってから、DZという頭文字しか知られていない、悪名高き大金持ちのあるサボテン収集家が、北米に存在するありとあらゆるトリコケレウス種を買い漁ったという逸話だ。その理由は?

「他人に渡したくなかったからです」トラウトは言った。麻薬戦争の嵐が吹き荒れていたその当時、ペヨーテのような精神活性植物も標的になっていた。DZはサンペドロを〝スケジュール〟に分類させたくなかったのだろう、とトラウトは考える。つまり、所持することも栽培することも違法とみなされる植物の公的リストに加わる、ということだ。DZは、サンペドロを育ててメスカリンを抽出するのがこんなに簡単だとアメリカの若者たちが知ったら、政府はトリコケレウス種を厳重に取り締まり、収集家でも手に入れられなくなる、と悟ったのである。

「私が研究を始めたのは七〇年代末から八〇年代初めでした」とトラウトは記憶をたぐった。「それでもすでにペルウィアヌスやマクロゴヌスを見つけるのはほぼ不可能だった」なぜならＤＺがすべて買い占めていたからだ。それで、彼の戦略は成功したのか？　たしかに今でもサンペドロはスケジュール分類されていないし、このメスカリン生成植物を誰が栽培しても違法にはならない。

やがてＤＺはサボテンに興味を失い、トラウトの聞いた話ではカウボーイハットの収集を始めたのだという。ＤＺはコレクションを放棄し、市場に、やがてはアメリカじゅうの風景に、ありとあらゆるトリコケレウス種があふれだした。それ以来、自称専門家たち（私は慌ててトラウトが愚痴を並べだすのを止めた）が不正確なラベル付けをし、眉唾《まゆつば》物の分類を乱発したことに加え、無計画な交配がはびこって、今のような何が〝サンペドロ〟で何がそうでないかわからない混乱状態が引き起こされたのだという。

しかしこの状況にも利点はある。もし政府がサンペドロを弾圧したくても、まずは違法とする種の名前を特定しなければならないからだ（パパベル・ソムニフェルムのときにそうしたように）。しかし、私も収集家の端くれなので、自宅の庭にあるサボテンの種をはっきりさせたかった。

「名前のことはあまり気にしないほうがいい」トラウトは、私がイライラしはじめているのに気づいて言った。「植物自身は、何て呼ばれようとかまいやしないんですから」

ＺＯＯＭ会議のあと、私はトラウトに自宅のサボテンの写真をメールで送った。印象は薄いようだった。「ベイエリアによく見られる交配種のようですね。たぶんパチャノイとペルウィアヌスを掛け合わせたものでしょう。ペルーでシャーマンが使う種と比べると効果ははるかに弱いですが、アメリカではこちらのほうがよく知られていて、繁殖にも成功しています」また、血統についても疑問を示した。シュルギンは彼の知人でもあったが、本気で収集をおこなっていたから、こういうありきたりな交配種を庭に植えるとは思えないという。

その晩、トラウトはサンペドロを使ったレシピをメールで送ってくれた。飲む人一人当たり、人の前腕ぐらいの長さと太さのサンペドロが必要だという。わが家のキャンドルにはそれだけの大きさのものは一本しかなかったので、立派な前腕が二本成長するまで加工するのは待つことにした。

このとき——つまりサンペドロを収穫して料理する前——私の庭にも私自身にも違法な要素はいっさいなかった。前腕を切り落とす行為そのものは法を犯すことにはならないだろう。園芸家なら、サボテンを増やすために切り株を作るものだ。しかし、サボテンを料理しはじめたら事情は変わってくる。エメラルド色の表皮の下の果肉をえぐり取り、お湯で煮たとたん、スケジュールI物質を製造するという連邦犯罪に問われることになる。しかしそれまでは何も心配する必要はない。

ありがたいのは、金銭のやり取りもせず、警察の訪問を心配する必要もなく、ここ、この庭で幻覚剤を作ることができるという点だ。そして、植物からメスカリンを抽出することが事実上、違法行為である一方で、製造過程は驚くほど単純明快で、一種のサボテンスープのように煮詰めて濾《こ》すだけだ。終始、何を買い足す必要も（サボテン片を誰かにもらったとして）、ブラックマーケットのようなものと接触する必要も、なんならマスクをする必要すらない。サンペドロは、ロックダウン中でステイホームをしながらサバイバルにいそしんでいるけちん坊にうってつけの幻覚剤なのだ。

それでもこの時期、私の庭はスケジュール分類される植物がまったくなかったわけではない。純粋に研究目的でペヨーテの標本も手に入れたからだ。つい最近まで植木鉢に入っていたこのちっぽけなサボテンは、そびえたつサンペドロの隣で、やや浮かない様子でのろのろと育っていた。

じつはこれもプレゼントだった。ロックダウンが始まる二週間ほど前に、メンドシーノの数キロメートル南にあるサーモンクリーク農場というコミューンを訪ねたときに出会った、ある女性がくれたのだ。コミューン自体は、北カリフォルニアにあったほかの数多くのコミューン同様に数十年前にすでに解散していたが、私たちの友人である画家が最近そこを購入して修繕したので、ジュディスと週末に訪れた。気づいてみれば、ウィルスのことを気にせずどこにでも行き、見ず知らずの人と会うことができた最後の週末だった。

コミューンの元住民のうち一握りの人たちが今もその一帯に住んでおり、土曜の午後に計画していた庭でのランチ会に急遽参加することになった。そこで出会ったある女性を仮にオーロラと呼ぶことにしよう。彼女はコミューンで二人の子供を育てていた、いや、育てようとしたが、そこが子供にとって安全な場所とは思えなくなり、近くの家に引っ越した。オーロラは園芸家でパンを焼くのがうまく、さまざまな話題を提供してくれて、出会って数分もしないうちに、一九七〇年代ぐらいから使われている自家製酵母種と、驚くなかれ、まだ小さなペヨーテの苗を私にプレゼントしてくれたのだ。

かつてペヨーテはコミューンで重要な役割を果たしていた。一九七〇年にはヘイト・アッシュベリーのヒッピー・シーンは崩壊し、カウンターカルチャーの流れは突然回れ右をして田舎へ向かいはじめたが、とくに北カリフォルニアでコミューン・ムーブメントが花開いた。同時に、とりわけ〈大地へ帰れ〉運動の信奉者たちのあいだで、アメリカ先住民文化に対する関心が高まった。彼らこそ実際に大地から生きる糧《かて》を手に入れて生き、自然に関する知識を持ち、その自然を尊重する人々だ。彼らの生き方を不器用に学ぶ白人のひよっこたちとしては、彼らをうらやみ、真似することとしかできなかった。同じ頃、主流派たちは、アメリカ先住民への弾圧という過去を恥じ、清算しようとしていた。こんにちのレイシズムへの向き合い方と同じである。一九七〇年に出版された、金字塔とも言うべきディー・ブラウンの著書『わが魂を聖地に埋めよ』では、アメリカの白人による先住民に対する強奪、文化的殲滅、土地の接収、条約破棄、虐殺、数えきれないほどの嘘と約束の反故《ほご》について語られ、良心の呵責を感じずにはいられない（最新版に序文を寄せたジャーナリストのハンプトン・サイズは、本書がベトナム戦争最盛期、ミライの虐殺が発覚した直後に出版されたことを指摘し、「ミライが一〇〇も集まった書物がこれだ」とした）[※19]。

カウンターカルチャーはアメリカ先住民を信奉した[※20]――少なくとも彼らが勝手に思い込んだアメリカ先住民像を。インディアンはコミューン住民たちにいろいろなことを教えてくれた。自然界のことだけでなく、小さな部族でまとまって暮らす生活スタイルや改めて自然界に霊性を求めることも。だからコミューンの住人たちがペヨーテを使ったアメリカ先住民の宗教儀式を真似しはじめたのも不思議ではないだろう。彼らはすでに幻覚剤、とくにLSDには馴染みがあった。だがLSDは合成された化学物質だ――DDTや枯葉剤、催涙ガスと同じように。一方ペヨーテはもっと有機的で真正な、太古からある新世界版LSDで、土着のものだ。当時はまだペヨーテの先端部《ボタン》の突起を手に入れることは可能だったので、恐れを知らぬヒッピーたちはテキサスの砂漠に押しかけた。

一九七五年、テーブルマウンテンという近隣のコミューンのティピーで、オーロラは初めてペヨーテの儀式に参加した。儀式はネイティブアメリカン教会の厳格なルールにのっとっているはずだった（「当時の私たちは誰一人として〝文化の盗用〟なんて概念、知らなかったのよ」オーロラは少々気まずそうにそう言った）。すぐにサーモンクリーク農場でも独自にペヨーテ儀式を始め、とくに夏至や冬至、春分や秋分におこなわれることが多かった。

「儀式の何がすばらしいかと言って、自分が暮らしている土地をそうやって尊び、自然と調和しているように感じたことなの。そして、それこそがアメリカ先住民の儀式の意味だと私たちは思っていた」

ところが一九八二年か八三年、コミューンの住人たちがわざわざニューメキシコから実際のアメリカ先住民を招待し、儀式に参加してもらったときのことだ。「みんなすごくわくわくしてたわ。先住民の人たちがティピーを建て、薪《まき》を集め、私たちにあらゆる決まりを守らせたの。それですぐに彼らの儀式は私たちがずっとやってきたこととはまったく違うと理解した」

「ああ、やっとわかった」オーロラはそう思ったという。「私たちの行為は許されることじゃなかった。彼らの儀式を勝手に盗んで、まったく別のものに変えてしまっていたのよ」（少なくともミュージカルの曲は歌われなかった。）「だけどこれは彼らのものだ。もう二度とやるまい」コミューンではその後も夏至、冬至、春分、秋分に儀式がおこなわれたが、〝本物〟のふりをしようとするのはやめた。

当時コミューンではたいてい、テキサスから輸入した乾燥ペヨーテを使ったが、オーロラはある時点から自分で育てはじめた。そしてすぐに、ペヨーテは成長が特別遅いこと、種から育てたら、収穫できるようになるまで一五年はかかることを知った。私は、小さな温室に置かれた自身のコレクションを見せてもらった。ペヨーテサボテンは石のようにしっかりと土にしがみつき、ブルーグリーンの丸っこい枕のような形をしている（私は針山を連想した）。それが複数に分割されて幾何学的な模様を作り、分割それぞれに小さな白い突起があって、本来ならそこに棘があるべきだろうが、代わりに柔毛《じゅうもう》が生えている。中央部からは花芽が出ていた。いかにも地味な、棘すらないサボテンで、どこかに植わっていても気づかずに素通りしてしまいそうだが、複雑な模様を見れば、不思議なパワーを持つどこか謎めいた植物だと感じられた。

成熟したペヨーテには、端から子株が生えてくることがある。みずからの小型バージョンだ。オーロラが移植ごてを使って、よく太った短い茶色いニンジンのように見える主根が取れてしまわないよう気をつけながら、注意深く母親からクローンを切り離した。そのペヨーテ・ボタンを培養土を入れた小さなプラスチック製の植木鉢に移し、私にプレゼントしてくれたのだ。私はそれをバークレーの自宅に持ち帰った。こうして、少なくとも法的に見れば、わが庭はたちまち〝違法ドラッグ工場〟に変身したのだ。


わが家の新顔のペヨーテサボテンについては、園芸学的にも植物学的にも法的にも疑問がたくさんあったので、以前、外出禁止令が出る前にテキサスのペヨーテ群生地を案内してくれる約束をしていた植物学者、マーティン・テリーに連絡を取った。テリーはハーヴァード大学で、先住民文化で利用される精神活性植物の研究で有名だった伝説の民族植物学者、リチャード・エヴァンズ・シュルツのもとで学んだ。

話を聞く直前、私のペヨーテが手傷を負った。何かの生き物が五つの丸い小さな頂点部の一つを食いちぎり、そこに無残に窪《くぼ》みができて、横に果肉が落ちていた。すぐに捨てたらしい。犯人は誰かもうわかっていた。生垣《いけがき》に巣をかけているアメリカカケスだ。種を食べるためにエンドウマメの芽を順についばんでいるところを、前にも目撃していた。

私は、テキサス州アルパインの自宅にいるテリーとＺＯＯＭで話をした。彼はサル・ロス州立大学の生物学部で長年教鞭を執っている。私は彼にペヨーテが受けた被害のことを話した。鳥はサボテンをついばんだものの、吐きだしたのだろうとテリーは言った。メスカリン・アルカロイドは特別苦いからだ。

「ある種の草食動物はこれをとくに嫌悪するようだ」とテリーは言った。たとえば、ペヨーテが生育する国境地域原産の小さなブタに似た哺乳動物であるペッカリーは、その味を嫌う。テリーは自分でそれを確かめたくて、足跡から大型のペッカリーが通行するとわかっている場所で、平らな岩にペヨーテの頂点部を置いてみた。翌朝確認しに行くと、「ペヨーテの頂点部は持ちあげられて、端っこがほんの少し齧《かじ》られていたが、数センチ横に吐き捨てられていた」。この結果から、ペッカリーはメスカリンの味を嫌うというデータが裏づけられ、メスカリンは防衛化学物質に分類できる」ペヨーテは人間にとっても好ましい味ではないが、慣れれば食べられる。

テリーは先日教職を引退したが、今は先住民ペヨーテ保護構想（ＩＰＣＩ）という新規の団体で、植物学者スタッフとして忙しく活動している。ＩＰＣＰは、ペヨーテが生育する土地を保護し、いずれは栽培によって野生のペヨーテの減少を食い止めて、ネイティブアメリカン教会が持続的にペヨーテを入手できるようにすることを目的とした団体だ。最初はＴ・コディ・スウィフトというカリフォルニア出身の白人の臨床心理士で慈善家の資金で設立されたが、実際の活動母体はアメリカ先住民権利基金とネイティブアメリカン教会全国会議で、それらのメンバーたちが理事会を開き、方針を決めている。最近ＩＰＣＩはラレド郊外のペヨーテが生育する六〇五エーカー〔約二・五平方キロメートル〕の土地を購入し、先住民たちがみずからペヨーテ群生地へ巡礼して、収穫できるようにしようとしている。じつは現在の供給は、テキサス州から免許をもらってサボテンを収穫し先住民に売っている〝ペヨテロ〟と呼ばれる人々に頼っているのだ。

免許を持つペヨテロはアメリカ先住民ではなく、収穫の仕方も効率重視で荒っぽい。まるでニンジンでも抜くように、根っこごと全部引っこ抜くこともある。密採者たちもやり方は同じだ。もし緑色のボタンのような頂点部のみ切り取って地下茎や根はそのままにすれば、サボテンはやがて再生して、新しいボタンを作る。しかしそれには技術と時間が必要なのだ。テリーによれば、ペヨテロたちは、一株収穫したらいくらで高校生を雇い、わざわざ正しい収穫方法を教えたりしない。もちろん密採者たちも真夜中にやってきては、できるだけすばやく作業しようとする。

しかし供給が足りないのは、持続可能な収穫の仕方をしていないことに加えて、需要が高まっている結果でもある。近年、教会の規模がどんどん大きくなり、正確なところはわからないが、今や信者数は五〇万人にも達する勢いだ。ペヨーテ儀式も増加傾向にある。ほかの宗教とは異なり、集会と呼ばれるネイティブアメリカン教会の儀式は暦が決まっておらず、地元の〝ロードマン〟、つまりリーダーが集会を開くべきと決めれば開かれる。しかもその理由が幅広い。病人を癒す、アルコールなどの依存症に悩む人を治す、岩山で結婚式をするカップルをサポートする、コミュニティの争い事を解決する、卒業などの通過儀礼を祝うなどさまざまだ。

教会はペヨーテの消費量に制限を設けるべきだと考える人もいるし、今や慣習ではなく法律なのだから非先住民にはペヨーテを使わせてはならないと訴える人もいる。「私としては、消費量を減らすより供給量を増やしたいと考えている」とテリーは言う。IPCIが提供できる唯一現実的な解決法は、ペヨーテを栽培することだと彼は信じている。温室で種から育て、現地に移植するのだ。求める人すべてにペヨーテを行き渡らせるにはそれしかない、というのが彼の考えだ。

だが、その計画には障壁が二つある。一つはテキサス州法だ。ペヨーテの栽培と教会信者への販売は免許を持つペヨテロのみに許され、それ以外の人には、いかなる目的であれ、厳格に禁じている。テリーを含むIPCIのメンバーは、麻薬取締局（DEA）から許可をもらえばそのハードルは乗り越えられると考え、許可はまもなく下りると期待している。二つ目の障壁はアメリカ先住民の信念であり、おそらくこちらのほうが解決が難しそうだ。野生のペヨーテは、ペヨーテの精霊がその姿を変えたものであり、彼らからの贈り物だと信じられている。栽培されたペヨーテは野生のものより劣った存在なのだ。それに、ペヨーテを育てる行為は、本来それをあたえてくれる創造主を信じていないことを意味した。

民族植物学者であるテリーは、植物そのものだけでなく、植物と人間との関わりも大事にするので、そういう信念の力に敏感だ。先住民がペヨーテの栽培に反対するのは、その発見神話に理由があるのではないかと考える。

「女が思いきって砂漠に行き、道に迷ってしまう」彼は語りはじめた。なお、狩猟に出かけた女が病にかかり、置き去りにされるというバージョンもある。「食料も水も尽き、いよいよ女は追いつめられるが、やがてあきらめて、低木の茂みで横たわって」眠り、おそらく訪れる死を待った。「目覚めたとき、最初に目に飛び込んできたのは小さなペヨーテサボテンだった。『私をお食べ』とサボテンは言った。女がそれを食べるとすっかり回復し、すぐにそのサボテンは人に力をあたえ癒してくれる特別なものだと理解した。女はそれを仲間のところに持ち帰った」女が窮地に陥り一人ぼっちで死にかけたのは、先住民全体が何らかの理由でそういう状態にあることを象徴しており、このサボテンが、先住民一人ひとりについても文化全体についても、救ってくれるということだ、と彼らは信じた。だが、彼らを救うのはあくまで自然からの贈り物であるこのサボテンであり、そこに含まれる化学物質ではない。サンペドロや合成メスカリンでは、ネイティブアメリカン教会の信者にとっては無意味なのである。

それでもテリーをはじめとするＩＰＣＩメンバーたちは、栽培に対するイデオロギー面の障壁もたぶん乗り越えられると考えている。ここぞという言葉の使い方が大事なのだと知っているからだ。たとえば、ネイティブアメリカン教会のメンバーは「温室」という概念は人工の室内建築物だとして異議を唱えるが、「養育場」であれば、赤ん坊が一人で外の世界に出ていくまで世話をしてもらう場所だとして、かならずしも反対しない。「聖なる植物としての文化的な意義を保ったまま、ペヨーテの栽培ができるような表現がかならず見つかるはずだ」とテリーは話す。

4　新しい宗教の誕生

北アメリカの先住民は少なくとも六〇〇〇年前（もしかするともっと前）からペヨーテを使ってきたが、アメリカ先住民が使いだしたのはわずか一、二世紀前からだ。ネイティブアメリカン教会が正式に設立されたのは一九一八年で、アメリカ先住民によるペヨーテの宗教的利用が記録として登場するのは一八八〇年代になってからである。つまり、現代のペヨーテ儀式は、すでに忘れ去られていた、あるいは過去に弾圧された古代の儀式をよみがえらせたものと考えられる。

ペヨーテが太古から使われていた証拠は、テキサス州南西部の古代遺跡で見つかった。ペコス川との合流地点からそう遠くない、リオグランデ川を上から見下ろせる先史時代の住居跡である第五シュムラ洞窟で、平べったいメスカリン・ボタンをかたどった遺物が三つ見つかり、質量分析法によってメスカリンが含まれていることがわかった。放射性炭素年代測定の結果、遺物は六〇〇〇年近く前のアルカイック期中期に作られたと推定できた。ペルーの洞窟では人工遺物の中にサンペドロサボテン（トリコケレウス・ペルウィアヌス）の棘の房が見つかり、前述のものよりさらに数百年古いものだと証明された。これらの発見からすると、メスカリンは人類に利用された最古の幻覚剤だと言えそうだ。ただし、何の目的でどんなふうに使われたかはわかっていない。

しかし、その後の時代や文明（チャビン文化、アステカ文明のほか、ウイチョル族、タラウマラ族、サカテコ族の各文化も含む）の新世界遺物からすると、サンペドロもペヨーテも尋常ならざる力を持つ植物として崇められていたらしい。

スペイン人による征服の直前に、両サボテンが儀式で使われていたことを記述した、最初の記録が見つかっており、植民地の上官たちが驚いていたことがよくわかる。「この植物を使って、異教の悪魔がペルーのインディオたちを騙している」スペイン人聖職者ベルナベー・コボはサンペドロについてこう書いた。「この飲み物で恍惚となったインディオたちはくだらない夢を無数に見て、それを現実だと信じ込んでいた」

サクラメントとして利用されるこれらのサボテンによって、キリスト教宣教師たちはひどく苦労させられることになった。数世紀後、ネイティブアメリカン教会初期の宣教師のような役割もすることになった、コマンチェ族の偉大な酋長クアナ・パーカーは、キリスト教宣教師たちのジレンマをこんなふうに見事に表現した。「白人はおのれの教会に行って神について話すが、インディアンはおのれのティピーに入って神と話をする」パンとワインの聖体が、神とじかに接触させてくれるサボテンのサクラメントと、どうやって対等に闘えるというのか？

教会の力でねじ伏せる、というのが容赦のない答えだった。一六二〇年、メキシコの異端審問は、ペヨーテを「聖なるカトリックの純粋さと完全さに反する……異端の邪悪な存在」と宣言した。ペヨーテは南北アメリカで違法とされた初めてのドラッグとなり、こんにちまで続く、複数の植物との戦争がここに始まった。教会側がペヨーテをどれだけ重く見ていたかは、悔悛したインディオの魂の状況を判断する聖職者向け問答集にペヨーテのことを含めていることからも、はっきりわかる。

おまえは真実を語る者か?……
おまえは他人の血を吸うか?
おまえは夜さまよい歩き、悪魔を訪ねて助けを求めるか?
おまえは秘密を見つけるためにペヨーテを飲むか? あるいは他者に飲ませるか……?

一六二〇年から一七七九年のあいだに、新世界の四五か所で、ペヨーテ使用者の宗教裁判が計九〇件おこなわれた。裁判記録を読むと、〈悪魔の根〉《ライス・ディアボリカ》には二種類の利用法があったらしい。一つはクランデロ、つまり呪術医が治療か占いのために使う場合。『*Mescaline: A Global History of the First Psychedelic*(メスカリン 世界初の幻覚剤の歴史)』の著者マイク・ジェイによると、「ペヨーテによるトランス状態がもたらす透視力はさまざまなことを明らかにするために使われた。なくしものの場所、病気の原因、呪いの源、天気予報、戦争の結果などである」。ペヨーテが問題解決につながる情報を引きだすのだ。二つ目の利用法は集団を一つにまとめ、儀式を盛りあげること。宣教師たちは、ペヨーテの影響を受けて村人全員が一晩じゅう歌い踊っている姿を目撃していた。「敵意を持った聖職者や宣教師たちの目には、こうした〝祭り〟は酔っぱらいの乱痴気騒ぎにしか見えなかった」とジェイは書いている。「もう少し共感を持って見れば、参加者の人生に深く織り込まれた、驚くほど複雑な儀式だということがわかっただろう」

知られている限りペヨーテを最も古くから使ってきた先住民はおそらく、何千年も前からメキシコのシエラ・マドレ山脈の奥地で暮らすウイチョル族、別名ウィハリタリだろう。住んでいる地域があまりにも峻険で立ち入りがたく、周囲から隔絶されているため、彼ら（とそのペヨーテ儀式）は異端審問だけでなく、同化を強制しようとするさまざまな施策を免《まぬか》れてきた。しかし、山奥に引っ込めばそれだけ、伝統的にペヨーテを収穫してきた土地は遠くなる。そこでウイチョルの人々は何世紀ものあいだ、中央メキシコのウィリクタ砂漠の聖地に巡礼し、次の巡礼の日取りまでもつ量の儀式用ペヨーテを収穫してきたのだ。

彼らの儀式は（人類学者の中には、コルテスの時代からほとんど変わっていないと考える者もいる）、北米先住民が一九世紀に成立させた格式ばった儀式と異なり、はるかにディオニュソス的だ。ウイチョルたちは、幻覚を見るのに充分な量のサボテンを摂取する。そして、徹夜で火のまわりで歌い、踊り、祈り、笑い、泣く。ネイティブアメリカン教会の集会と比べ、陶酔感に満ちている。夜が明ける頃に動物を生贄《いけにえ》に捧げ、それを食べる宴を開いたあと儀式は終わる。血液はペヨーテのよい養分になると考えられているからだ。じつはこの宴には根拠があったことがわかっている。キーパー・トラウトによれば、ペヨーテやサンペドロのメスカリン含有量を増やすには、血粉を肥料としてやるのが効果的なのだという。

アメリカ先住民のペヨーテ儀式を最初に見た白人は、スミソニアン協会に所属して一八九〇年から九一年まで南西オクラホマで調査をおこなっていた民俗学者、ジェームズ・ムーニーだった。子供の頃、何百というインディアンの部族の名前を暗記していたムーニーは、先住民がこの世から完全に消えてしまう前に、彼らの文化を記録し保存することを一生の仕事にしようと決めた。その殲滅作戦こそが政府の明確な目標であり、彼はその政府のために仕事をしていたのではあるが。当時アメリカ合衆国では、先住民の宗教行為はすべてキリスト教に敵対するものとみなされ、違法とされた（アメリカ・インディアンの儀式を禁止する法律の一部は、カーター政権の時代まで残った）。インディアンの子供たちは家族から無理やり引き離され、髪を切られ、政府の寄宿学校へ送られた。こうした施設の目的は、たとえばカーライル・インディアン学校の創設者が明言しているように、「インディアンを殺して、人間を救う」ことだった。

ムーニーはカイオワ語を覚え、のちにオクラホマ州となるインディアン準州にその頃強制移住させられた部族の人々の信頼を得た。この強制移住は、季節ごとにバイソンを追って移動しながら暮らす遊牧生活が主流だった彼らに大きな打撃をあたえ、混乱させた。なにしろいきなり政府が配給する牛肉とトウモロコシに食事を頼らなければならなくなったのだ。農耕ではなく狩猟生活をしていた平原インディアンの中には、トウモロコシが人間の食べ物だとわからず、馬にあたえていた者もいた。

ムーニーはとくに新旧のインディアンの宗教行為を記録することに興味を持ち、彼がオクラホマで過ごした年月のあいだに、新たに二つのムーブメントが生まれたことを知った。ゴーストダンスとペヨーテ信仰である。どちらも部族を問わず、あっという間に準州全体に広がったが、それぞれ、血にまみれた悲惨な一九世紀が終わりに近づくにつれインディアンたちが直面した実存的危機に対する、まったく正反対の反応として誕生した。

二つのうち後々まで生き延びて盛んになったのはペヨーテ信仰のほうだが、それがもてはやされるようになった背景には、短命だったとはいえゴーストダンスの影響があったことを理解する必要がある。ムーニーは、ゴーストダンスをじかに目撃したわずかな白人の一人で、彼の記録は、少なくとも西洋の視点から書かれたものとしては最善だ。儀式の起源は、パイユート族のジャック・ウィルソン、別名ウォヴォカという男の神秘体験にあった。一八八九年の正月に日食が起き、そのときウォヴォカはビジョンを見た。神が現れて、これから、白人が一人もいない、インディアンのための新世界を作るつもりだと彼に告げたのだ。そして、この希望にあふれた世界を導く新たなダンスを見せられた。そうやってヨーロッパ人の到来という厄災が起きる前の黄金時代を取り戻すのだ。

陶酔感に満ちあふれたウォヴォカのダンスはたちまち部族から部族へと広がり、インディアンたちは派手な衣装を着て大集会を開くと、輪になって新たな〝救世主の歌〟をうたいながら踊った。この儀式は二四時間続き、参加者たちはみなトランス状態に陥って、ムーニーの記述によれば「ダンスをしながら……錯乱する者もいれば、痙攣《けいれん》を起こす者、硬直して地面に倒れ、意識を失う者もいた」。ムーニーはゴーストダンスを、参加者が異言で話したり、トランス状態になったりするキリスト教の伝道集会と似ていると考えたが、この類似を理解する白人はほとんどいなかった。

インディアン準州に突如広まりはじめた奇妙な新信仰は、当局を恐れさせた。彼らの目には、それは伝道集会ではなく、反乱への前奏曲のように見えた。慌てて〝救世主騒動〟を弾圧しようとする中で、一八九〇年一二月に、ラコタ・スー族の精神的支柱だったシッティング・ブルがインディアン警察に銃殺され、そのあとウンデッドニー・クリークにおびき寄せられた何百人というスー族は、武装解除させられたのち、第七騎兵隊に取り囲まれていっせいに銃で虐殺された。殺された二五〇人以上の中には女や子供までいて、米国史上類を見ない血塗られた事件となった。ゴーストダンスは息の根を止められた。

その数年前、インディアン文化を根こそぎにしようとする運動が続く中で、同じようにそれに反応する形で部族をまたいだ第二の宗教が誕生し、部族から部族へと広がりだした。それは、遠く離れた土地にいた部族もオクラホマの保護区へ強制移住させる政策によって拍車がかかった。部族同士がたがいに接触しやすくなり、迫害に直面しながら〝インディアン・アイデンティティ〟が強く育まれていったからだ。ゴーストダンスと比べてペヨーテ儀式は静かで、ティピーの中で、歴史家のオマー・C・スチュワートの言葉を借りれば「どこかキリスト教的な雰囲気」でおこなわれるので、当局もそれほど脅威を感じなかった。集会は「伝道集会を思わせるような高い倫理規範のもとでおこなわれた」。また、場所が屋内なので、白人の目の届かないところでひっそりと開催された。

インディアンがゴーストダンスをやめ、新たにペヨーテ信仰を始めるのに中心的役割を担ったのがクアナ・パーカーである。コマンチェ族の酋長と、子供のときに捕虜になりインディアンに育てられた白人女性のあいだに生まれたクアナ・パーカーは、白人の血というスティグマを乗り越えるため（〝クアナ〟は「臭い」という意味）、自分が偉大な戦士だということを身をもって証明した。保護区での暮らしに甘んじることなく、政府と闘い続けたが、結局敗北を喫すると、上手に立ち回ってアウトローから裕福な牧場主へ、インディアンと当局との信頼篤き仲介役へと変身した。

パーカーが初めてペヨーテ体験をしたのは一八八四年で、牡牛に角で突かれてなかなか治らなかった腹部の傷がよくなったと感じた。救済主が来るという夢物語には結局失望させられる（あるいはもっと悪いことになる）と疑っていた実際家のパーカーは、この新たなペヨーテ信仰こそゴーストダンスに取って代わる建設的な解決策だと思った（皮肉な話ではないか、二つの儀式のうち、より現実的で受け入れやすいと思われたほうには幻覚剤が使われているのだから）。

パーカーはロードマン、つまりペヨーテ儀式を信奉するカリスマ指導者となり、やがてはペヨーテ信仰のジョニー・アップルシード（西部開拓期に開拓地をまわって、リンゴの種を蒔きながら伝道をおこなった伝説的人物〕となった。彼はペヨーテ・ボタンをバッグに入れてインディアン準州をくまなく渡り歩き、シャイアン族、アラパホ族、ポーニー族、オセージ族、ポンカ族などのコミュニティで集会をおこなった。一八八八年に連邦政府が、ペヨーテを使用したとわかった者には食料の配給を差し止めると脅し、ペヨーテ信仰を弾圧しようとしたが、パーカーは当局に対し、ペヨーテ信仰はプロテスタント信仰に敵対するどころかそれを補足するものであると訴えて、みごと儀式を守り抜いた。ペヨーテの影響を受けているとき、彼が大いなる神秘《グレートスピリット》ではなくイエスを見るといつも話すのは、偶然ではない。

ジェームズ・ムーニーも、ペヨーテ信仰にクアナ・パーカーと同じくらい熱狂した。一八九一年に白人として初めて集会の見学を許されたのはそれが理由だろう。彼は一連の報告書で、ティピーの中で火を囲んで夜通しおこなわれる、厳格に手順が決められた儀式を描写している。ロードマン、ドラム長、篝火長、シダーマン〔シダーの粉を火にくべて香を焚く係〕が進行するこの儀式は、人々の姿勢に至るまで、偶然に左右される要素は一つもない。参加者は胡坐《あぐら》をかいて半身をまっすぐに起こし、一晩じゅう火を見つめていなければならない。地面に三日月形の祭壇が立ててあり、上に巨大な〝祖父〟のペヨーテ・ボタンが置かれている。ヒョウタンのガラガラ、ウォーター・ドラム、スティックなどの儀式用具はかならず左からまわされ、それはペヨーテ・ボタンの入ったかごも同じで、これは一晩のうち何回かまわされる。儀式の中で自由になる数少ない要素の一つとして、参加者はボタンをいくつ食べるか自分で決められる。ロードマンは祈りを捧げる。参加者は順に歌をうたい、一人当たり四回うたうことになる。ドラムのリズムは速く、ずっと途切れない。

真夜中に一度小休止があり、参加者は脚を伸ばすことができる（しかし、そうする者はほとんどいない、とムーニーは書いている。脚を伸ばすのは弱さのしるしとみなされるからだ）。このとき、病の者はいないかという祈りが唱えられる。すると、感動的な瞬間が訪れる。ドアフラップが開いて「病気で死にかけている子供」を抱いた男がティピーに入ってくるのだ。ロードマンが男の子供に祈りかけ、そのあと「男は入ってきたときと同じように無言で立ち去った」。また真夜中には、ムーニーが「洗礼式」のようだと表現した水の儀式がおこなわれる。全員に水がまわされ、一人ひとりそれを飲む。

「すると、それぞれがペヨーテを欲しい数だけ求め、歌が始まり、ペヨーテの効果が深まるにつれ、異様なパワーが高まっていく」これが「キャンバス地越しに陽の光が輝きだすまで」続く。儀式が終わりに近づくと、ロードマンはムーニーに顔を向け、「戻ったら、インディアンには愛する独自の信仰があると白人たちに伝えてくれ」と告げた。

ムーニーはその言葉に従い、生涯をかけてペヨーテ信仰を支持し、ネイティブアメリカン教会の設立に力を尽くした。スミソニアン協会の上層部や、耳を傾けてくれる人なら誰にでも、彼らの新しい信仰は宗教的な倫理観を育てると同時に禁酒に役立つと訴えた。保護区に移住させられたインディアンのあいだでは、アルコール依存症という厄介な病がはびこりはじめていたのだ。

この新宗教が、今にも崩壊しそうな彼らの文化とアイデンティティを救う手段となり、また、インディアンたちが制限の厳しい保護区での暮らしに適応しやすくなると、彼は心から信じていた。マイク・ジェイは書いている。「ペヨーテ信仰は、周囲の変化を待つのではなく、信者が内側から変化することを可能にした」

政府はインディアンのアイデンティティの延命になど興味はなかった。むしろ、それを抹消したいと考えていた。新たな信仰はゴーストダンスと比べれば脅威ではないとはいえ、キリスト教宣教師たちは、アルコールとたいして変わらない異教的な営為だとして、ペヨーテ信仰を叩きつぶすことに決めた。宣教師たちのたっての要請を受け、一八九九年、オクラホマ準州で初めてペヨーテを禁止する法律案が通過した。しかし、一〇年もしないうちに、おもにクアナ・パーカーのロビー活動のおかげで廃止された。

だがその直後、ペヨーテは禁酒主義政策に巻き込まれる。悪名高き禁酒主義者で、ペヨーテを「乾いたウィスキー」と呼んだウィリアム・〝猫脚〟・ジョンソンはインディアン保護区でペヨーテ集会を急襲するため、自分でも試してみた。同じ頃、やはりペヨーテ反対者だった、シャイアン族およびアラパホ族代理局の局長チャールズ・シェルも、ペヨーテを食べると精神がどう変わるのか自分で試してみなければと考えた。彼は自宅で医師の見守るなかペヨーテをいくつか食べ、「敬意や一体感、兄弟愛のような」気持ちが芽生えて驚いた。

「自分本位な考えが持てなくなる、そんな感じだった……この秘薬の影響を受けている人に犯罪なんてできないだろう」

しかし、こんなふうにシェルが思いがけず好ましい経験をしたにもかかわらず、禁酒主義者たちを黙らせる役には立たず、彼らはインディアン事務局（宣教師の影響下で運営されていた）と協力してペヨーテを連邦法で禁止させるよう働きかけた。しかしインディアンが組織的に活動し、またジェームズ・ムーニー（のちにはリチャード・エヴァンズ・シュルツも）のような白人擁護者たちが議会で証言したこともあって、ペヨーテ信仰をくり返しつぶそうとする圧力を跳ね返した。

憲法修正第一条の適用を求めるため、一九一八年八月、オクラホマ州エルリノに複数の部族の代表者が集まり、ネイティブアメリカン教会の設立を定める書類に署名した。このときインディアンが初めてみずからをアメリカ先住民《ネイティブアメリカン》と公式に名乗ったことでも注目に値する。これに至るまでの交渉では、ジェームズ・ムーニーが重要な役割を果たした。「ペヨーテ・サクラメント」のことが明確に言及されているその宣言文は、教会は「キリスト教が主要であるこの国で、オクラホマ州に住まうインディアンの部族たちの持つ独特の信仰を支え、広げていくために」設立されたと述べている。

しかし闘いはまったく収まっていなかった。ペヨーテ信仰の合法性をめぐる法的および政治的な衝突は二〇世紀を通して続き、禁酒法をかろうじて生き延びたペヨーテ信仰が、今度は麻薬戦争に巻き込まれた。一九六〇年代に入ると、ペヨーテ儀式は頻繁に手入れを受けるようになり、ペヨーテを所持していたインディアンたちが逮捕された。アメリカ自由人権協会（ＡＣＬＵ）のような人権団体がインディアンの権利を訴えたおかげで、しだいに司法機関も、ネイティブアメリカン教会にも憲法修正第一条の宗教の自由を認めるべきという方向に傾きはじめた。

ご存じのとおり、最初にアメリカに入植した人々はまさにこの自由を求めてヨーロッパを逃れ、インディアンの土地をニューイングランドと新たに命名したのである。その子孫が今度はインディアン自身の宗教の自由を抑圧しようとしているというこの皮肉を、ほとんどのアメリカ人は気づいていなかったらしい。そのアメリカ人の中には、連邦最高裁判所の判事たちも含まれていた。一九九〇年のアントニン・スカリア判事による衝撃的な裁定によって、ネイティブアメリカン教会は宗教行為をおこなう権利を失った。このときまで法廷は、「やむを得ない公の利益」に反しない限り、政府は憲法修正第一条が認める権利を否定できないという判断をしてきた。ところが、オレゴン州人事部採用課対スミス（アルフレッド・レオ・スミスはクラマス族の一員で、ネイティブアメリカン教会の集会の参加中止勧告を拒み、解雇された）で、スカリア判事は「やむを得ない公の利益」基準を放棄した。アメリカの宗教の多様性を「贅沢」と呼び、刑法と法執行機関は宗教の自由に優先されるとしたのである（教会の弁護士たちが主張するように、この裁定は事実上、「憲法修正第一条を書き換えて、『議会は、宗教の自由を禁じる刑法の立法のみをおこなう』と読めるようにした」）。政府の麻薬戦争への執着が、憲法修正第一条が守る宗教の自由に勝利したのである。

スカリアの判決はその他の宗教コミュニティの怒りも買うことになり、翌日にはこぞって裁判所に判決の再考を求めた。スカリアとしては、法廷で奪われた権利は立法府で取り返しなさいとネイティブアメリカン教会に助言したつもりらしく、スカリアの裁定のわずか数年後に教会はそのとおりにした。一九九三年、議会で宗教の自由回復法が成立し、これによって「やむを得ない公の利益」基準が復活した。これは進歩ではあったが、麻薬戦争の最中であればとくに、政府が何らかのやむを得ない公の利益を探しだしてきて、ペヨーテの利用を禁止しないとも限らなかった。ネイティブアメリカン教会は、ウィネベーゴ族の酋長ルーベン・A・スネーク・ジュニアの主導で連合を作り、教会がペヨーテをサクラメントとして使う自由を守ってほしいと、議会に圧力をかける運動を始めた。一九九四年一〇月六日、クリントン大統領はアメリカ・インディアン信教自由法改正法に署名した。以降、「伝統的なインディアンの宗教の実践に関わる、伝統的な儀式での善意の利用を目的として、インディアンがペヨーテを利用、所持、移送することは合法であり、アメリカ合衆国も、いずれの州も、これを禁止することはできない」ようになった。グレート・プレーンズで新たなペヨーテ信仰が始まって一世紀が経ち、ネイティブアメリカン教会はようやくみずからのサクラメントを自由に使う法的権利を確保したのである。

5　ティピーの中を覗く

ペヨーテ儀式がこんにちのアメリカ先住民にとってどんな意味があるのか、それが彼らに何をあたえてくれるのか、部外者が正確に知るのは難しい。彼らの多くがそれをとても大事にし、なくてはならないものと考えているのは確かだ。私が話を聞いたネイティブアメリカン教会の信者たちは、ペヨーテ信仰が可能にすることとして以下を挙げた。伝統的なインディアン文化を再活性化し維持すること、アルコールに手を出させないこと、心身の病気を癒すこと、気づくと争っていることがある部族間の絆を作ること。

だが具体的にどうやって？　この儀式と精神活性サクラメントが、いったいどのようにして、個人や集団を変化させられるのか？　一一月にテキサスでネイティブアメリカン教会の集会に参加して、自分でその答えを見つけようと思っていたが、残念ながらそれは難しそうだった。残るはZOOMだけだ。私は大勢のロードマン、教会関係者、さまざまな部族のメンバーにインタビューし、ティピーの中で何がおこなわれるのかだいたいのところはつかめたが、理解できたかというと心もとない。それは、植物や薬、〝ドラッグ〟について、先住民の認識と西洋人の認識とのあいだに大きな溝があるからだ。そのうえ、ティピーのキャンバス地の背後で正確には何がおこなわれているのか、先住民の多くは、とくに白人が相手では、あまり話したがらない。[※21]

バークレーから来た白人作家相手に、霊的なことを話すのに抵抗があるのは当然だろう。ナバホ族のロードマンで、最近は〝ディネー・ネイションのアゼー・ベー・ナハガ〟（公式には、ネイティブアメリカン教会ナバホ・ネイション支部）の会長を務めている七〇代のスティーヴン・ベナリーは、率直にぶつけたつもりだった質問（「ペヨーテ信仰は先住民の人々に何をしてきたのでしょう？」）に対し、明らかに疑わしげな目でこちらを見た。私は、アリゾナ州スウィートウォーターの保護区の自宅にいる彼に連絡を取ったのだ。保護区は、パンデミックでとくに甚大な被害を受けていた。私が五月に彼と話をしたとき、すでに八人の知人が亡くなっていた。ベナリーは冷静で威厳があり、思慮深かったが、ときどきふいに厳しい物言いをし、私をぎくりとさせた。

「あなたは白人ですよね?」ベナリーは答えはじめた。「あなたはそうして情報を欲しがるが、教えたとして、私に何か役立つことはありますか? あなたにお話しすることは、私にはジレンマなんです。ペヨーテはこれこれにとてもよく効くとか、どんなふうに作用するとか情報を明かしすぎたり、ペヨーテが何を癒すか証言したりしたら、あなたが書いたものを読んだ例の幻覚剤コミュニティの人々が好奇心をかきたてられるかもしれない」彼は、私が幻覚剤科学——彼が忌み嫌っている言葉——について本を著したことを知っていた。

「われわれの歴史についても、植民地化がわれわれに何をしたかも、〝発見〟という名の大義名分についても、私はよく知っています」彼が何を言いたいのか明白だった。〝発見〟という御旗のもとで、先住民の人々からさまざまなものが奪い去られた。そして彼の目から見れば、私もずらりと列を成す白人発見者の次の一人であり、そういう連中と関わるとろくなことにならない。

「われわれは、必要だからこのサボテンをあたえられてきたんです。子供や孫たちのために、彼らが生き残るのにそれを必要とする未来のために、ペヨーテを守らなければなりません(ベナリーは先住民ペヨーテ保護構想[IPCI]の創設メンバー)。だからペヨーテの作用や効用をおおやけにするのが怖い。どういう意味かわかりますか? ペヨーテが金になるとわかったら、もう誰にも止められません」

ベナリーの世代のアメリカ先住民たちは、一九七〇年代に作家カルロス・カスタネダの影響でペヨーテ・ブームが沸き起こったことを覚えていた。無数のヒッピーたちがテキサスのペヨーテ生育地に押し寄せて、彼らにとっては幻覚剤でしかないサクラメントを乱獲した。そのせいで、合衆国唯一の野生のペヨーテ群生地に大きな負担がかかった。もう一つの懸念材料は、幻覚剤を使った精神疾患の治療研究に取り組みはじめた科学者たちが、新たな薬剤の原料としてペヨーテに注目しはじめる可能性があることだ。

「私たちにとって大事な薬を守ることにかけては、ごく慎重にならなければならないと教えられてきたんです」

私は一瞬むっとしたが、彼が私を信用せず、知識を簡単には開示しようとしないのも無理はないと思い直した。彼やアメリカ先住民にとって、これまでさんざんあれこれむしり取っていった連中に儀式やサクラメントを分けあたえて、いったい何の得がある？

それでも私は引き下がらず、さらに丁重にお願いして、交渉のすえ、一部はオフレコにするという条件で（たとえば、ペヨーテが奇跡的に病を癒した話など）、少なくとも一時間はあらゆる話を聞くことができた——ただし、ティピーの中で何が起きているのかということは除いて。

ベナリーは、ペヨーテの現在の法的地位——ネイティブアメリカン教会の信者のみに使用権があり、それ以外の人間が使えば違法となる——は当然であり、まったく問題はないと考えている。

「わずかなペヨーテサボテンを守りたいと思う私たちを、法律が助けてくれているんです」

でも、それほど強力な薬なら、同じように困っている人に使う権利がないのはなぜか？

「大昔、グレートスピリットがこのサボテンをわれわれにあたえてくれました。この世界が〝人種のるつぼ〟となる前は、われわれが今も維持しているような自然や土地、植物とのつながりを、ほかの人々も持っていたんです。かつては彼らにもそれぞれ独自の薬草があったのに、なくしてしまった。

こんにち、絆を探している人が大勢います。土地やその霊性とのつながりを失ってしまった人々です。彼らは西欧の医学や科学に満足できず、なくした鎖の輪を見つけようとしている。今では彼らもインディアンのように、あるいは先住民のように考えようとしています。理解はできますが、私たちの孫がそんなふうになるのは見たくない。今ペヨーテを保護しなければ、孫たちを待つのは同じ運命ですし、ほかの人々を癒す植物に手を出すしかなくなるでしょう。今あるものを維持するためにできるだけのことをするのは、子供たちに癒しを求めて寄る辺なくさまよわせるようなことをさせたくないからです」

ベナリーはけっして〝文化の盗用〟という言葉は使わなかったが、私たちのあいだにはそれがずっとぶら下がっていた。彼の言葉の背景には、ネイティブアメリカン教会と〈自然の非犯罪化《デクリミナライズ・ネイチャー》〉と呼ばれるドラッグ政策改革運動のあいだに最近起きた軋轢《あつれき》の問題がある。

突然降って湧いたかのように、この運動によって複数の自治体（オークランド、サンタクルーズ、アンアーバーなど）で、アヤワスカ、シロシビン、ペヨーテなどの違法な薬草が関わる犯罪は追及を最小限にすること、という命令が地元法執行機関に対して出された。パンデミックですべてが停止するまで、ほかにも五、六都市[※22]で〈自然の非犯罪化〉が投票法案として提出される予定だった。

これまでこの運動は、独力でドラッグ政策改革を成し遂げてきた。初めは「ドラッグ」という単語をいちいち几帳面に言い換えていった。それは、やはりお荷物をたくさん背負った「幻覚剤」という単語も同じだ。そう、今やそれらは「薬草」であり、「エンセオジェン」である。エンセオジェンとは、そのスピリチュアルな用途の側面を強調した幻覚剤の別称であり、大まかに言って「内に神を宿す」という意味になる。〈自然の非犯罪化〉運動（以下デクリム）は、幻覚剤の自然化という仕事について、ここまでみごとな手腕を発揮してきた。事実上それらを、「人間と自然界とを結ぶ、太古から存在する支柱」と再定義し、この関係性には、政府が法的に口出ししようとしてもできないと主張した。今や全国にデクリムの支部が一〇〇以上存在している。

成人であれば警察にびくびくせずに薬草を使えるようにすべきだと考える人々にとっては、デクリムの快進撃は純粋に歓迎できるニュースだと思えた。しかしネイティブアメリカン教会にとっては事情が違った。ペヨーテの非犯罪化によって需要が増し、ペヨーテ群生地にまたサイコノートの人波が押し寄せることが心配で、教会はデクリム側に対し、薬草として認められるもののリストからペヨーテを除き、ウェブサイトのペヨーテの画像を削除するよう要請した。

デクリムは板挟みになってしまった。運動支持者はまさに先住民文化を心底尊重し、人種や帝国主義、植民地主義といったあらゆる問題を強く意識しているような人々だ。それがアメリカ先住民という、彼らとしてはその伝統や知恵に敬意を払っているだけでなく、エンセオジェンの使い方を見習おうとする民族グループと衝突することになったのだから。それでも、ペヨーテを非犯罪化リストからはずしたり、人種によって入手を制限したりするのは、この世界に「犯罪になる」植物などないというデクリムのシンプルで美しい主張に泥を塗ることだ。

どうすればいいのか？ これでアメリカ先住民が納得してくれることを願って、デクリムはペヨーテの名前に具体的に触れるのをやめ、「メスカリン含有サボテン」とした（とはいえ、オークランドやサンタクルーズの投票法案の文言には「非犯罪化する」植物の一つとして、ペヨーテの名がきっちりと挙がっていたのだが）。しかし、ウェブサイトからペヨーテの画像を削除はせず、サイトに以下のような宣言を掲載して、さらにアメリカ先住民の反感を買うことになった。

「したがって、聖なるサボテン、ペヨーテは、特定の人種、国、部族、宗教組織に所属するものではない、というのが〈自然の非犯罪化〉運動の立場です。ペヨーテは全人類への母なる大自然からの贈り物であり、私たちは、生きとし生けるものが共有して暮らすこの地球の管理人たる人類にペヨーテが伝える霊的な啓示や重要なメッセージによって、人々が覚醒できるよう、全力を尽くしていく所存です」

「デクリムは先住民の顔を平手打ちしたんです」ネイティブアメリカン教会の信者の一人、ドーン・デイヴィスは言った。デイヴィスは〝ネウェ〟、つまりショショーニ・バノック族で、アイダホのロス・フォーク・クリーク地区の居留地に住んでいる。アイダホ大学で天然資源について研究し、博士課程を修了したところだ。研究テーマは減少しつつあるペヨーテのことだった。いずれはペヨーテも絶滅危惧種となるのではないかと彼女は恐れている。それはペヨーテ信仰とそれを生んだ宗教を壊滅させる呪いになりかねない。[※23] ZOOMで話をするあいだ、私が尋ねる前に彼女のほうからデクリムを話題にした。

「今では、居留地に住む部族メンバーである私より、オークランドの住民のほうが、ペヨーテを手に入れやすいんですよ」オークランド市民と違ってアメリカ先住民には、一九九四年のアメリカ・インディアン信教自由法改正法の規定により、ペヨーテを栽培する権利がないからだ。しかもペヨーテを使うには、部族の一員で、教会の信者であることを証明しなければならない。

「私たちは、一夜の戦いでペヨーテを使う権利を手にしたわけじゃない。軽い気持ちで市役所に行って投票する、そんな簡単なことじゃないんです。ペヨーテに対する私たちの権利を確保する一世紀にわたる戦いのあと、四年間必死に努力した」

デイヴィスは自宅のデスクで話をしていたので、幼い娘がときどき画面の前にさっと飛び込んできて、母親の気を逸《そ》らそうとした。丸い顔に無邪気な表情を浮かべ、ロングの黒髪を真ん中で分けている。スティーヴン・ベナリーがそうだったように、デイヴィスもそれほど儀式に対して積極的ではなかったが、理由は少し違っていた。

「儀式体験を話したい人はそう多くないんです」彼女によれば、ほんの小さいときに両親に連れられて集会に参加し、一二歳になったときから少量のペヨーテをあたえられるようになったが、それが普通だったという（デイヴィスを妊娠中だった母が祖母の通夜に出席したので、じつは子宮の中でペヨーテの洗礼を受けていた）。

「儀式のあいだどんな気持ちだったか、とよく訊かれますが、私にしてみればそれはとても個人的な経験で、自分でも完全には理解できないんです。だけどそれをどう解釈するかは私の問題です。他人に解釈してほしくはない。

ペヨーテを物としか見ない人が相手のときはとくに、それがどんなに神聖で重要なものか説明するのはとても難しい。ペヨーテ自体いろいろなことを悟っている、私にはそんな気がします。物ではなく、自分の親戚とか、長老みたいな感じ。ペヨーテの癒しの力をこの目で目撃しました。そういうことを全力で尊重したいと思います」

デイヴィスは、先住民のあいだでペヨーテの需要が高まっていることに加え、昨今の供給システムには大きな欠点があり、そのせいでペヨーテが足りなくなって、信仰自体が持続できなくなるときが来るのでは、と心配している。免許を持つペヨテロはわずか四人で、彼らがペヨーテを収穫して教会の信者に売るのだが、とても持続可能とは言えないシステムだという。急いで収穫することが多く、サボテンを傷つけて再生できなくしてしまうことがあるのだ。しかし、問題はそれだけではない。棘のないサボテンなので家畜に踏み荒らされること、ペヨーテ生息地に風力発電が設置されるなど、開発の波が押し寄せてきていること、幻覚剤の人気の高まりとともに密採が増加していること。アメリカ先住民自身にも、資源減少に責任があるとデイヴィスは認める。「消費を減らすことについて、部族間で話し合いがおこなわれています。毎週末に儀式に参加している人がいるんですよ。私は彼らを〝食べすぎさん〟と呼んでいます。私自身は自分が食べる量をよくよく気にしています。あの薬草がどれだけ遠くから運ばれてくるか、わかっているから。でもペヨーテ群生地に行ったことがない先住民が多く、そういう人たちは植物としてのペヨーテと絶縁してしまっているんです」だからこそ、デイヴィス自身顧問を務めている先住民ペヨーテ保護構想（ＩＰＣＩ）の存在が重要なのだ。この組織がアメリカ先住民をペヨーテ生息地と再びつなげる役割をする。教会が所有する六〇五エーカーの土地に巡礼して、自分の手でペヨーテを収穫する機会を提供してくれるからだ。

私はデイヴィスに、ペヨーテ不足を解消するために栽培する可能性について尋ねてみた。これまで私が話を聞いた大部分の先住民たちと同様、彼女も、温室育ちのペヨーテが野生のものと同じだとは思えないようだった。「ペヨーテがどうやってメスカリンを生成するのか、まだわかっていません。野生のものでは、ウサギか、ビャクシンか、土か、渡り鳥か、雨か、あるいはそのすべてが関わってできあがるのかもしれない。原産地から切り離されてしまったペヨーテは、別物になるおそれがあります。

マーティン・テリーがペヨーテを栽培する様子を撮影したビデオを観たことがありますが、なんと三種類もの鍵をかけた温室で育てられているんです。かわいそうなペヨーテを眺めながら、なんてつらい目に遭わされているんだろう、と思ったものです」とはいえ、屋外の苗床でサボテンを育て、群生地に植え替えることには理解を示す。「でも、野生のものを維持することを、まずは優先させるべきです」

それには私のような白人にもすべきことがあるとデイヴィスは考えていて、彼女が幻覚剤学の学術会議での講演会を引き受けるのはそのためだという。彼女のメッセージはこうだ。「ペヨーテを放っておいてください。もちろん、みなさんはこんなメッセージを聞きたくはないでしょう。でも、ペヨーテは万人のための薬草ではないし、ラブ&ピースのために使うものでもないんです。メスカリンが必要ならいくらでも合成すればいい。でも、どうか野生のペヨーテには手を出さないでください[※24]」

デイヴィスとベナリーと話をしたあと、私は、非先住民がペヨーテを使うことを文化の盗用の一例と呼ぶのは大きな間違いだと気づいた。たとえば慣習にしろ儀式にしろ、文化表現が盗用されたとき、その文化が損なわれたと言う人もいるだろうし、そんなことはないと言う人もいるだろう。そこには議論の余地がある。しかし、その文化表現自体は、たとえ誰かに借用されても、あるいは真似されても、消えることはない。

しかし、現在のペヨーテの場合はそうではない。ここでは盗用は、利用される対象物に限りがある中でおこなわれる。つまり、現実に数がどんどん減っている植物が使われてしまうのだ。これまでにも私たち白人はアメリカ先住民から、暗喩にとどまらない、形あるものを数々奪ってきたが、ペヨーテを食べることもその一つである。私のような立場の人間にとっては、ペヨーテを食べないという行動を率先してとることが重要なのかもしれないと、だんだん理解しはじめていた。

私が話を聞いたすべての先住民が、ティピーの中で何が起きているか話すのに躊躇《ちゅうちょ》を見せたわけではないし、その人が「正しい魂の持ち主」なら、白人を儀式に立ち会わせることもやぶさかではない、と言ってくれる人さえいた。

サンダー・アイロン・ロープは、サウスダコタ州ブラックヒルズに住む五一歳のティートン・ラコタ族で、ネイティブアメリカン教会サウスダコタ支部の支部長であり、先住民ペヨーテ保護構想の中心的人物でもある。彼はZOOMでのインタビューのためにわざわざラピッドシティまで車で出向いてくれた。居留地はインターネット環境があまりよくないからだ。寛大なアイロン・ロープはこちらが拍子抜けするくらいオープンで、ベナリーやデイヴィスが話したがらなかったような質問にも応じてくれた。ペヨーテの儀式をおこなっているときにティピーに入れてもらえないかとお願いすると、彼は黙って考え込み、やがて試しに説明を始めたが、私の話や考え方にはおわかりいただけないところもあるかもしれません、と前置きをした。そのときの話の一部をここに紹介する。

ティピーに入りたいなら、まずは物の見方《マインドセット》を変えなければなりません。先住民は、人は母なる大地の上に生まれ立っていると考えています。われわれは風を感じ、風は話をする。太陽はある方向から昇って、ある方向に沈む。だからわれわれは、母なる大地で作った三日月形の祭壇を地面に建てるのです。そして、祖父なる炎がわれわれに話しかけ、心を通わすことも知っているので、祈りを捧げながら火を熾《おこ》し、供物を捧げます。儀式の途中で、土、火、水、風の四元素がやってきます。それから、祭壇に薬草を供えます。

それを祖先の肉体と呼ぶ者もいます。事実そのとおりですからね、そして同時に精霊でもある。ペヨーテを使ったとき、人によって体験はまちまちです。それはさまざまなレベルであなたに話しかけます。あなたが見るべきもの、感じるべきもの、体験するべきものは何か、教えてくれるのです。ペヨーテは、あなたが自分で自分を知る前に、もうあなたのことを知っています。いわば鏡のようなものです。人は朝起きると鏡を見て、身だしなみを整え、歯を磨き、見た目は大丈夫か、つまり人前に出て恥ずかしくない格好かどうか確認する。でもペヨーテは、あなたの内面を、あなたの心の奥や精神性を見せてくれる鏡です。ペヨーテはあなたのことを知っているのです。

ですから、あなたが頭の中で何か考えはじめると、そう、たとえば治療したいところとか、悩んでいることとか、言いたいこととかを思い浮かべると、ペヨーテはあなたの心の声を聞けるようになります。精神疾患マニュアルのＤＳＭを開いて診断をくだすのとはわけが違う。

事物と話をし、あらゆる物事に命を感じること、それがわれわれの生き方なのです。

集会では、たいてい誰かがこんなふうに切りだします。なぜわれわれはこうして集まっているか？　すると、答えが返ってくる。それは俺が問題を抱えていて、助けてほしいからだ。問題とは、たとえば病気、離婚問題、ＤＶ、あるいはアルコール依存症です。そのために祈ってほしいんだ、と彼は言う。その人物は特定の位置に座ることになります。

ティピーは家族を、家を象徴しています。中心にある支柱は、家の土台である女性を表します。周囲を囲む天幕は、女性や内側の炎を守る男です。炎は祖父、出入り口のフラップは祖母、その両方が遠い昔から家族の祈りを導いてきたのです。そしてティピーを留める小さな杭《くい》は全部子供たちです。ですから、ティピーの中に入るということは、助けを求め、祈りを求めて、その精神的な家族の一員になるということです。われわれはみな、好むと好まざるとにかかわらず、つながり合っているのですから。

瞑想するあいだ、気持ちがよそに逸《そ》れてしまう人もいます。何かを見、聞き、匂いを感じてしまうのです。しかし仲裁人が、目的があってここにいるはずだと注意をうながし、目的に集中するよう彼らの意識を引き戻します。歌や祈り、太鼓が、人々の集中力を高めてくれます。

家族みんなで祈るという概念――政府はこれを抑圧し、破壊しました。子供たちを寄宿学校へ送り、神聖な髪を切ったのは、そのためです。髪を失うことは、心のアイデンティティを失うことでした。ですからあの出来事のあと、たくさんの癒しが必要でした。それは酒が居留地に持ち込まれたときも同じです。酒は先住民たちの魂を奪いました。それだけじゃない。ほかにもいろいろなものがやってきて、さまざまなトラウマが生まれました。しかし、「ペヨーテ儀式を守ることは」当初は魂の闘いであり、それは今もそうなのです。

いつの日かあなたもどこかのティピーでわれわれとともに座ることを許され、われわれの話を少しだけ実感できるようになるかもしれません。

だがときには、何かに敬意を示すには、とにかくそれに近づかないことが大事なのです。じつは、私の父には従軍経験があり、私が子供の頃には、父のクローゼットに銃がしまってありました。そして、父のベッド脇には、植物の種子でこしらえたビーズが置かれていて、父はそれで工芸品を作っていました。幼い頃、私はよくそこに行き、ビーズに指を突っ込んで遊んでいました。ある日、帰宅した父が言ったのです。「おい、俺のビーズにさわったのは誰だ?」私は、自分だとはとても言いだせませんでした。でも、何度か父に見つかったあげく、ビーズには触れちゃいけないんだと思い知り、父の部屋に行くたび、ただ見るだけになりました。そういうことです。

何かへの敬意を示すには、それに近づかないのがいちばん、ということがあるんです。

サンダー・アイロン・ロープの話で、私はこれまでになくペヨーテ集会の真髄に近づくことができ、おそらく将来的にも、私がここまでティピーに近づけることはもうないだろうと思えた。それに、アイロン・ロープが最初に注意したように、彼の話には完全には理解できないところが多々あった。

ただ、二〇一三年に出版されたある学術書に、いくらか光明を見いだした。ジョセフ・D・キャラブリーズ著『*A Different Medicine: Postcolonial Healing in the Native American Church*（異なる医療　ネイティブアメリカン教会における植民地時代以降の癒し）』）である。キャラブリーズは医療人類学と臨床心理学を専門とする研究者で、アリゾナ州ナバホ・ネイションで二年間暮らし、臨床心理士として勤務しながら人類学者として研究観察を続け、論文を書いた。現地にいるあいだに何度かペヨーテ儀式に参加した彼の記録のおかげで、サンダー・アイロン・ロープの話の意味が少しは理解できたのだ。だから、どれだけ役に立つかどうかわからないが、一人の白人から見たペヨーテ主義、西欧の心理学や人類学を通して眺めた先住民の儀式を紹介したい。

ペヨーテは全知の精霊であり、人々の心を見透かし、本人以上に本人のことを「知っている」という、サンダー・アイロン・ロープと同じ信念を、ナバホ族の多くが持っているとキャラブリーズは知った。人の過ちを暴き、それと向き合わせる力を持っているというのだ。ネイティブアメリカン教会の信者にとって、ペヨーテは超自我と同じような働きをし、〝透視力〟持つと著者は示唆する。子供たちは「ペヨーテの精霊は、父さんや母さんがそこにいなくても、おまえの行動を見ているぞ」と教えられ、この信念を共有している。植物を全知の精霊と考えるなんて非現実的だと思えるかもしれないが、実際、超自我（社会の道徳観や倫理観を私たちに思いださせる内なる声）のような心理学的概念とどこが違うというのか？

キャラブリーズの報告を読んで強く印象に残ったのは、ペヨーテに含まれる〝ドラッグ〟は、社会規範を崩壊させるのではなく、むしろ強化するものである、という点だ。彼は指摘する。「ネイティブアメリカン教会は再活性化運動として設立され、個人の治癒、共同体の再建、家族関係の調和、神とのつながり、断酒などを目的とした」一九六〇年代西欧における幻覚剤の持つ意味合いと比べ、アメリカ先住民コミュニティでのペヨーテの役割は明らかに保守的なのだ（そして、幻覚剤体験におけるセットとセッティングの重要性を改めて思い知らされる）。ネイティブアメリカン教会のペヨーテ利用法は、ドラッグを倫理的に使う、いわばロールモデルである。

そういうモデルが存在すること（しかもそれがわれわれとは別の伝統文化に存在すること）を踏まえ、私たちは〝ドラッグ〟の概念そのものについて、考え直す必要があるだろう。西洋では、ドラッグというと即、道徳的に悪いものと考える短絡的な思考について、ドラッグを快楽主義や現実逃避、感覚麻痺志向と結びつけて理解しがちだ。ペヨーテ儀式を見た昔の白人たちは、ドラッグが鎮痛剤として使われているとしばしば考えていたが、じつは「ペヨーテは感覚を鈍らせるのではなく、かえって鋭敏にする傾向がある」とキャラブリーズは書いている。幻覚剤体験は、一般に違法薬物に対して人々が期待する効果とは正反対に、つらいものになるおそれもある。また、西洋人は薬と宗教を切り離して考えがちだが、アメリカ先住民にとって（多くの伝統文化と同様）、治療するときに何より重要なのは宗教なのだ。両者の切っても切れない関係についてはインディアン保健局が正式に認めていて、今ではその保健局が、ある種の治療に利用されるペヨーテ集会（と儀式のための発汗小屋《スウェット・ロッジ》）の費用をまかなう。想像しがたいことだが、ペヨーテ・サクラメントを使う宗教儀式のための〝顧客コード〟が存在するというのだから驚く。

ペヨーテ儀式がおもに癒すのは、集団および個人が示すさまざまなトラウマ症状で、公権力が続けてきた「アメリカ先住民文化の破壊」にほかならない政策の、今もまだ収まらない後遺症である。キャラブリーズは、北米に新たな宗教が広がりはじめた歴史的瞬間について改めて書き記している。インディアンが居留地に強制的に移住させられ、ゴーストダンスが乱暴に抑圧された直後のことだ。「ペヨーテ儀式は、西欧人を駆逐して世界を変えるのではなく、一人ひとりが変化して、白人による征服後の状況を生き延び、より強力なコミュニティを築き、白人が持ち込んだアルコール依存のような植民地後に生まれた病を避ける力を手に入れることを目的とした」

ペヨーテ儀式のどんな効果がこの変身をもたらしたのか？　キャラブリーズは、彼ら自身、自分はきっと変われると思えるようになったことが大きい、と心理学的説明をしており、なるほどなと私には思えた。ほかの幻覚剤同様、ペヨーテに含まれるメスカリンは精神の可塑性を高め、摂取した人はきわめて暗示にかかりやすくなるので、新しい思考や行動パターンを積極的に取り入れる傾向がある。トランス状態にあるとき、自分自身に対する凝り固まった概念（「酒がないと一日だってやっていけない」とか「私は無意味な人間だ」などなど）が緩んで、新たな自己評価を構築しやすくなり、まったく別の人間に生まれ変わったと思い込むのが典型的なパターンだ。グループというセッティングは違えども、このモデルは、現在も西洋で実践されている「幻覚剤セラピー」ときわめて近い。

しかし、ペヨーテ儀式の場合、グループというセッティングは欠かせない。みんなが同じ音楽や祈りの言葉を聞き、同じ炎を見つめ、同じ脳内化学の変化を経験しながら、コミュニティ内で治療プロセスが展開されることが、個人の新概念の構築をさらに補強するのだ。同時に、祈りを受ける人にグループの注目が集まることもまた、強化につながる。こう聞くと、アルコール依存症克服の自助グループ、アルコホーリクス・アノニマス（AA）のミーティングとどこか似ているように思える。そこでも変身と再生の物語が構築され、コミュニティの承認によって強固なものになるからだ。ただしペヨーテ儀式の場合、全員が変性意識状態にあるせいで、儀式のパワーは計り知れないほど大きくなる。

私からすると、ペヨーテ儀式について調査するなら、こうした何らかの説明にたどり着かないと中途半端な気がするが、ドーン・デイヴィスやサンダー・アイロン・ロープがそれをよしとしない理由もよくわかる。私が調査を始めたばかりの頃、ネイティブアメリカン教会のペヨーテ使用の権利確保のために骨を折った、ジェリー・パッチェンという白人弁護士にインタビューしたことがある。これまで数えきれないほどペヨーテ儀式に参加してきた彼は、電子メールの中で、とまどいを隠せないようなことが起きた儀式の夜のことを書いていた。朝になって儀式が終わり、ティピーのまわりをみんながうろうろしていたときに、あるナバホ族の若者に儀式について説明を求めたという。

「それがあんたたち白人の困ったところだよ。何でもかんでも知りたがる。俺たちはただ経験するだけさ」

6　小休止：メスカリン体験

ちょうどこの頃、幸運の女神がわが家の玄関先に硫酸メスカリンの大きなカプセルを二つ、配達してくれた。幻覚剤コミュニティにおける贈り物文化は今も立派に健在だということがこれで証明された。私がメスカリンに関心があると知ったある友人が、どこからか調達してくれたのだ。それを合成した化学者はその友人の知人なので、ＬＳＤやその他のまがいものかもしれないという心配はなくなった。メスカリンの場合、そういうことがままあるのだ。サンペドロもペヨーテもまだ試したことはなかったが、純粋なメスカリンと比較できるのだろうか。オルダス・ハクスリーと同じような経験になるのか？　私はありとあらゆることを想定しようとしたが、事前にどれだけ考えても、先は読めなかった。

トリップのために選んだ場所と時間は理想的だと思えた。気持ちのいい夏の日に、海からじかに突きだす脚柱の上に建てられた家で試すことになった。雰囲気や形状が風や潮の満ち引きによって変化する入江が窓から見え、家を支える柱にひたひたと海水が打ち寄せる。一人分しかなかったので、ジュディスは同席するだけになったが、それでいいと言ってくれた。

私は午前九時にカプセルを二個飲んだ。効果がなかなか出ない可能性があったので、最初の一時間は浜辺を散歩して過ごした。快適な休息にはなったが、私はしだいに焦《じ》れはじめた。作家のハンター・トンプソンも著書『ラスベガスをやっつけろ！』で「良質なメスカリンは効果が出るのが遅い」と書いている。「最初の一時間はひたすら待ち続け、二時間目の半ばほどまで来るといらいらして悪態をつきはじめる。なぜなら何も起きないからだ……すると突然ズドン！」

私の場合、それ以上にぐずぐずしていたし、「ズドン」もなかった。最初にメスカリンの効果を感じはじめたとき、私はテラスに出て、椅子に座って本を読みつつ、波立つ海水をぐいぐいと切り裂いていく二つの黄色い頭を眺めていた。泳ぎのうまい二人組だ。突然印刷物への嫌悪感が湧きあがり、吐き気さえもよおして、思わず本から顔を上げたところだった。本なんて読みたがるやつがこの世にいるのか？　こんな醜い黒い記号の中から意味をしつこく掬《すく》い取ろうとする、こんな作業を？　ふいに計画すべてがくだらなく思えた。そうとも、今私がやりたいこと、やる必要があることは、読書じゃなく見ることだ。紺色の海を、そこに白い線を削りだしていく黄色い頭を、家を囲うシダー材の木目や汚れを。こんなにたくさん見るものがあるなんて驚きだ！　水の上をどたどた助走したかと思うと、ゆっくりと空に舞いあがるペリカンたち。入り江に打ち寄せるさざ波にきらきらと弾け散る日光のダイヤモンド。ジュディスの薄黄緑色の靴下のはちゃめちゃな色合い。私はそのすべての虜となり、そこで見るべきものを貪り尽くすように見つめること以外、したいことなど思いつかなかった。

私はハクスリーの描写を思い出しながら、しばらくズボンの皺《しわ》を観察しようとしたが、ちっとも面白くなかった（穿《は》いていたのが短パンだったからかも?）。それでも、ハクスリーが描いたような物質世界の充実ぶりには気づいていた。立ちあがって動こうという気持ちはすっかり失せていた。ここにいるだけで、観察すべきものがあまりにもたくさんある。私はこんなメモを残している。「ここに座っているだけで充分だ。見るにも、理解するにも、経験するにも」そして一言。「現実の充分性」

その日のノートにはこの「充分性」という言葉が何度も登場するのだが、この経験の特性はまさにそこにあると私は思う。メスカリンのおかげで今その瞬間に没頭した、と言うだけではとても足りない。そう、否応なく現在という時制から逃れられなくなり、私の心は、普段は年じゅう行っている場所に行く能力をすっかり失っていた。つまり、過去につながる連想や記憶をたどって時間を後戻りしたり、期待や不安の住む未来の国へ進んだりすることができなくなったのだ。現在の最前線にがっちりと固定され、現在はすぐにでも変化してしまうというのにほかのどこにも行きたくなかったし、それだけで満足で、ほかに何もいらないと思えた。今視界にあるものが何であれ——なんて豪勢な現実という名のごちそう!——それで充分だった。

もしかすると私は、ウィルスと山火事によって閉じ込められた、不安の迷宮からの脱出路を見つけたのかもしれない。未来ばかり見ている視線（なぜなら今私たちの目の前にあるのはウィルスと山火事ばかりなので）を足元に落とすこと、ただそれだけで、パンデミックが始まって以来失っていた日々の美しさや喜びを回復できたのだ。現在という時制にある空間性が、ロックダウンによって縮こまった世界の閉塞感の完璧な解毒剤のように思えた。ハムレットの言う「無限の宇宙の王」になるとは、このことだったのではないか？

私は、現実を堪能しなくてはという飢餓感に突然駆られた人のように、そこにあるさまざまな物質に見とれた。いくら見ても見飽きなかった。潮が返すたびにできる海水の杉綾織り模様。入り江をせっせと行き交う小型ヨットやシギたち。彼方の岸辺で繁る木々の目覚ましい多様性。それを上と下から挟む、一つは海、もう一つは空の大きくて分厚い青。

ある意味、幻覚剤とはそういうものだ。本人の気分はそう変えずに（逆に興奮剤や抗鬱剤はかならず気分を変える）、周囲の世界にこれまでにはなかった性質が吹き込まれる。シロシビンやＬＳＤを摂取すると、目を向けたものが動きだしたり変身したりすることが多い。庭の植物が突然こちらに気づいて見つめ返してきたり、命を得た椅子が意地悪なことをしてきたり。幻覚剤の影響下にあるとき、物体がそのもの以上の存在になることもしばしばだ。既知の世界の向こう側を、現実世界の別次元を指し示してくれることも多い。そして私たち自身、指示に従ってそこに行けることもある。

でもメスカリンはそうではない。まわりの物質はそういう場所を指し示さない。いや、それらはおのれ自身を力強く強調し、いつも以上にそれ自身になるのだ。メモには「俳句意識！」という謎めいた言葉があったが、今思い返すと、そのときの感覚をとらえようとしたなかなかの名言だと思う。その日は世界のすべてがそうした禅的なあからさまな存在感、ある種の内在性をあらわにしていたからだ。

　詩人のロバート・ハスは俳句のこの側面について論じており、仏教の宇宙観では創造主は存在せず、そのため自然には高次元の意味はないということが論拠となっている（アメリカ先住民には〝大いなる創造主〟は存在しているが、大自然はやはりそれ自体で完結していると考えられていて、グレートスピリットを表象するのではなく、それが体現化したものとされる）。対照的に、キリスト教の物質概念では、自然は天から下ったものであり、のちにロマン主義によって、自然は贖罪を授け、克服の手段となるとされた。しかしいずれにせよ、西洋文化では、自然がおこなうのは何かを表し、指し示すことであり、私たちがあたえた意味によってその本質が見えなくなってしまっている。

　そういう意味や象徴性、ユダヤ・キリスト教文化のかさぶたを自然界からすべて引っ剝《ぱ》がして作品を作った詩人がウィリアム・カーロス・ウィリアムズで、彼こそはメスカリンの守護聖人だとその日の午後に結論した（一方、ＬＳＤやアヤワスカ、シロシビンの守護聖人は、ブレイク、ホイットマン、ギンズバーグといった幻視詩人だろう）。ウィリアムズは一度ならず物質をありのままに表現しようと試みたが、なかでも成功しているのは手押し車の描写だろう。

あまりにも多くを
託されている
赤い車輪の
手押し車
雨の被膜に
覆われて
白い鶏たちの
横で

メスカリンを摂取した後日、ウィリアムズを再読してみると、なんだか冷淡な感じがするといつも思えたその詩に、まったく違う印象を抱《いだ》いて驚いた。これはあのときの私と同じ目で見たものだ！　特定のある一瞬に見えている世界とそこにある物質のむきだしの〝存在性《イン・ネス》〟。俳句意識である。

そして同時に、この詩や、メスカリンを摂取したときの世界いずれについても、指摘しておきたいことがある。たとえそれがどんなに美しくても、心がもう一杯いっぱいになってしまうのだ。強烈さのせいか、はかなさのせいか、何なのか私にもわからない。しかし、メスカリンの効果が強くなるにつれ、物質のインネスや内在性を楽しんでいた当初の気持ちが、自分でも表現できない悪寒、あるいは心に兆す影へと変化していた。やがて、また別の詩人の言葉が頭に思い浮かんだ――「存在する物の莫大さ[※25]」。

効果のピークが近づき、状況が思わしくない方向に向かいだすと、今度はこの「存在する物の莫大さ」が私を圧倒しはじめた。ハムレットが無限の宇宙の王になると言ったとき、ただしそれには条件があるということをさっき私は言い忘れていた。すぐあとに「悪い夢さえ見なければ」と台詞《せりふ》が続くのだ。まさに悪夢だった。今や何もかもが現実以上に現実的で、私には処理しきれなかった。感覚が全開になり、指数級数的にすべてが意識に入り込んできた――たくさんの色、たくさんの輪郭、たくさんの質感、たくさんの光。ハクスリーの描写を借りれば、「ほとんど恐ろしいまでに見事であった」。たしかに。すべては簡単に引っくり返って恐怖と化す、そんな気がした。

ハクスリーはトリップを経験して、通常の意識は減力化あるいはフィルター作用によって私たちを現実から保護する役割を果たしていると理解した。彼はこれを「減量バルブ」と表現したが、このメタファーはまさに言い得て妙だったと思える。知覚の扉を開くのは文字どおりすばらしい体験だが、通常の意識というフィルターがなければ、「居心地のよい象徴の世界で多くの時を過ごすのに慣れている精神には耐えられぬほど大きなリアリティの圧力にうちひしがれ、崩壊するという」恐怖がやってくる。

私は今その状態にあり、つかの間、ある種の狂気のようなものを感じていた。一人称たる自己はまだそこにあったが、意志はすべて消え、無限の現実の襲撃から自分を守るにはあまりにも受け身すぎた。だから目を閉じ、次々に流れ込んでくる知覚データが意識に氾濫するのを止めようとした。それで一休みはできたが、一瞬のことだった。今度は垂直に続く巻物の上で、ヒンドゥー教の細密画を思わせる、タントラかヨガのポーズで絡み合ったり踊ったりしているいくつもの体の複雑なパターンが頭の中で展開しはじめた。瞑想して頭の中を空っぽにしようとしたが、今度は瞑想する〝私〟が私自身だと認識できなくなった。それは変化し続け、見たこともない人物が次々に現れては私の頭の中で瞑想する。いちばんはっきり覚えているのは、白い民族衣装を着た南米の若い女性で、私が本で読んだりインタビューしたりした先住民のメスカリン使用者と関係がありそうに見えた。そのうち、目を閉じていると、開けているより耐えがたいとわかった。今や、感覚や外世界の現実に代わって、感情のダムの水門が大きく開き、失った人や遠く離れてしまった人を想ううねる波のごとき悲しみが、知っている人にしろ知らない人にしろ、あらゆる人々が現在、過去、未来に被る苦痛に対する無限の哀れみが、これ以上の苦しみに襲われたらどんな人でも頭が割れてしまいそうなほどの苦しみが、頭に氾濫していた。こんなにたくさんの苦痛を抱えたら人は死んでしまう、そう思えた。

私はまた目を開けた。感情や記憶、空想の洪水より、感覚の減量バルブを開けて起こるそれのほうがまだ抵抗できるかもしれないと判断したのだ。目蓋《まぶた》がこんなになくてはならないものだと思えたのは初めてだった。これこそ、意識のチャンネルを変えるための強力なテクノロジーだ。

それにしても、私の脳はどうしてしまったのだろう? 外界(と内面)には人の意識が知覚できる限界をはるかに超える量の刺激があるという考え方は、脳神経学における予測符号化理論と一致する。この理論によれば、人間の脳は、外界に何があるか、あるいは無意識に生じる感情が対象であれば内面に今何があるか、最善の予測をしようとするが、これを裏づけるため、もしくは訂正するために必要な最小限の情報だけを受け入れるという。こうした、現実にまつわる脳からのトップダウンの予測やこうなるはずという事前信念は、知覚体験や心理体験のいわば地図のようなもので、実際の行動領域内をそれを使ってうまく動きまわれる限りは、不必要に細かい情報でシステムを氾濫させる必要はない。人間の意識は自然淘汰によって、かならずしも現実に綿密に対応するのではなく、そこにある全情報の中から、うまくやり過ごすのに必要なものを、ハクスリーの表現を借りれば「ほんの一滴」だけ受け入れることで、生存率を最大限にするように形作られてきたのだ。

幻覚剤は、二つのやり方のいずれかで、このシステムを混乱させるらしい。たとえば、雲の中に顔が見えたり、音符が楽譜から飛びだしてきたり、何もないのに誰かにつけられているような気がしたりするとき、あなたの脳の現実予測能力は故障している。ＬＳＤやシロシビンの影響下にあると、この手の魔術的思考が起きる。脳からのトップダウンの予測が、感覚器官を通じて外界から入ってくるボトムアップの情報によって、もはや適切に抑制されたり、訂正されたりしなくなるからだ。

しかし、ハクスリーの描写や私の経験が典型的なものだとすれば、メスカリンを摂取した脳ではまったく違うことが起きている。ここでは、感覚や感情のボトムアップの情報が意識にあふれすぎて、脳の予測や地図や信念や「心地よいシンボル」、つまり外界および内面世界をコントロールするのに私たちが使うあらゆるツールを、次々にやってくる大波のような驚きや畏怖の念で押し流してしまうのである。

幸い、そういう圧倒的な効果のピークは長くは続かず、やがて私は足場を確保し、やってくる情報の中を溺《おぼ》れずに進めるようになった。効果はさらに続き、私は十二時間の航行をのんびり楽しむことにした。もしあなたがそれを楽しめるのなら、おしなべて幻覚剤は持続性という点でじつに気前がいい。精神の操縦桿《かん》を取り戻したいま、何をじっくり見たり考えたりするか、自分で選ぶことができた。その日の午後はやけにおしゃべりになり、ジュディスとの親密なひとときを楽しんだ。一緒に音楽を聴き、これまでになく音やアレンジの一つひとつに敏感になった。遅い午後の陽ざしが家の中に斜めに差し込むと、そこにできた影について思いをめぐらせ、その影がみずからの主《ぬし》とも言えるさまざまな物体一つひとつを、ときに皮肉っぽく、ときにユーモラスに、ときにふざけて解説してみせる様子について考えた。では音符はどうだろう？　音にも影はできるのだろうか？　私は耳を傾けてみた（間違いなくできる！）。窓から入り江を眺め、刻々と変化していく色やムードを記憶に刻む。メスカリンによって私の心は大きく開き、それは私の感覚の窓についてもそうだった。味わい、楽しむべきものがここにはたくさんある。ジュディスの横で過ごすこの場所に、このひとときに。

その午後、少々ぞっとする考えがふと頭に浮かんだ。死期が間近だったとしたら、たとえば数週間、あるいは数日後にその日を迎えると知りながらこの場所でこのひとときを過ごしたとしたら、どんなふうに感じるか？　すべてが途轍もなく貴重で痛切に感じられるだろう。どの光景一つとっても天からの贈り物のように思え、五感を通じて大切に味わうはずだ。あの青いボウルに盛られたスモモのかすかな香り、引き潮のときまるでガラスのような海面に映る雲、入り江を渡るカモメの物悲しい啼《な》き声。今の心情とまったく同じなのではないかと気づき、胸を揺さぶられた。

だったらいつもこんなふうに感じられてもいいのでは？　だが、そうなれば相当消耗するだろう。こんなふうに延々と観察を続けるばかりの日々になるのだから。通常の意識は、何かを「する」代わりにそこに「いる」――眺める――ことに集中する、このたぐいの知覚を進化させることはなかっただろう。しかし、だからこそ、これはメスカリンという物質、そしてそれを生成する驚くべきサボテンが私たちにあたえてくれる恩恵だと思える。それは知覚の扉をぶち壊して全開にし、目の前にあるのにめったに見られないこの真実に私たちを目覚めさせてくれる。これこそが私たちの住んでいる場所なんだ、私たちはやがて来る死の暗い影の下で、こんなに貴重な贈り物に囲まれて生きているんだ、と。

だから私は、メスカリンの効果が消えたあと、そのときに学んだことを忘れないよう、こう書き記した。「メスカリンは壁の中の扉を私に示してくれたのか?」示してくれたのだとしたら、その扉はむしろ鏡に近かった――サンダー・アイロン・ロープがそう私に教えようとしたではないか! なぜなら私が学ぶべきことはすべて、扉の向こう側ではなく、ここに、すぐ目の前にあるのだから。それも、最初からずっと。

7 サンペドロから学ぶ

私がインタビューした先住民の人々は、メスカリンという化学物質にも、それを飲んで私が体験したことにも、まったく興味がなかった。彼らにとっては、パワーはペヨーテにしろサンペドロにしろ、儀式で威力を発揮するそのサボテンの中にあるからだ。

私はこれまで以上に儀式に参加したいと思った。しかし、パンデミック下でテキサスに行く交通手段を確保する、あるいは混み合うティピーの中で一晩過ごすといった問題を別にしても、今やアメリカ先住民たちからの戒めについて考慮しなければならない――ペヨーテ儀式を尊重するつもりなら、白人としてはそれにとにかく近づかないこと。ペルーに行くのはありえなかった。ペルーはウィルスが最も蔓延している国の一つだ。ドン・ビクトルが次にいつバークレーに来られるか、もはや誰にもわからない。しかし私は、彼のもとで修業した〝薬草の運び手〟に関する情報を手に入れた。彼女は現在、飛行機を使わなくても行ける場所でワチュマ儀式（彼女はけっして「サンペドロ」という単語を口にしなかった）を執りおこなっていた。私たちは電話で話をし、やがて彼女の自宅の庭やわが家の庭のような屋外で会うようになった。

タロマと呼んでほしいと彼女は言った。ヒーラーの仕事を始めたのは三〇代だったという。当時彼女は離婚したばかりだった。「ひどい時期でした。安手のモーテルを転々とし、ファストフードを食べ、一人ぼっちだった」ある日、カリフォルニアのビッグ・サーをドライブしていると、エサレン研究所の看板が目に入った。その伝説的な静養施設ではちょうどその頃、人間性回復運動が産声をあげた。興味を引かれて立ち寄ってみたが、入口で追い返された。ワークショップの参加者しか敷地内に入れなかったのだ。彼女はパンフレットをもらって引き返した。しかし、道路を数マイル行ったところにある町で車を降りたとき、うっかりキーを車内に置いたままロックしてしまった。レッカー車を待つ数時間のあいだ、手元にあったのはエサレン研究所のパンフレットだけだった。

「いかにも胡散臭い秘儀だの超常現象だのが並んでいました」タロマは思い返す。彼女はエサレンに通うタイプの人間ではなかった。強い麻薬にはいっさい手を出したことがないし、大麻さえ吸ったことがなかった。合理主義者を自認していたから、「魂だの精神エネルギーだの」を信じる気にはなれなかった。それでも有機野菜や温泉は魅力的で、エサレンは避難所として完璧に思えた。だから「内なる子供を癒す」という一週間のワークショップに申し込んだ。それをきっかけに自分を癒す旅に出発し、やがて天職を見つけたのだ。つまり、「薬草の師」と彼女が呼ぶものの助けを借りて、今度は自分が他者を癒す仕事である。

タロマはその後数か月間エサレンで暮らし、庭仕事を担当することになった。「あれで人生を救われたんです」ビッグ・サーにいるあいだに「赤い道」に導かれた。リトル・ベアーという名の老先住民のもとで学び、ビッグ・サーの背後にあるサンタ・ルシア山で、いわゆる通過儀礼である一連のビジョン・クエストをおこなった。大自然の中でまず四日間断食し、次に七日間と、少しずつその期間を長くしていくのである。彼女は発汗小屋《スウェット・ロッジ》にも参加した。

ビッグ・サーを去った日、危うく命を落とす経験をした。乗っていたジープが国道一号線で三回引っくり返り、そのまま海に落ちかけたのだ。意識を取り戻す前に、遠くに明かりが見えるトンネルにいたことを覚えているという。タロマは首を骨折し、大手術のすえ、やっと動けるようになった。長年続いた回復までのつらい道のりのあいだ、彼女は先住民が儀式で使うアヤワスカ、ペヨーテ、ワチュマ、タバコといった精神活性植物のヒーリング・パワーを発見した。こうして「治療の道」を歩みはじめたのである。

タロマは頬骨が高く、長いストレートの黒髪を真ん中分けにしているので、アメリカ先住民とよく間違えられる。実際、彼女にはさまざまな人種の血が流れていて、基本的には日系アメリカ人ではあるが、家族に伝わる話ではアメリカ先住民の先祖もいたという。しかしこのことに触れるときにはいつも、「私はアメリカ先住民ではありません。彼らの苦難を経験してはいないし、その文化の中で育ったわけでもない」と付け加えるのを忘れない。先住民文化に心から敬意を払っているから、それがどこだろうと彼らの土地で儀式をおこなうときには、事前に地元先住民の祝福を受けるようにしている。

治療の道に足を踏みだして以来、二つの異なる系統の先達のもとに弟子入りした。一つは「イツァチラトランの聖なる炎」で、これは、儀式や薬草の利用法を一本化して、南北アメリカの先住民文化を統合しようとする、メキシコに本部を置くかなり新しい宗教運動である。もう一つは、ペルーの伝統的なワチュマ儀式で、ドン・ビクトルとその師ドン・アグスティンに師事した。タロマが自分で儀式をし、治療をおこなう準備が整ったと思えたのは、二〇年間修業を続けた後のことだった。

彼女がともに作業をしてきた薬草の師の中でも、やはりワチュマは特別な存在だ。「どの植物にもそれぞれ独特の精霊が宿っています」彼女は言った。「私はずっとワチュマと心を通じ合わせてきました。ワチュマは生き延びようとする何事にも屈しない強い精神力を持っているからです」それは本当だ。ワチュマサボテンをカットして、地面でも歩道でも、日向《ひなた》でも日陰でも、どこに置こうとも、それはすぐに新芽を出す。しっかり冷凍でもしない限り、ワチュマはどこでも育つ。町でも田舎でも、山でも海辺でも、屋内でも屋外でも。水やりされれば大喜びするが、一滴も水をあたえなくても何か月でも生き永らえる。どんな切り傷からでも新しい芽を出し、しかもサボテンにしては速く成長して、一年でゆうに一フィート〔約三〇センチ〕は伸びる。壮麗な花を咲かせ種も作るが、おもな繁殖戦略は、災難を被ることに頼っているかのように見える。山刀で叩き切られたり、風で折れたりすることが最大のチャンスなのである。ワチュマは、たとえ何が起きても難なく乗り越え、それを新たな命を生む絶好の機会にしてしまう。のんびり屋で弱々しいペヨーテと比べ、ワチュマはまさに不屈なのだ。

「これこそ、今の人々に授けたい種類の薬草です」タロマは言う。「私たちにはもう避けようのない都市のエネルギーや頭上を飛ぶ飛行機、通りに響くサイレン、Ｗｉ－Ｆｉや携帯電話やらの電波を、この植物は知っています。私たちが今何に直面しているか理解しているんです。それに、とても心やさしく寛大な植物でもあります。今という時代にうってつけの薬草だと強く感じるんです」

タロマはパンデミックが始まってからずっとワチュマ儀式をおこなっていなかったが、八月末に久しぶりの開催を計画していて、私はジュディスとともに招待されて大喜びした。ウィルスに配慮して、徹夜の儀式は屋外で、ソーシャルディスタンスを適切にとっておこなわれる予定だった。参加者はマスクを着用し、薬草は聖杯をまわす代わりに一人ひとり紙コップで飲む。また、開催日の二日前に、全員がウィルスの検査を受けることが義務づけられた。

儀式の一週間前、ジュディスと私はネットでＣＯＶＩＤ－19検査キットを購入した。夜寒いといけないので、新しい寝袋も買った。タロマの〝アイユ〟、つまり儀式サークルの一〇人ほどの人々と事前にZOOMで長い時間話をし、私たちが参加する目的を説明した。儀式の二週間前、タロマと二人の助手と会い、彼女が栽培しているワチュマの大きな株から長めの枝を何本か収穫した。意外にも柔らかいそれを切るのに使ったのは、剪定ノコギリだ。大事な夜の数日前にもう一度会って、ワチュマを料理する約束をした。

ところが、儀式の前週の土曜日の夜、北カリフォルニアを激しい嵐と雷が襲った。西の空をクモの巣のように絡み合う稲妻が駆けめぐり、驚いた数百万という住民が目を覚まして、全員が同じ不安に駆られた。山火事である。わずか一時間のうちに雷が一〇〇〇回以上、晩夏のからからに乾いた一帯に落ち、何百か所という地点で火事が起きた。数日もすると煙で日光さえ遮《さえぎ》られ、空が黄色くなった。そして水曜の朝、タマラから儀式を延期するという長文の電子メールが全員に送られてきた。

「今頃みなさんも新しい一日を迎えようとしていることでしょう。精霊は、この州全土に火をつけてまわった、恐ろしいほどの雷嵐とずっと大声で話していました……時間と場所とエネルギーのある者はみな、今恐怖と不安に震えている人々のために、彼らの身の安全や家畜や土地のために、祈りを送りましょう……今は……ぜひそうしてください」

それでおしまい。無数の人々の生活に影響をあたえ、すでに何千軒という家や四〇〇万エーカー〔約一万六〇〇〇平方キロメートル〕もの森を焼き尽くした天災のことをこんなふうに考えるのは、呆れるほど狭量だとわかってはいるが、また邪魔が入ったと感じずにいられなかった。すぐに改めて計画し直すとタロマは書いていたが、今は山火事シーズンだから、屋外活動は不可能とは言わないまでも難しく、雨が期待できるようになるまで儀式はできないだろう。私にはプランCが必要だった。でも、どんなプランCがある？

8　飲酒運転

この山火事で状況が変わった。度重なる天災が、私の計画ばかりか、今や私自身も蝕《むしば》みはじめていた。パンデミックが始まってから最初の六か月間は、なんとか自分を鼓舞し続けてきたのだ。だが今、目に見えないウィルスの脅威が、目に見え、さわることもできる第二の脅威のせいで、さらに威力を増しつつあった。細かい灰が空から降ってきて植物や車を覆い、人体にも入り込んでいた。コロナウィルスはその特性上、屋外を安全な場所にしていたのに、山火事のせいで私たちはまた屋内に閉じ込められ、呼吸で灰を吸い込むとどれくらい危険なのか、いやでもネットで調べずにいられなかった。パンデミックでただでさえ狭くなっていた世界が、さらに縮こまったのだ。

山火事注意報が発令されていた。つまり、避難命令が出されたときのために、〝非常持ち出し袋〟の準備をしなければならないということだ。そして、その命令はいつ出されてもおかしくなかった。だから私たちは小さなスーツケースに必要最小限のものを詰め込んだが、何が本当に必要なのか、考えるたびに判断が変わった。

数か月前にこのプロジェクトに乗りだしたときには、好奇心が私の推進力だった。メスカリンについて調べ、一、二回は試し、サボテンについて、先住民の宗教について、意識の可能性について何がわかるだろう？　私はその「癒される感じ」が何を意味するにせよ、いまだ経験できていなかった。だがタロマにとっては、ワチュマを使う目的のすべてがそれなのだ。治療のための薬草なのだから、それ以外に何があるというのか？

儀式の準備として、まず何を祈るか考えなさいとタロマに言われたとき、頭に浮かんだのは癒すことより探求心に近い言葉だった——ワチュマは私の心について何を教えてくれるのか？　タロマは口には出さなかったが、がっかりしたのがわかった。頭の中でばかり暮らしている人だと彼女に〈正しく〉見透かされているのを悟り、少しだけ手を加えて自分自身に寄せたものにした。頭の中ではなくもっと心で生き、今の感情に正直になりたい、いや、そう祈ろう。

自分で言いながらも、こういう〝癒し〟にまつわる物言いには、どうも違和感が拭えなかった。しかし、パンデミックが始まってからの数か月間、私を衝き動かし続けてきた精神力や推進力が、山火事災害が起きたあと枯れてしまい、今の私は当初はなかった絶望感に苛《さいな》まれていた。タロマが正しいのだろうか、という思いが頭をもたげた。サボテンは、今年私たちを襲った度重なる災厄を乗り切る道筋を示してくれるのか？

最近〝トラウマ〟という言葉があちこちで繰り返される。タロマは延々とその話をし、トラウマは「体に居座り」、「エネルギーを遮断し」、存在を誰かに指摘されたり自覚したりしない限りそのままそこで化膿して、癌《がん》のような肉体的な病につながると言った。「快適でない《ディス・イーズ》」ことが「病気《ディジーズ》」に変化するのだ。自覚のないトラウマは依存症にも結びつき、人は薬物や強迫的な行動によって「自己治療」しようとする。ヒーラーはよく、薬草が「隠れたトラウマを表面化させ」、「そこに作用する」と話す。トラウマはそんなによくあるものなのか、と私は思う。トラウマとはその定義として、例外的な出来事なのでは？　今では誰もが何かしらトラウマを抱えているが、ただそれに気づいていないだけであるかのようだ。

しかし、パンデミックや山火事災害、不穏な政治情勢の真っただ中にいると、私のこんな疑問には根拠がないような気がしてきた。新聞を読んでいたら、ある心理学者が、トラウマとはかならずしもはっきりそれとわかる劇的な出来事とは限らないと説明している記事を見つけた。トラウマとはじつは、自分の力ではどうすることもできない予想外の襲撃を受けたときに襲われる無力感なのだという。それこそ現状のことでは？　それに続く心理学者の言葉のイメージが、今も頭から離れない。「酔っぱらいがハンドルを握っている車にずっと乗せられているようなものだ。その恐怖がいつ終わるか、誰にもわからない」大勢の読者が、そのイメージに自分を重ねたに違いない。疾走する車の後部座席で、関節が白くなるまで拳を握っている自分。私はそうだった。

儀式を延期するというタロマの電子メールが受信箱に届いたちょうどそのとき、私は新しい祈りを綴《つづ》ろうとしていた。正直に助けを求める祈りを。

9　プランC

「ワチュマそれ自体があなたを癒すわけではありません」とタロマは言った。「ワチュマのパワーはその微妙さにあります。たとえばアヤワスカはあなたをがっちりととらえて、好むと好まざるとにかかわらず旅に連れだしますが、この薬草はあなたの中に何も注ぎ込みません。でもあなたが受け入れれば、それはすでにあなたの中にあるものを掘り起こし、あなたが自分で自分を癒すのを手伝います。私はいくつもの奇跡を目の当たりにしてきました」

私たちは庭のテーブルを囲んで座り、ソーシャルディスタンスを保ちながら、タロマがサボテンを刻んで少量のワチュマ茶を作る様子を眺めていた。儀式が中止になったあと、私がワチュマの加工の仕方を教えてほしいと頼むと、彼女は快く個人指導を引き受けてくれたのだ。

タロマはまずバッグから乾燥セージの束を出し、火をともした。そして、その香《かぐわ》しい煙でサボテン、ナイフ、それから私たちも燻《いぶ》した。サボテンの料理法は二種類あり、タロマは両方を教えてくれた。最初に始めたのは丁寧で少々面倒なやり方のほうで、まずサボテンを一フィート〔約三〇センチ〕ほどの長さにカットし、そのあとサボテンの防衛策を順を追って取り除いていく。最初は棘だ。刺座ごとにまわりに小さく刻み目を入れてえぐり取り、くっついてきた貴重な果肉をできるだけこそぎ取る。次に、切ったサボテンを垂直に立て、長ナイフを使って、稜ごとに注意深く上から下へ削いでいき、中心部にある木質の白い芯から切り離す。芯は捨てる。

三角形の長い稜を扱いやすい長さにカットしたあと、クチクラ層を取り除く。これは硬い半透明の皮で、棘と同じように、サボテンの水っぽい果肉を厳しい外環境から保護する役割を果たしている。面倒な作業はここだ。そのクチクラ層からもできるだけ果肉をこそげるため、果物ナイフや親指の爪を使ってテープのようにそろそろとそれを剝《む》いていくのだ。防衛策を失ったサボテンの果肉は柔らかいキュウリに似て、驚くほどジューシーでしんなりしている。植物性アルカロイドがおしなべてそうであるように、口をすぼめたくなるほど苦い。お湯に浸しすぎた茶を思いだしてほしい。だが、こちらのほうがはるかに苦みが強い。

穏やかな夏の午後に、タロマと向かい合ってテーブルに座り、サボテンの果肉をスライスしてから角切りにするやり方を教わっていると、人と一緒に料理をするときにいつも感じる心地よさやとりとめのなさ、何かを生産しているという前向きな気持ちが湧いてきた。料理人がスープストックを作るために野菜を切っている光景が頭に浮かんだが、ある意味、私たちはまさにそれと同じことをしているのだった。手は忙しいけれど、それほど集中力は必要としないので、山火事のこと、レシピのこと、ドン・ビクトルのことなど、いろいろとおしゃべりした。とにかく、違法なことをしているという感じはまったくしなかった。その日の午後に何か心配事があったとすれば、自分があまりに心配しなさすぎることだったと言える。

タロマが教えてくれた二番目のやり方のほうが簡単で楽しかったが、これは木質の芯がまだできていないかなり若い株でしかできない。一フィートほどの長さのサボテンから棘を取り除いたら、あとはただそれをできるだけ薄くスライスするだけだ。すると、外縁部は明るい黄緑色で、中心にいくにつれ雪白になっていく、何十個という紙のように薄い六芒星ができる。

　タロマはこの星を背の高いスパゲッティ鍋に入れ、縁近くまで水を満たして、火にかけた。ここで家庭料理の一シーンが打って変わってにわかに儀式めく。タロマがセージに火をつけ、鍋をまた煙で燻した。それから鍋にかがみ込むと、お湯の中で踊っている明るい緑色の星たちを見下ろし、祈りを捧げたあと、スペイン語で歌をうたいだした。

　帰る前、タロマはこう指示を残した。ぐらぐらと沸騰するまで火にかけて、だいたい三日間煮ること。水の量に気をつけて、数インチぐらいまで減ったら水を足すこと。白い星が透明になったら準備完了。冷ましてから、つぶしながら目の細かい布で漉《こ》し、それをまた火にかけて、半分くらいに煮詰める。できたものは瓶詰にして、冷蔵庫で保存すること。

　タロマの師であるドン・ビクトルとようやく〝会えた〟とき、彼はクスコに、私はバークレーにいた。ＺＯＯＭはうまくいかなかったので、ＷｈａｔｓＡｐｐ《ワッツアップ》を使い、ｉＰｈｏｎｅのスクリーンでおたがい切手ぐらいの大きさに縮んで話をした。タロマが通訳してくれたが、相当苦労したと思う。というのも、ビクトルはマシンガンのようにしゃべるうえ、たがいに共有するこの世界（パンデミック下の暮らし）と、まったく共有できない世界とのあいだを自由自在に行き来したからだ。そちらの世界には、ここより高いあるいは低い周波数、異次元、前世、聖地などなどが普通に存在し、そのすべてがペルーのどこかにあるようだった。正直なところ、私は何度も話を見失い、見失っていないときも、ガブリエル・ガルシア・マルケスが夢見たような、ここととは違う魅力的な物理法則に支配された世界に入り込んでいる気がした。

話を始めるに当たって、私はまずドン・ビクトルが自分をどう呼ぶのか尋ねた。ヒーラー、シャーマン、あるいは呪術医か。「私はシャーマンではない。それはアンデスの言葉ではない。それにヒーラーでもない。私は誰も治療しない」彼はみずからをチャカルナと呼んだ。その人が行く必要のある場所へ行けるようにする人間の橋だ。「だが名前など、ただの名前だ」名前だの分類だの、そもそも合理的な考え方そのものが、すべて過去のものだと示唆した。

「今は、あまりたくさん考えたり質問したりする必要はない。それは宇宙精神や父母なる大地を理解するうえで、あまりいい方法ではない。宇宙精神も父母なる大地も、とくにこの二千年のあいだ、人間のみっちりした思考の重さに辟易している」このパンデミックは、私たちが父母なる大地から離れてしまい、「兄弟姉妹たる動植物、鉱物、バクテリア、ウィルス」とのつながりを失ってしまったしるしだ、と彼は考える。

「コロナウィルスと呼ばれるこの小休止がこれほど人類を危機に追いやっているのは、そのせいだ。今は分析したり考えたり理解したりするときではない。純粋なエネルギーで心を再び満たし、再生するときなのだ」

私の携帯の画面で長々としゃべっている男は、厳格な専門家というより、陽気で気のいい老人に見えた。七一歳のドン・ビクトルは、驚くほど皺のない、愛想のいい丸顔をしている。眼鏡をかけていて、その眼鏡はなんとなく滑稽な感じで頭の両側から後ろへゆるりと巻きついているグラスコードとつながっており、頭の上には野球帽がのっている。喜んで「いくらでも」話をすると言い、それはつまり、私の質問に答えるためなら、彼は世界（あるいはもっと遠い場所）のどこへでも自由自在に飛んで論を展開するということだった。

答えはじめると、長々と脱線してテーマからはるか遠く離れてしまうのがつねだったが、そうして遠回りしてもかならず答えらしきものに戻ってきた。その天職をどうやって見つけたのかと尋ねると、彼はまずこんな警告から始めた。「質問を一つすると、自動的に答えは九つ返ってくる。役に立つ答えはどれか知りたいと思うと、さらにもう九つ答えが現れる」

たとえば、どうやって天職を見つけたかという話は、ペルー南部のアヤビリという町で母と二人きりで暮らしていた、彼が五歳だったときまでさかのぼった。毎朝四時に起きてこっそり家を出ると、山を三つ越え、川や森を抜けて九キロメートルの道のりを走り、ティナハニのアイマラという小さな村に向かう。彼はそこで日の出を迎えた。ティナハニは壮麗な渓谷にあり、タンプ・トクォと呼ばれる複雑な形の赤い岩山が点在している。岩山には、人々が神聖視するいくつもの洞窟が穿《うが》たれていた。ビクトルは、午前中はそうした洞窟で祈りを捧げて過ごした。そこは「生命の歴史にまつわる知識を保管する、次元と次元を結ぶ入口」なのだという。インカ人はこの洞窟に死者を埋葬したので、幼いビクトルは相手が霊魂だとは知らずに、死者たちと話をした。彼はそこでハトゥン・ソンクォ（「大きな心」）という師と出会った。たぶん現実の人間だと私は思う
が、一〇〇パーセントの自信はない。毎日「三時間、彼は私に教えを授け、前世の記憶やその他、
今こうして際限なくお話しできることすべてを開示してくださった」そこには、この世は宇宙の
波動から成り立っており、低周波は怒りや暴力、制限と、高周波は愛や平和、感謝と結びついて
いる、といった知識が含まれる。

そのことがワチュマとどう関係するんですか？　ドン・ビクトルは曲がりくねった道のりを経
て、徐々に質問の答えにたどり着いた。彼がワチュマとともに作業をするのは、その薬草に私た
ちの周波数を引きあげる力があるからだという。

余計な質問になりそうだったが、彼が夜明け前にそうして遠方に出かけることを母親はどう
思っていたのか、とあえて尋ねてみた。「母は知らなかった。母だけでなく誰も。体が汚れ、服
は破れた姿で村に戻ると、すぐに裸になって村の貯水池に飛び込んで体を洗った。今でも水の冷
たさを思いだすよ。なにしろそこは海抜三九〇〇メートルの高山地帯だったんだから。ずぶ濡れ
で出てくると、村じゅうの人に見られた。母はいつもかんかんだった。先端に小さな玉のついた、
リャマの皮を三つ編みにした紐を持っていて、それでよくぶたれたものだった。だが、私がどこ
に行ってきたのか、母は最後まで知らなかった」

私は彼にサボテンの精について、それがどうやって人を癒すのかについて尋ねた。「精霊はつ

ねに私に教え諭してくれる。ワチュマの知恵をすべて学ぶには、人の一生ではとても足りないだろう」サボテンそのものは、彼自身がそうでないように、ヒーラーではなく、むしろ指南役だという。われわれは三つの体を持っている、と彼は説明する。肉体と頭脳と魂だ。ドン・ビクトルはそれを「三体」と呼ぶ（一つひとつを、「世界」を意味する〝パチャ〟と呼んだ）。「サボテンはその三つの体の周波数を少しずつ速めていき、ついにはそれぞれがただの光に、純粋な光になってしまう。啓蒙《イルミネーション》とはそういう意味なのだ」私にはもう話が見えなくなっていたが、たぶんそれでいいのだろう。「サボテンによって、人は頭脳から自分を切り離すことができる。これは頭脳ではわからないことなのだ。肉体で感じる必要がある」

トラウマに関して、ドン・ビクトルには彼なりの理論がある。「体のどこかが破壊的なエネルギーつまりトラウマの影響を受けると、心がおのれを守るために閉じてしまう。閉じた心はけっして癒せない。気持ちを表に出すこともできない。心が何も感じないと、頭脳の活動がより活発になり、実際には存在しない過去や未来にせっせと通うようになる。そして、過去を思い返すこと、まだそこにない未来に向かおうとすること、そのはざまで混乱してしまう。すると、人生の贈り物が失われる。現在という瞬間に生きることこそが人生の贈り物なのに。だからスペイン語で〝贈り物〟をpresente（現在）というんだ」ワチュマはトラウマの強いエネルギーの在り処を探しだし、遮断することができる。すると頭脳はおとなしくなり、心が再びしゃべりだし、今この瞬間という贈り物が戻ってくる。

時間切れになる前に、私はドン・ビクトルにアドバイスをお願いした。私はすでにサボテンについてできる限り学んだし、栽培や加工の仕方も教えてもらったが、山火事とパンデミックのせいで儀式への参加が難しく、困っていると話した。

「方法は二つある」と彼は言った。「オンラインで儀式をすることができる。私なら、あなたの波動を感じ取り、適切な分量を特定することが可能だ」彼はどうやら、ヨーロッパの人々とＺＯＯＭによる儀式を何度か執りおこなったことがあるらしい。珍妙なアイデアだし、タロマなら疑問を差し挟むだろう。たしかに、まさかこんなことまで、という生活のさまざまなシーンがＺＯＯＭに移住した。授業、会議、過越しの祭りの宴《セーデル》、セラピーのセッション、葬儀、ディナー前のカクテルアワーなどなど。だが、薬草の儀式を？　法的にどうなのだろう、と私は思った。ＺＯＯＭはどれくらい安全なのか？

　私は、二つ目の提案は何か尋ねた。

「もう一つは、あなた自身が薬草の精と深くつながり、話しかけ、心でその声を聞くことだ。明確な目的と祈りたいことがあるなら、薬草そのものが、いつどれだけの量を飲めばいいか教えてくれる」

「一人《ソロ》で？」私はぎょっとした。

「そうだ《シー》」

ドン・ビクトルとのセッションの数日後、タロマが、常道を逸脱した彼の提案を聞いてさすがにまずいと思ったのだろう、儀式をおこなう方法を何かしら探りたいと持ちかけてきた。どこかの広いリビングルームか何か、屋内スペースを見つけ、参加者を六、七人のグループに限定して、全員がソーシャルディスタンスを保てるようにする。一、二日前に各自で検査を済ませ、タロマもリスクを最小限にするよう儀式の要素を再調整する。たとえば、薬はそれぞれ異なるコップで飲むとか、煙をかける羽を個々で替えるとか、とにかくすべてを個別にする。とくに、COVIDに対して意識が高く、予防対策を徹底してくれる人を選んで招待するつもりだった。納得できるプランだと思えたし、ジュディスも同意した。儀式は土曜の夜におこなわれることになった。

私たちが集まった部屋は、以前利用したことがあった場所だったので、約束の時間より早めに到着したジュディスと私は余計に驚いた。完全に模様替えされていたからだ。家具は片づけられ、なんとも奇妙なオブジェで埋め尽くされた巨大な祭壇が、部屋の中央に陣取っていた。一瞬、まるでクスコのファーマーズ・マーケットのように見えた。床には色とりどりの模様が織り込まれた布と、大きな動物の皮が四枚——クマ、シカ、バイソン、バッファロー——敷かれていた。しかしよくよく観察すると、どのオブジェもそれぞれ四分円の中に注意深く置かれており、四分円はそれぞれ東西南北と四元素に呼応していた。

ここに、タロマが祭壇に供えたオブジェのリストの一部がある。ビッグ・サーの紫色の砂が入ったガラス瓶、ペルーから取り寄せた巨大な種子鞘、細密な彫刻が施されたヒョウタン、エサレンの泉の水を入れたボウル、ヘビの皮、火をともした蠟燭《ろうそく》を囲む木彫りの四人の祖母たち、水に浮かぶ七つの大陸が彫られた大理石、ワチュマサボテンの乾燥させた芯でできたトーキングスティック〔議論をするときにこれを持っている人だけが発言できるとするアメリカ先住民の道具〕、多色のトウモロコシの大きな穂、化石、水晶、十数本の蠟燭、満開のワチュマサボテンの花、ハート形の石が八個、乾燥セージの束をのせたアワビの貝殻、コンドルとシロフクロウの羽根、貝のコレクション、ワシの頭部、ちょっと場違いとはいえ、ルース・ベイダー・ギンズバーグの写真。私たちも各自祭壇に加える供え物を持ってくるようにタロマから言われていたので、私は、理由はよくわからないが、父が晩年身に着けていた有刺鉄線をかたどった黒いブレスレットを持参した。アムネスティ・インターナショナルが、貢献してくれた人たちに贈ったものらしい。

タロマは白い上着にペルー風のサッシェベルトを巻き、やはりスピリチュアルな小物がぐるりと飾られた黒い帽子をかぶっていた。〝サム〟という、黒い巻き毛とごく淡いブルーの目が特徴的な、ひょろっとした体形の三〇代らしき男性が、タロマの補佐をしていた。祭壇のまわりの床に参加者がそれぞれ座ると、その夜の儀式経過についてタロマが長々と説明した。ワチュマをコップ三杯はかならず飲むこと（場合によっては四杯目も）、明け方に水の儀式をし、夜間に希望者のみタバコの儀式をおこなう（それについてはすぐにもう少し詳しく述べる）。それから約束事をいくつか告げた。儀式のあいだはたがいにしゃべらないこと。夜明けを迎えるまでは、トイレを除いてこの場を離れないこと。夜明けまで食事や水分をとらないこと。万が一「気分がよくなったとき」のために、トムがバケツを各自に配った。つまり、「気分が悪くなったとき」という意味だ。なかには嘔吐する人がいるからだが、タロマの説明では、そうやって体が清められるのは歓迎すべきことだという観点から、「気分がよくなった」と表現するらしい。タロマは乾燥セージの束に火をつけ、ゆっくりと私たちのまわりを歩きながら、まず祭壇を、次に私たち一人ひとりを香しい煙で包んでいった。私たちに、災厄に見舞われたこの国と世界に、祈りを捧げ、サボテンの精霊を呼びだしながら、まず自分で自分を癒す方法を、癒されたのちに今度は他者を癒す方法を指南した。「自分自身こそがおのれの最高のヒーラーです」彼女は言った。ワチュマは私たちを、その肉体、頭脳、魂を見透かして、自分の何に意識を集中させるべきか明らかにする。ペヨーテと同様、透視能力があるのだ。

こうした準備に二時間はかかったはずだ。そのあとタロマが私たちを一人ひとり呼び、一杯目のワチュマを授けられた。私の番が来たとき、サムが八オンス〔約二五〇ミリリットル〕ほどの液体をカップに注いでタロマに渡し、彼女がそれに祈りを囁《ささや》きかけてから両手で私に差しだした。私は心の中で祈りながら、その茶色い液体を無言で一気に飲み干した。あまりに苦かったので、思わず身震いしてしまう。するとサムが〈アグア・デ・フロリダ〉[※26]を私の手に振りかけ、私はそれを両手で揉《も》んでから顔に近づけて匂いを吸い込んだ。彼から、呼吸をするときは、音がするほど強く鼻から吸って口から吐くように、と教わる。この呼吸パターンを儀式のあいだずっと続けるように勧められ、闇の中で響くこの奇妙な音のアンサンブルが、儀式を演出する異世界風サウンドトラックとなった。全員に一杯目が行き渡ると、タロマがうっとりするようなきれいな声で、ハチドリにまつわる歌をうたいだした。

たくさんの要素やエピソードにあふれた長く奇妙な夜となった。私にとってそのパワーは、期待以上だったと同時に期待はずれでもあった。期待はずれだったのは、薬草の効き目が驚くほどやさしかったからだ。四杯飲んだあとでさえ、純正のメスカリンのときのように精神を完全に持っていかれるようなことはなかったし、ビジョンも見なかった。ではどんな効果があったかというと、それは場所と時間に私をつなぎとめるあらゆる糸を断ち切ってしまったことだ。私の心はその晩の流れにまかせてあてどなくさまようことになった。しかしその流れは、私の考えや感情ではなく、室内で起きていることによって動いていた。タロマの歌やサムの葦笛《あし》のバイブレーション。私の頭のまわりで振られているフクロウの羽根がぶつかる不気味な音。丸天井でちらちらとひらめく蠟燭の灯り。そして何より、さまざまに変化する感情が伝わってくる呼吸音。それだけが闇の中で参加者たちをたがいに結びつけていた。私たちのどこか奥のほうから響いてくるようなその音は、ときに物悲しく、痛ましく、何かに取り憑かれているかのごとく聞こえたかと思うと、ふいに調和する。それらの音がすべて一つになって私たちをいざない、薬草儀式の力をより理解できる精神状態が育まれていく。儀式という作業を共有することで生まれる化学反応が、新たな可能性を開くわずかな空間を創りだすのだ。また、その空間にいると、グループが全体として生き、呼吸する一種の有機体と化し、一人ひとりが集まっただの集団以上の力を発揮した。薬が個人や世界の境界線を緩め、日常の中から私たちを連れだし、不信感をつかのま停止させて、儀式の力が倍増するのがわかった――いや、そう感じられた。

これはけっしてささいなことではない。なぜなら私たちはアメリカ人の集団《グリンゴ》で、ほとんどは白人の西欧人であり、そんな連中がアンデスから輸入した太古の儀式を演じようとひたすら努めているのだ。文化の盗用の罪に問われるのだろうか？　かもしれない。だがそんな考えは、魔法とは無縁なしらふでいる昼間のものだ。魅惑の夜が続く限り、周囲の現実とともに、そんな思考は完全に消える。そういう魔法を織りなし、この儀式を本物だと思わせるワチュマを褒《ほ》め称えるべきだし、それで言えば、完全に自分を信じて役割を演じるタロマのことも褒め称えるべきだ。彼女は私たちにとって薬草の運び手であり、古代の叡知の守り人であり、〝ワチュマラ〟であり、彼女の言葉は、私が知っているタロマその人をはるかに超えた何かとチャネリングしていた。彼女は本領を発揮し、素晴らしい働きをした。

私自身の体験は、予想とはまったく違っていた。まわりの人たちのほうが薬物にはるかに強く反応を示していて、それが私に色濃く影響し、自分が自分でなくなって、こんなことを言うと奇妙に聞こえるだろうが、その晩はほとんどずっと第三者になっていた。今振り返ってみると、一人称から離れることこそ、そのときの私に必要なことだったとわかる。そうやって、私を閉じ込めていたその陰鬱な年のクルミの殼から脱出する一つの方法が示されたのだ。

一杯目の薬を飲んだ直後から、ジュディスが部屋の奥でさめざめと泣く声が聞こえてきた。タロマが彼女に近づき、熱心に囁きかけていたのがわかった。ジュディスの身に問題が持ちあがっていた。別の薬を使った以前のセッションでも、ジュディスはその問題と格闘していた。それが何か、予想はついていた。亡くなった父親が現れたのだ。ジュディスは父親を心から愛していたが、彼は失望と不安という重荷を背負った人生を送った人だった。一〇代の頃に両親を亡くし、長年さまざまな悪夢と闘い続けた。晩年になってようやく人生に満足を見いだすことができたらしく、急に穏やかになった（亡くなる数年前、どうして変われたのかとジュディスが父親に尋ねたことがあった。彼は肩をすくめて言った。「私にはそんなクソみたいなことにかかずらっている時間はもうないから、やめにしたんだよ」）。ジュディスは父親と深く共鳴し合っていたので、父親を理解するにつれ、その苦痛を分かち合わなければならないと感じるようになった。前回のジャーニーで、彼女は死者の世界を旅し、そこで父と会って、私の重荷をおまえが背負う必要はもうないんだと言われた。彼はジュディスを解放したのだ。

しかしそのせっかくの父親からの贈り物をジュディスはそうやすやすとは受け取れず、彼女がタロマに囁いているのがかろうじて聞こえた内容はまさにそのことだった。まだ存命中の彼女の母親も、ジュディスが重荷を下ろすことを許さなかったし、ジュディス自身も手放すことに躊躇していた。今では父からのその遺産が彼女の一部となり、彼女のアイデンティティや家族における役割と切っても切れないものになっていたからだ。もし手放してしまったら何が残るのか？その不安が大きすぎた。

タロマがジュディスに、思いきって遺産を捨てるのよ、と言っているのが聞こえた。「選ぶのはあなた。世界は言葉でできている。だから言うの。今こそ言葉にするのよ」でもジュディスはさらに大きな声で泣き、言葉が出てこない。聞いているとつらくなった。いや、これ以上聞きたくないと言ったほうがいい。妻に何も言えず、触れて慰めることもできない自分がふがいなかった。ジュディス自身、私の心を読んだのだろう、部屋の奥から私にこう囁きかけてきた。「これは自分で解決しなきゃいけない問題なの」この時点までに私が感じていた薬の効果は、すでに消えてしまっていた。

タロマはジュディスにタバコ儀式を試してみないかと提案した。タバコ儀式のことは多少知っていた。タロマと知り合いになったばかりだった数週間前に、苦しみながらもやり通した経験があった。本書がまもなく終わりを迎えるこの期に及んで新たな薬草の話を持ちだして申し訳ないのだが、先住民の儀式でヒーラーが薬を二種類以上使うのはよくあることなのだ。タバコは最も強力な薬草だと考えるシャーマンが多いとどこかで読んで驚いたのだが、アメリカ先住民のペヨーテ集会を含む多くの伝統的儀式でとくによく利用されている。こんにちの西洋人はこの薬草を完全な悪者扱いしているが、タロマの説明では、それがアメリカ大陸の先住民からもたらされたときに白人が乱用し、搾取して、聖なる薬から死病につながる依存習慣に変えてしまったのが悪いのだという。

先住民の儀式におけるタバコの使い方には何種類かあるが、たいていは邪悪な破壊エネルギーを一掃するのが目的だ。タロマの場合、相手は彼女の前に立ち、「肉体、頭脳、魂」という言葉で終わる短い祈りのあいだ、片方の鼻をふさいでおく。最後の「魂」という言葉と同時にタロマが注射器を使ってタバコの汁を相手の鼻腔深くに注入し、相手はそれを深く吸い込む。燃えるように熱い波が脳天を前から後ろへ貫き、それが背筋を駆け下りていく。まさにガツンとくる刺激だ。タロマは、自由に足を踏み鳴らし、腕を振り、腰を動かし、思いきり声を出せとうながし、抱え込んでいる感情を解放しろと言う。荒れ狂う炎の嵐が静まると、心がきれいに浄化され、少なくともしばらくのあいだは頭が澄みきって、とても穏やかな気持ちでいられる。

全員が三杯目のワチュマを飲み終わったとき、ジュディスはようやくタロマにタバコ儀式をしてほしいと頼んだ。普段ジュディスは私的空間を人一倍大事にするので、グループの中でこういうことをするには勇気が必要だったはずだ。アドバイスしたいことがあったが、しゃべってはいけないというルールに縛られて、躊躇した。私は、タロマが薬草の準備をするために部屋を出るのを待ち、それからジュディスに向かって脇台詞のように言った。「何があっても、けっして飲み込まないこと！」私が儀式体験したとき、喉の奥にわずかに流れ込んできたタバコの汁をそのまま飲んでしまい、灰皿の中身を呑み込んだような気持ち悪さに一晩じゅう耐えなければならなかったのだ。

タバコ儀式は見ていて楽しいものではない。すっかり薬の効果が冷めてしまった今、私の祈りはジュディスに向かった。室内にいる誰もが彼女のことを考えていたに違いない。ジュディスは完全にわれを忘れていた。私たちみんなのエネルギーが集まって彼女を元気づけたのだろうか。私たちは室内のそれぞれの居場所から、「魂」という言葉が発せられると同時に薬が彼女の体に注入され、腕や脚、声帯を操るのを目撃した。その力の前に、ジュディスはなすすべもなかった。しわがれた獣のような声が喉から絞りだされ、何かに取り憑かれたかに見える体が一種の痙攣ダンスを始めた。サムがくり返しコンドルの歌をうたい、タロマは体を揺らすジュディスに合わせてリズミカルに踊りながら彼女の体に手を走らせ（ソーシャルディスタンスはもうおしまい）、儀式めいたしぐさでジュディスの腹部や首、頭のてっぺんから呪いの塊を引き抜いていく。

ある種の信仰治療を見ているような気がしたし、こういう作業を集団の中でおこなうことのパワーを身をもって理解できた。薬と儀式に加え、参加者たちのエネルギーが蓄積されて、それが一人に、一つの結果に向けて集約されたのだ。また、わずか三杯のワチュマが人の心身の壁を取り払い（ジュディスは普段、マッサージを受けることにさえ耐えられない）、自分はこういう人間で、こうあらねばならないとみずからに言い聞かせている、凝り固まった物語《ナラティブ》の呪縛を解いてしまう不思議も目の当たりにした。薬のおかげで、ジュディスは、それは自分の根幹を成す揺るぎない要素だと思い込んでいたものを、手放した。そういうことがいつも起きるという保証はないが、新たな物語が形成されうるような空間がそこに誕生していたのだ。

ドラマチックな出来事が終わると、私も夢の世界に戻りたくなり、任意の四杯目を求めた。祭壇に近づいてきた私に、タロマは心の状態を確認する質問をいくつかし、もう一杯あたえても問題ないと判断した。そしてその一杯は、ペルーから取り寄せた粉末状のワチュマをスプーンに山盛り一杯加えて、それまでより濃くした。苦みがいっそう強くなってさらに飲みづらかったが、たちまち効果が現れて、すぐに心の旅に乗りだすことができてありがたかった。今度はもっと深く遠くへ、私は送りだされた。

そのあとは、朝になるまでずっと思索と感覚の温かな流れに乗って運ばれ続けた。こんなふうにゆらゆらと心地よく物思いにふける状態は、幻覚剤体験がクライマックスを迎えたあとによくやってくるものなのだが、今回そういうクライマックスはなかった。私は、存命か否かにかかわらず、人生の中で出会ったさまざまな人のもとを訪れた。やっつけなければならないと思っていた難しい問題が、もうさほど難しく思えなかった。それらは意識の中に入ってきたかと思うと、たいして解決もされないまま出ていった。途中ふと、なぜこうしていても自分は感情的あるいは精神的に崩れないんだろうと考えた。薬をもってしても破れないほどガードが固いのか、それとも私の無意識領域には自分で思うほどたいしたものが詰まっていないのか。

やがて、タロマから提案された「三段階の許し」と感謝の作業のことを考えはじめた。ドン・ビクトルも話していた作業である。これまでに他者にあたえた苦痛について許しを請うことで、「私たちを過去の人々と結びつけている、違和感や破壊力のあるエネルギーの糸を断ち切るのです」とタロマは言った。次に、過去に自分を苦しめた人々を許す。私は父、ジュディス、息子、姉妹たち、友人何人かを呼びだし、許しを請い、そして許した。実際、薬が過去とのつながりを弱め、後悔を手放すのが楽になっているのだ。そして最後に、自分自身を許す。

許しのあとに続くのが感謝であり、私はそのとき温かな涙となってそれが押し寄せてくるのを感じていた。そうした贈り物のような大切な人々と人生の中で出会えたことへの感謝、終わるのはまだ先だとはいえこの人生をあたえられたことへの感謝、こんな殺伐とした希望のない時節にあっても、こんな温かい涙を流させ、大事なことを知らせるパワーを持った植物と関われたことへの感謝。本当に、感謝してもしきれないほどだった。もはや絶望などしていられない。

（ずいぶん甘ったるい言葉だときっと思われるだろう。それは容易に想像がつく。残念ながら幻覚剤を使うと、凡庸さは避けられない関門なのだ。幻覚剤は、誰でも知っていることを今さらながら教えてくれる思慮深い師だ。しかし、ときにはそれこそが私たちに必要な教えなのである。）

タロマが水の祈りで儀式を締めくくろうとしはじめたとき、私はまだ感情の温かな流れの中でたゆたっていた。一晩じゅう水を一口も飲んでいなかったので、さぞおいしく感じるだろうと思うと楽しみだった。しかし、儀式が先だ。タロマは太い巻きタバコに火をつけ、水差しに煙を吹きかけると、長く物悲しい「聖なる水に感謝する」祈りを捧げた。それはぐるぐると大きな円を描くように、このエサレンの湧き水から採取してきた命の水の純粋さから始まって、地球上の川や海が人間の軽率さや欲深さのせいで汚されたこと、現在、自然の神聖さがさらに穢《けが》され、国が堕落し、最近ではウィルスや山火事という恐怖のもとがばら撒《ま》かれていることに順に触れていく。パンデミックと、それが世界を強制的に立ち止まらせたことは、私たち人間が地球にもたらした被害に気づき、暮らし方を変えるチャンスなのです、と彼女は熱っぽく祈る。今回のロックダウンで、チャンスさえあたえられれば、自然がいかにすみやかに自力で回復するか明らかになった。「でも、時は今なのです」地球そのものと奥深くチャネリングしているように見える彼女は、その切迫感を伝えようとするプレッシャーから声が割れている。これが最後のチャンスなのか？

水の儀式に、私は不意を衝かれた。何の前触れもなく、タロマは夜の夢想で漂っていた私たちを、歴史の積み重なる昼間の世界へといきなり引き戻し、夜じゅう私たちがともに過ごしたそのありがたい時間と空間の外にどんな危機が迫っているのか突きつけたのだ。時間の外の時間、火事とウィルスを忘れていられた短いけれどありがたい小休止は終わった。次はどうする？　タロマは、水のさざ波がどれほど遠くまで届くか話した。手の施しようがなくなる前に、あなた方には癒しのさざ波となって、この部屋から世界へと癒しの波を広げてほしい。この言葉の生《なま》の力を感じるために、たぶんみなさんはこの場所に居合わせることになり、ワチュマによって心を開かされたのです。彼女の言葉は美しかったが、腸《はらわた》をえぐるような厳しさもあった。

新たな一日の最初のやさしい光が部屋に忍び込む頃、私たちは混じりけのない水を貪るように飲み、感謝を捧げた。

儀式の締めくくりはトーキングスティックをまわし、夜間に起きたことを一人ひとりみんなの前で打ち明けて、その意味を理解しようとすることだった。私は、ジュディスの経験がほかの参加者にあたえた影響の強さに驚いた。とくに胸を打たれたのは、それをきっかけに私たちの親たちの魂がこの空間に次々に甦ったことだ。参加者数人の話で、母親の存在の大きさが際立っていた。私たちそれぞれの精神がまざり合うようなことはあり得なかったが、重なり合っていたことは確かで、こんなことは久しくないことだった。

ジュディスにスティックがまわってきたとき、恥ずかしそうに「ゆうべの騒ぎ」について謝罪した。そして、今まではけっして口にしたことがない言葉を口にした。肩に背負った父親の重荷を降ろすつもりだと言ったのだ。でも、それは未来形だった。タロマがそれを指摘し、「未来は存在しないのよ」と告げると、ジュディスは現在形にして言い直し、にっこり笑った。

全員解散してそれぞれの暮らしに戻る前に、私たちは集まって記念写真を自撮りした。まるでパンデミックが終わった夢の中にでもいるかのように、フレームに収まるよう、みんなでぎゅっとくっついて。写真の中の私たちはみなくたくたに疲れていたがとても陽気で、一二時間ほど前には考えられなかったほど、たがいの絆を感じていた。まるでみんなでいかだに乗って急流下りでもしたかのような感じ、言葉にできない何か大きな苦難を乗り越えたが、おかげで自分たちが大きく変わったことだけはわかる、そんな感じ。タロマに言わせると、それが何か認識するにはもう何日か、あるいは何週間かかかるそうだ。「薬草の精霊は数日間、場合によってはもっと長くあなたたちの中に残ります。探してみてください」と彼女は言った。祭壇を片づけ、神聖なオブジェを網の袋と木箱にしまったあと、タロマはジュディスにワチュマの花を手渡した。すでにしおれていたけれど、それでもまだ華やかだった。

謝辞

本書の調査や執筆、出版に大なり小なり手を貸してくれた方全員に感謝するとしたら、二五年以上前にさかのぼらなければならない。それは、『ハーパーズ・マガジン』の編集者で、友人でもあったポール・タフが、地下出版された本『大衆のためのアヘン』を送ってくれたときだ。それをきっかけに、私は一時的にケシを栽培し、本書の第一章のオリジナル版を書くことになった。また、当時も今も『ハーパーズ・マガジン』の発行人であるジョン・R・〝リック〟・マッカーサーにもおおいに感謝する義務がある。リックは、その原稿を（安全に）出版できるよう、普通の発行人の仕事の範疇をはるかに超えて奮闘してくれた。私にこの仕事をまかせ、わが菜園について書いた初期の文章を支援してくれた、当時の『ハーパーズ』の編集者ルイス・ラファムにも感謝を。尊敬する憲法修正第一条弁護士ヴィクター・コヴナーは、この原稿をおおやけにするうえで重要な役割を果たしてくれた。同様に、優秀な弁護士である義弟のミッチェル・スターンも、私が苦境の真っただ中にあったときに物事をまっすぐに見、冷静でいられるよう助けてくれた。最終的にはアドバイスに従わなかったとはいえ、刑事弁護士のデヴィッド・アトキンスの思いやりと助言にも心から感謝している。

カフェインの章の初期のもっと短いバージョンは、二〇二〇年に『オーディブル』からオーディオブックとして発行された。『オーディブル』のチームのみなさんに感謝しているが、とくに、面白そうなアイデアだから出そうと判断してくれたダグ・スタンプと、原稿について綿密に事実確認し、内容編集をしてくれたスーザン・バンタにありがとうと言いたい。今回、茶について新しい要素をかなり加えることになったが、その多くはイン・パースート・オブ・ティー社の創業者、セバスティアン・ベックウィズから長年の付き合いのあいだに教えてもらったことだ。ティー・ハンターのパイオニアで、輸入業者で、コレクターでもあるデヴィッド・ホフマンもまた、その情熱と限りない知識を惜しみなく分けあたえてくれた。ともに参加したテイスティングも忘れがたい。また、ポープの詩『髪盗人』におけるカフェインの役割について指摘してくれた友人で同僚のピーター・サックス、自分では見つけきれなかった、茶とコーヒーの政治経済に関する資料を紹介してくれたラジ・ペイテル。彼らに深謝する。

メスカリンのレポートでは大勢の方々の世話になった。当初は、リミナ財団のアデル・ゲッティとマイケル・ウィリアムズに、メスカリンが先住民たちと西洋人の両方にどうやって利用されてきたか、多くを教示してもらった。先住民ペヨーテ保護構想（ＩＰＣＩ）の創始者で友人のコディ・スウィフトと彼の同僚ミリアム・ヴォラットには、ペヨーテサボテンが今危機的な状態にあることを教えてもらい、さらに本書に登場するネイティブアメリカン教会の多くの信者を紹介してもらった。アメリカ先住民のためにペヨーテを保護するＩＰＣＩの活動は急を要しており、支援が必要だ（ipci.life）。一九九〇年代からアメリカ先住民のペヨーテ使用の権利のために闘ってきた弁護士ジェリー・パッチェンは、さまざまな気づきをもたらしてくれたうえ、彼に教えられた歴史的資料にはおおいに蒙を啓《ひら》かされた。エイドリアン・ジャウォートはこの章を丁寧に読み、ペヨーテ儀式についての私の記述にアメリカ先住民の視点を加えてくれた。メスカリンの化学や薬学を教示してくれたニック・コッジとデイヴ・ニコルズに感謝する。キーパー・トラウトとタニア・マニングは、サンペドロという特別な名のもとにひとくくりにされたサボテン群の混乱の極みにある植物学について指南してくれた。ペヨーテに関して同様の講義をしてくれたのはマーティン・テリーである。このコミュニティの賢人の一人、マイケル・ジーグラーには、彼自身の長期的展望を聞かせてもらったうえ、園芸の知識もたっぷり分けてもらい、感謝の念に堪えない。ボブ・ハスは、ほかでもない私の頭の中にメスカリンが引き起こした〝俳句意識〟を理解するために、手を貸してくれた。この薬草とその歴史についてさらに私の知識を深めてくれたボブ・ジェス、ジョー・グリーン、マイク・ジェイ、ビア・ラバテ、フランソワーズ・ブルザ、トム・ピンクソン、ドーン・ホフバーグ、エリカ・ガニョンにも感謝を。最後に、ブリジェット・フーバーが持ち前の目の細かい櫛《くし》を使って原稿の事実確認をしてくれると、いい作品になったといつも心から思えるし、レイサム&ワトキンス弁護士事務所の古くからの友人ハワード・ソベルと同僚のロブ・エリスンに法律家としての目で原稿を読んでもらったあとは枕を高くして眠れる。ありがとう、ハワードとロブ。

そしてこれまでと同じく、私が今までともに仕事をしてきた唯一の編集者であるアン・ゴドフのこのプロジェクトへの熱意と的確な手引きに対して、やはり私が今まで仕事を託してきた唯一の文芸エージェント、アマンダ・アーバンに対して、感謝する。出版界に大激震が走るたびに、この二人の賢明な女性が最初からわが陣営にいてくれて、つくづく幸運だったと思い知らされる。彼女たちそれぞれのチームがまた、出版界きっての働きを見せてくれるのだ。とくにペンギン社のサラ・ハットソン、ケイシー・デニス、サム・ミッチェル、ダレン・ハガー、カレン・メイヤー、ダニエル・プラフスキー、ジョン・ジュシーノ、ダイアン・マッカーナン、ICMのジェニファー・シンプソン、サム・フォックス、ローリー・ウォルシュ、ロン・バーンスタイン、そしてロンドンのカーティス・ブラウン社の、デイジー・メイリックとチャーリー・トゥークに感謝を。ペンギンUK社のサイモン・ワインダーには、彼の編集者としての辣腕と長年の支援に遠くから感謝のメッセージを送りたい。彼のおかげで、読者はアメリカ人だけではないとありがたくも知ることができる。そうしたみなさんとともに仕事ができることは、私にとって名誉であり、喜びでもある。

私のどの本でも重要な役割を果たしている三人目の賢明な女性はもちろん、妻であり人生のパートナーでもあるジュディス・ベルザーだ。表舞台に出てこないこともあるが、今回は実際に顔を見せている。意見やアドバイスを寄せ、手際よく原稿をまとめ、話し合いながら内容をブラッシュアップしてくれるだけでなく、進んで私の冒険に同行し、一緒に挑戦してくれることに心から感謝したい。普通ならそこまで期待するのは虫がよすぎるということにまで、君はいつも寛大だ。そして、ジャーナリストとしてのパパの冒険に興味を持ち続け、サポートしてくれるアイザック・ポーランにも感謝を。仕事について君と話をするたび、いつも何かしらヒントがもらえるし、とくに最高のコーヒーの淹れ方についてのアドバイスはありがたかった。同業者同士の会話を楽しんだり気さくに助言をくれたりする作家仲間には、とても感謝しきれない。マーク・エドムンドソン、マーク・ダナー、ゲリー・マーゾラティ、ジャック・ヒット、ダーチャー・ケルトナー、みんな大切な友人だ。山歩きにしろ電話にしろ、君たちのおかげでこの仕事の孤独がおおいに癒される。

そして最後に最大級の感謝を読者のみなさんに贈りたい。あらゆる計画を可能にしてくれるのは、みなさんなのだから。なかには、私が『ガーデニングに心満つる日』を出版した一九九一年というはるか昔から著書を読んでくださっている方もいる。園芸から農場へ、台所へ、それから精神へ、そして今出発点に再び戻って、私たちが依存している植物について、その植物が賢く利用している人間の欲望について書いた。この曲がりくねった、およそあり得ないような道のりをともに歩んでくれる複数の読者を持つことができて、私は幸運だ。みなさんの包容力、好奇心、寛容さ、とりわけ手紙や電子メール、ネット投稿、ツイートに感謝したい。みなさんが私の著書から学ぶこと以上に、私のほうがみなさんからたくさん学んでいる。みなさんが私の著書に集中する時間をいくばくか割いてくださるたび、光栄に思う。

注

序章

※1　〝非犯罪化〟と言うと少々語意が異なる。この投票法案は、法執行機関に対し、薬草の栽培、所持、使用（ただし販売は除く）にまつわる犯罪の訴追を最低限にするよう指示するものである。法案提出を組織したのは、〈自然の非犯罪化《デクリミナライズ・ネイチャー》〉と呼ばれる新しいドラッグ政策改革運動で、これについてはメスカリンの章で詳しく触れる。

※2　「セットとセッティング」はティモシー・リアリーが提案した用語で、幻覚剤体験を形成するうえで、当人の精神状態（マインドセット）と物理的環境（フィジカル・セッティング）の重要性を強調する。

※3　幻覚剤が宗教を創出したという説は少なくとも一九七〇年代から宗教学の辺縁で取り沙汰されていた。たとえばR・ゴードン・ワッソン（シロシビンを再発見した人物）とアルバート・ホフマン（リゼルグ酸ジエチルアミドあるいはLSDの発明者）、それに若き古典研究者カール・A・P・ラックは共同で『*The Road to Eleusis: Unveiling the Secret of the Mysteries*（エレウシスへの道　謎の秘密を明かす）』(New York: Harcourt Brace Jovanovich, 1978; reprint, Berkeley: North Atlantic Books, 2008) という本を著した。ほかにもジョン・M・アレグロ『*The Sacred Mushroom and the Cross*（聖なるキノコと十字架）』(London: Hodder and Stoughton; New York: Doubleday, 1970）も参照のこと。初期宗教における幻覚剤の役割を探った最近のすぐれた試みとして、ブライアン・C・ムラレスク『*The Immortality Key: The Secret History of the Religion with No Name*（不死の鍵　無名の宗教の秘密の歴史）』（New York: St.Martin's Press, 2020）がある。

アヘン

※4　当時の政府関係者の中には、このアーリックマンの談話について反論する者もいる。バウムは二〇二〇年に亡くなったので、記録のことや、一〇年以上経ってから公表した理由を尋ねることはできなかった。

※5　アヘンとアヘン剤の売り上げで財を成したサックラー一族は、ジョン・ジェイコブ・アスターや、ボストンのカボット家、パーキンス家、カッシング家のようなアメリカの伝統的な名家の仲間入りを果たした。しかしそうした名家は、どうやって大富豪になったかより、彼らがおこなった慈善事業や支援活動によって有名になったのだが。

※6　私の前著『幻覚剤は役に立つのか』やこのあとのメスカリンの章を読んだ読者は、この部分で苦笑するだろう。

※7　ムーアは大陪審で複数の訴因で起訴され、そこにはモルヒネの製造や犯罪現場での火器の所持も含まれていた。彼は罪を軽減されたうえでこれを認め、一〇年の禁固刑と罰金五万七〇〇〇ドルを言い渡された。結局二年半の刑務所生活のすえ、釈放された。

※8　二〇一九年、最高裁は、憲法修正第八条における「過剰な罰金」の禁止を阻害事由として、民事没収

に制限を設けた。

※9 私自身弁護士に尋ねたように、私はジャーナリストで、記事を書くためにケシを栽培していたのだから、憲法修正第一条か、報道における個人情報の保護を定めた州のシールド法によって守られるのではないか、とみなさんも思うかもしれない。答えはノーだ。一九九六年当時、コネチカット州にシールド法はなかったし、もしあったとしても、シールド法は犯罪行為をおこなったジャーナリストについては保護しない。

※10 政府は上訴の段階で、原稿中の情報の大部分がおおやけになったあとになって、内容は非現実的だとして最終的に訴えを取り下げた。

カフェイン

※11 ほかにも、少量ではあるがカフェインを生成する植物はいくつかある。たとえばコラノキ、カカオノキ、イェルバ・マテ、ガラナ、ヤポンノキなどである。ヤポンノキは、アメリカ南部人が、茶やコーヒーが手に入らないときにカフェイン源として古くから利用してきた。

※12 茶道や、もっと広い意味での中国や日本の精神生活における茶の役割について知りたい方は、ベアトリス・ホーエネッガー『*Liquid Jade: The Story of Tea from East to West*（液体の翡翠　東洋から西洋へ渡った茶の物語）』（New York: St.Martin's Press, 2006）を参照のこと。

※13 茶摘みは背中を痛めやすい重労働で、現在もたいてい人の手でおこなわれている。一日に三〇キロの茶葉（一度に蕾一つと葉二枚の組み合わせで摘む）の収穫が求められ、それには六万回手首をひねらなければ

ばならない。

※14 茶については、アメリカ植民地では別の展開を見せた。植民者たちはもとはイギリス人だということもあり、本国人とほぼ同じ頃に茶を飲むようになった。しかし一八世紀になって国王が茶税を引きあげたため、植民者たちは反旗を翻した。一七七三年一二月一六日、彼らはボストン港で三四二箱の茶（一二万ポンド［約五四トン］の茶葉が入っていた）を海に捨てた。独立戦争につながる最初の一連の事件の一つ、ボストン茶会事件である。このあと、コーヒーこそが愛国的な飲み物となり、以来アメリカ合衆国では茶よりコーヒーのほうが広く飲まれるようになった。

※15 このことが、明らかなパラドックス――なぜコーヒーや茶は健康に悪影響をあたえる睡眠不足の原因になるというのに、健康によい効果をもたらすのか――の答えになるかもしれない。二〇一七年に発表された、デカフェのコーヒーにも、カフェインを含むコーヒーとほぼ同じ健康への肯定的な影響があるとする論文は、もしかすると最も重要なのはカフェインではなく、酸化防止効果なのではないかと示唆している。(Grosso et al., Annual Review of Nutrition, 2017)

メスカリン

※16 未来の読者のために記しておくが、「ファウチ」というのは国立アレルギー感染症研究所所長で、ホワイトハウス・コロナウィルス・タスクフォースに所属し、のちに政府主席医療顧問を務めたアンソニー・ファウチ博士のことで、当時アメリカでは知らぬ者がいなかったほどなので、わざわざ紹介したり、ファーストネームを書いたりする必要がなかったのだ。

※17 その後、メスカリン研究プロジェクトが計画段階にあると知った。一つはアラバマ大学で、もう一つはサンフランシスコ・ベイエリアで始まった、ジャーニー・コラブという幻覚剤の新規製薬事業で計画されている。

※18 シュルギンは自分のメモワールのタイトルを『*PiHKAL: A Chemical Love Story*（ＰｉＨＫＡＩ　化学物質愛の物語）』と名づけた。この〝ＰｉＨＫＡＩ〟は「私が見つけて愛したフェネチルアミン」の頭文字だ。フェネチルアミンは植物や動物で見つかる有機化合物群で、エクスタシーの名で知られるＭＤＭＡやメスカリンも含まれる。

※19 作家のジェフリー・ウルフは『ニューズウィーク』誌のインタビューで、今まで読んだどの本より「私は悲しくなり、恥ずかしくなった。なぜならこれを読んで、今度ばかりは自分たちがいったい誰で、どこから来て、いったいなぜ何をしたのか、本当にわからなくなったからだ」と述べた。

※20 この当時、〝アメリカ先住民（ネイティブ・インディアン）〟という用語が広まり、コロンブスが恐ろしく方向音痴だったことにもとづく植民地時代後の用語である〝インディアン〟より、彼らに敬意を払った言葉だと考えられた。しかしアメリカ先住民という言葉も語源に問題があった。〝アメリカ〟もやはりヨーロッパ人が作った言葉で、しかも、新大陸を発見したのは自分だというアメリゴ・ヴェスプッチのいんちきな主張がもとになっているのだから。哲学者のラルフ・ウォルドー・エマソンはヴェスプッチを「盗人」、「セビーリャの女衒」と呼び、「この嘘まみれの世界で無理やりコロンブスに取って代わり、地球の半分にそんな不正な名前をつけてしまった」と書いている。国勢調査局によれば、近年、みずからを「アメリカ先住民」ではなく「インディアン」であると自認する先住民が増えているという。私は話の流れによってどちらの単語も使っているが、いずれがふさわしいか納得のいく結

※21 論はまだないようだ（カナダでは、「最初の民族「ファースト・ネイションズ」」や「最初の人々「ファースト・ピープル」」といった単語を使って、巧みに問題を解決している）。

アメリカ先住民の目から見たペヨーテ儀式について書かれたものとしては、レナード・クロウ・ドッグによる詳細な描写が秀逸である。レイム・ディアの著書『*Seeker of Visions*（ビジョンの探究者）』（New York: Washington Square Press, 1979), 207-9に登場する。

※22 二〇二〇年の国政選挙の日、ワシントンDCで〈自然の非犯罪化〉運動の提出した投票法案が成立した。二〇二一年初めには、デンバー、サマービル（マサチューセッツ州）、ケンブリッジ（同上）、ワシントン郡（ミシガン州）で、同様に薬草が非犯罪化された。

※23 この意見に賛成する者ばかりではない。ペヨーテを保護対象に指定し、アメリカ先住民だけが収穫できるようにすれば、なんとかなるのではと主張する人もいる。

※24 その後デイヴィスから連絡があり、今ではもう合成メスカリンも容認する気になれないと話した。合成といっても、じつはペヨーテから抽出されたものかもしれないからだ。「合成のプロセスが不透明なので、そうではないという確信が持てません」

※25 ポーランド人詩人チェスワフ・ミウォシュの散文詩「存在」の一節。

※26 グーグルで検索したところ、〈アグア・デ・フロリダ〉は、儀式のときに「肉体のエネルギー場に溜まった強力なエネルギーを一掃するために」シャーマンが使う柑橘系の香りの水だという。たまたまアルコールもかなり含まれているので、パンデミックのあいだは手の消毒剤としても利用されている。

訳者あとがき

植物や園芸、食などをテーマに、さまざまな角度から鋭く対象に切り込み、ときにはみずから実験台となって果敢に事実を検証するアメリカ人ジャーナリスト、マイケル・ポーランは、前作『幻覚剤は役に立つのか』（二〇一八年）で守備範囲をさらに広げて、長らくタブー視されていた幻覚剤研究の最前線を扱い、大きな注目を集めた。さて、次はどんな分野に挑戦するのだろうと期待されたが、二〇二一年に出版された本書で彼が選んだのは、植物由来の三つの精神活性物質、アヘン、カフェイン、メスカリンだった。どうやら人の心や意識、そして植物への関心はまだまだ継続中らしい。

植物がなぜ人の意識を変容させる物質を生成するのかということが、本書の根底にある疑問の一つである。もともとは防御物質だったものが、進化の過程で、植物の生き残りや繁殖に有利になる性質へ変化していったと考えられる。天敵を殺さずに、自分に都合よく操ったほうが、せっかくの化学物質を有効利用できるからだ。それが、いわば地球の支配者たる人類の脳に作用するようになったのは、いくつもの偶然が重なったすえのことであり、いまだ謎も多い。

本書で最初に取りあげられているのは、アヘンケシから精製できるアヘンである。著者が園芸ジャーナリストとして名を馳せはじめた一九九六年、アヘンケシについて書かれた地下出版本を読んだことをきっかけに、自分でも自宅菜園でケシを栽培してみようと思いついた。そうやってケシを育てながら、アヘンケシ栽培ははたして合法か違法かという微妙な境界線をめぐって当時書かれた記事が、この第一章の核になっている。当時『ハーパーズ・マガジン』に発表したバージョンでは弁護士の勧めでカットした部分（著者が収穫したケシの果実で芥子茶を作り、試飲する）が、すでに時効ということもあって、今回はあえて収録されていて、そこがある意味目玉である。

このパートの大きなテーマは、「何が違法ドラッグなのか」ということだ。著者は合法的に販売されているケシの種子を庭に蒔くが、それを栽培すること、収穫すること、ひいてはそこからアヘンを精製する、もしくは茶を作ること、そのどこに違法化の線引きがあるのか、調べれば調べるほど混乱していく。麻薬戦争真っただ中だったこともあり、麻薬取締局がケシの取り締まりを強化しているという噂も聞こえ、やがて政府の意外な思惑が明らかになっていく。なるほど、食品か薬品かドラッグか、という分類は、歴史的に見ても、時の権力者の思惑によって法律で恣意的に切り分けているにすぎない。そもそもアヘン自体、西欧世界では二〇世紀初頭までは合法だったのだ。その一方で、一九九〇年代半ばに認可された、アヘン系アルカロイドを用いたオピオイド鎮痛剤の乱用がその後大きな問題となり、年間四万人以上の死者を出すまでになったのである（オピオイド危機）。その不条理に対する著者の強い憤りが感じられる。

二番目に扱われるのはお馴染みの興奮剤カフェインであり、ほぼ世界じゅうの人が、コーヒーや茶を通じて、ある意味カフェイン中毒になっているということを著者は強調する。つまり、血中にカフェインが含まれる状態が、現代人の通常運転《ベースライン》になっているのだ。こうして、カロリー源として人が口にする穀物類などを除けば、〝手軽に一発キメたい〟と考える人類（そして、それを利用する帝国主義と資本主義）とともに共進化してきたコーヒーノキとチャノキは、世界で最も繁殖に成功した植物の一つとなった。著者はそこから、カフェインは人類の文明にとって、そして人類そのものにとって、恩恵だったのか、それとも災厄だったのか、歴史や科学、社会学や法律など、さまざまな側面から解明しようとする。

カフェインの実際の効能あるいは弊害とは何か、それを知るために著者みずからが採った実験手段は、カフェイン断ちだった。摂取するのではなく断つというところが非常にユニークだと思ったのだが、実際、精神活性物質や睡眠などの研究者たちはみなカフェインをやめているというから驚く。とりわけ睡眠にあたえる影響を考えると、訳者も恐ろしくなった。著者はカフェイン離脱の状況を克明に記録していくが、最終的にどういう結果になったのかは本書の中で確認していただくとして、いずれにしても、私たちがはたして自由意思でカフェインを摂取しているのか、それとも植物の巧妙な戦略に操られているだけなのか、わからなくなる。

最後に登場するメスカリンは、いわゆる幻覚剤だ。著者は二〇二二年七月、オレゴン公共放送でのインタビューで、前著『幻覚剤は役に立つのか』にはメスカリンを含めず、今になってそれについて調査したのはなぜかと尋ねられ、前著では、六〇年代から幻覚剤についてまわってきたダーティなイメージを払拭し、画期的な抗精神病薬としての価値を明らかにしたいということが最大のテーマだったのだが、当時メスカリンはあまり研究対象になっていなかったので、取りあげなかったと答えている。幻覚を誘発しにくい、効果の継続時間が長いなど、LSDやシロシビン、MDSDを含むほかの幻覚剤とはやや様相が異なることが理由らしい。今回は、むしろそうした〝普通の〟幻覚剤とは違うところに、何か新たな価値を見いだせないかと考えたのだ。何より、精神世界探究者《サイコノート》たちに好きな幻覚剤は何かと訊くと、おしなべて「メスカリン！」という答えが返ってくることが気になったという。

メスカリンは、ペヨーテ（烏羽玉）やサンペドロ（多聞柱）といったサボテンで生成されるが、これらのサボテンは南北アメリカ先住民が太古から宗教儀式で用いてきたサクラメントであり、彼らの思想とけっして切り離すことができない。とくにペヨーテは、現在アメリカ合衆国ではアメリカインディアン宗教自由法改正法によって、先住民以外は所持したり使用したりすることが禁じられている。だからなかなか手に入らないのだ。著者は、先住民が薬草をどうやって使ってきたか、彼らにとってどんな意味があるかという点に焦点を絞って調査するうちに、白人による先住民迫害の暗い歴史と必然的に向き合うことになり、さまざまな気づきを得る。

興味深いのは、この章がパンデミックのさなかに書かれたことだ。調査のためにメスカリンの儀式に参加したり、ペルーのシャーマンと会ったりする予定がすべてキャンセルになり、取材をしたくてもロックダウンによって外出もままならず、人と会うのもつねにパソコンやスマートフォンの画面越しだ。そんな閉塞感のなか、なんとか小さな儀式に参加することがかなった著者は、効率化のため普段は人の感覚を狭めている脳の「減量バルブ」をメスカリンが解放し、たとえどこにも行かなくても意識が拡大される経験をして、そこに新たな可能性を見つける。まさに今書かれるべきエッセーだったと言えるだろう。

さて、著者の略歴に軽く触れておこう。マイケル・ポーランは一九五五年にニューヨーク州ロングアイランドで生まれた。両親ともにジャーナリズムに携わっていたので、現在の職業に就いたのは必然だったのかもしれない。オックスフォード大学やコロンビア大学で学位を取得したのち、『ハーパーズ・マガジン』誌で編集者を務め、同誌や『ニューヨーク・タイムズ』誌、『ニューヨーカー』誌などさまざまな媒体に記事を寄稿しはじめる。一九九一年に『ガーデニングに心満つる日』を初めて上梓。以来、九冊の著書があり、なかでも前述の『幻覚剤は役に立つのか』(二〇一八年)は『ニューヨーク・タイムズ』紙ベストセラーリストで一位を獲得した。受賞歴多数。現在はカリフォルニア大学バークレー校大学院でジャーナリズムを、ハーヴァード大学でノンフィクションライティングを教える。二〇二〇年に、カリフォルニア大学バークレー校幻覚剤科学センターを、同大学心理学教授のダーチャー・ケルトナーらとともに創設。センターでは、各種幻覚剤の科学的研究が推し進められ、毎日ごく少量の幻覚剤を服用するマイクロドーズの効果やセラピーの実施、セラピストの育成などさまざまな試みがおこなわれている。また、ポーランが製作総指揮した、前著『幻覚剤は役に立つのか』にもとづくドキュメンタリー・ミニシリーズ『心と意識と　幻覚剤は役に立つのか』（二〇二二年）もＮｅｔｆｌｉｘで現在公開されている。幻覚剤についてとてもわかりやすく解説されているので、ぜひ鑑賞してほしい。

ポーランの新作についてはまだ耳に入ってこないが、またどんな新たな地平を切り拓いてくれるのか、楽しみである。

二〇二三年三月

宮﨑真紀

マイケル・ポーラン

作家、ジャーナリスト、活動家。ハーヴァード大学英語学部でライティング、カリフォルニア大学バークレー校大学院でジャーナリズムを教える。著書に、国際的にベストセラーになった『雑食動物のジレンマ』(東洋経済新報社)、『人間は料理をする』(NTT出版)、『欲望の植物誌』(八坂書房)、『幻覚剤は役に立つのか』(亜紀書房)など。『人間は料理をする』『幻覚剤は役に立つのか』はNetflixのドキュメンタリー番組となり好評を博す。人類学、哲学、文化論、医学、自然誌など多角的な視点を取り入れ、みずからの体験を盛り込みながら植物、食、自然について重層的に論じる。2010年、「タイム」誌の「世界で最も影響力を持つ100人」に選出。受賞歴多数。

宮﨑《みやざき》真紀《まき》

英米文学・スペイン語文学翻訳家。東京外国語大学外国語学部スペイン語学科卒業。主な訳書に、ブライアン・スティーヴンソン『黒い司法』、ルイーズ・グレイ『生き物を殺して食べる』、マイケル・ポーラン『幻覚剤は役に立つのか』、スザンナ・キャハラン『なりすまし』、スー・ブラック『骨は知っている』(以上、亜紀書房)、エルビラ・ナバロ『兎の島』(国書刊行会)、フェリクス・J・パルマ『怪物のゲーム』(ハーパーコリンズ・ジャパン)、メアリー・ビアード『舌を抜かれる女たち』(晶文社)など。

亜紀書房翻訳ノンフィクション・シリーズIV-11

意識《いしき》をゆさぶる植物《しょくぶつ》
アヘン・カフェイン・メスカリンの可能性《かのうせい》

2023年6月2日　第1版第1刷　発行

著者　マイケル・ポーラン
訳者　宮﨑真紀

発行者　株式会社亜紀書房
〒101-0051
東京都千代田区神田神保町1-32
電話　03-5280-0261(代表)
03-5280-0269(編集)
https://www.akishobo.com

装幀　五十嵐 徹[芦澤泰偉事務所]
DTP　山口良二

印刷・製本　株式会社トライ
https://www.try-sky.com

Printed in Japan　ISBN978-4-7505-1793-3 C0095

医薬品の臨床試験における倫理

大塚一正 著

丸善出版

はじめに

医薬品の臨床試験には、製薬企業が依頼者（英語ではSponsor）となる臨床試験と医師主導で行われる臨床試験があるが、本書では、前者の製薬企業が関わる医薬品の臨床試験を中心に記載する。

医薬品の臨床試験において倫理が求められることは、それ以外の医学研究と同様である。それは試験の対象となる被験者を保護するためである。医薬品の臨床試験を実施するのは医療機関であり、そこに所属する医師や医療関係者に対しては種々の倫理研修が実施されている。例えば、医師には生命倫理、医療倫理の研修[1,2]が、看護師においては看護倫理の研修[3]が行われている。さらに日本生命倫理学会、日本医事法学会、日本医学哲学・倫理学会、日本臨床倫理学会、日本看護倫理学会といった学会[4,5,6]では、研修内容に関して種々の資料[7,8,9]が整備されている。また日本医学哲学・倫理学会は、医療倫理に関する詳細な研修内容を提案している[10]。日本生命倫理学会、日本医事法学会でも倫理的課題を検討している[11,12]。

医薬品の臨床試験には、上記のような医療機関だけでなく製薬企業等に所属する社員等も関わっている。それら社員等に対しても倫理研修は必要と考えられるが、その研修内容について具体的に示されているものはない。

1997年に施行された省令GCP「医薬品の臨床試験の実施の基準に関する省令」、いわゆる新GCPは製薬企業のそれまでの臨床試験の推進体制に大きな影響を与えた。新GCPは、医薬品の臨床試験と題されているが、医薬品の臨床試のすべてが対象となっているわけではない。ここでいう臨床試験とは、製薬企業が行う医薬品の製造承認申請のために行われる臨床試験、すなわち治験であり、その基準である。ただ、その省令の施行は、製薬企業における治験に携わる開発担当者の深刻な人材不足を露呈させることになった。例えば、新GCPで初めて規定されたモニタリングでは、製薬企業に属する特定の社員が、診療録や看護記録といった医療記録を閲覧し、その品質を確認することが求められる。しかし新GCP以前には製薬企業社員は医療記録を閲覧することは許されていなかった。そこで医療記録を閲覧し理解できる知識を持ち、さらに新GCPの規定に沿って治験を推進することができる能力ある人材の育成が急務となった。

当時、製薬企業における社員研修をアウトソーシングするところはなく、社内の教育担当者が実施することが通例であった。開発部門も例外ではなく、開発部門の教育研修担当者が社内研修を行っていた。当然のことであるが、1社の担当者だけで十分な研修を行うことは容易ではなかった。そこで、当時大手製薬企業の数社は、合同で研修を行う合同研修会を組織した[13)]。その合同研修会は、各企業の新入社員や開発担当者を対象として、各企業の教育担当者が講師を分担する形式の研修会だったが、その中で倫理の研修も行われた。その研修において筆者は、臨床試験における倫理の講師を2005年から2010年まで足掛け6年務めることになった。

しかしながら、医薬品の臨床研究の倫理研修に際しては、医師や看護師に対する倫理研修のような適切な倫理研修の資料や教本はなかった。そこで各種資料を調べ、手探りで研修を進めざるを得なかった。何回か研修をしていくうちに、その研修が評判になり、合同研修会以外でも講師を務めることが多くなった。2011年には医薬品開発業務受託機関（CRO：Contract Research Organization）の業界団体である日本CRO協会主催の研修会でも臨床試験に関する倫理の研修講師を務めた。ちなみに日本CRO協会では2011年にCRA（Clinical Research Associates：臨床開発モニター）教育研修制度を規定し、その中に倫理関係の研修を設定し、それは現在でも継続している[14)]。ただし、そこには具体的な研修内容は示されていない。

新医薬品を創出する製薬企業数十社によって組織された日本製薬工業協会（製薬協）では、2015年に研究倫理の研修講演を実施した[15)]。ただしその研修は医薬品の臨床試験に限定したものではなく、基礎研究を含めた研究倫理の研修であった。また製薬協では、2016年に加盟会社十数社の研修担当者で構成されたタスクフォースを組織し、臨床開発モニターの教育訓練に関する検討成果を公表した[16)]。ただし、その研修項目には倫理に関する具体的な研修内容は含まれていない。

このような状況のもと、医薬品の臨床試験における倫理について、道標になるように本書を取りまとめることとした。記載にあたって、これまでの研修内容をベースに、新たな情報を盛り込むことに努めた。さらに要点のみを簡潔に記載することを心掛けるとともに、さらなる詳細な情報が必要な読者のために、その根拠資料〔添付文書、インタビューフォーム、審査報告書、申請資料概要〕、ならびに引用文献やwebsiteを明示することとした。また可能な限り事例を盛り込むようにした。

なお、医薬品の一般名、製品名は明記したが、製造販売企業名については記載していない。また臨床試験については無作為化（ランダム化）されていることが前提であるので、特に必要がない限りその記載は省略した。

2021 年 9 月

大塚一正

目　　次

第 I 部

総論　臨床試験と倫理

ここでは、医薬品の臨床試験における倫理に関する基本的認識を共有するために、臨床試験と倫理について記載する。

医薬品の臨床試験は、それ以外の臨床試験と同様に医学研究の一つである。かつてヒトを対象とした医学研究では人体実験が行われたことがある。しかしながら臨床試験は人体実験とは異なるものである。人体実験は非倫理的であるの対して、倫理的に行われるのが臨床試験だからである。

臨床試験は倫理的に進めなければならない。そのためには倫理とは何かを明確にする必要がある。第 1 章では、倫理学の専門的、学問的な観点から倫理についてアプローチするのではなく、臨床試験に携わる者が、現に持ち合わせている知識をベースとし、俗にいう「腑に落ちる」ことを目指して記載した。

第 2 章では医学研究における倫理の進歩を、第 3 章では医薬品の臨床試験を取り上げる。

第 4 章では、医薬品の臨床試験の法規制の中から倫理に関わる部分を抽出し、倫理を遵守するためのシステムがどのように構築されているかを確認する。

第1章　倫理とは

1. 倫理の定義

医薬品の臨床試験における倫理を述べるためには、倫理がどのようなものか定義する必要がある。

いくつかの国語辞典を当たってみると、以下のように辞典ごとに様々な説明がある。

広辞苑（岩波書店：第7版）　人倫の道。実際道徳の規範となる原理
大辞林（三省堂：第3版）　人として守るべき道。道徳。モラル
大辞泉（小学館：第2版）　人として守り行うべき道。善悪・正邪の判断において普遍的な規準となるもの。道徳。モラル
新明解国語辞典（三省堂：第7版）　行動の規範としての道徳観や善悪の基準
三省堂国語辞典（三省堂：第7版）　善悪の基準として守らなければならないことがら
国語大辞典（小学館：第1版）　人のふみ行うべき道。人間関係や秩序を保持する道徳
日本国語大辞典（小学館：第2版）　人倫の道。社会生活での人の守るべき道理。人が行動する際、規範となるもの

上記のように倫理の定義については、各国語辞典により様々である。

いくつかの辞典にある「道」という用語は、感覚的には理解できる。しかしながら、英語の倫理 Ethics は、ギリシャ語の Ethos が由来とされているが、どちらも道を意味する語ではない。ちなみに道徳という用語に「道」という文字が用いられているが、道徳の英語 Moral は、その由来のラテン語の Mos とともに道を意味する語ではない。

倫理という用語は、明治時代の哲学者井上哲次郎によって造られた造語である。倫理の「倫」は道と同義で、倫が用いられた用語の「人倫」は、広辞苑で人

の倫《みち》と記載されている。

ただし、倫理の定義として「道」という単語を用いると、その道について、さらなる説明が必要となり、医薬品の臨床試験における倫理の定義としては不適切である。

「善悪の基準」という定義もいくつかの辞典で採用されている。この表現は受け入れやすい。臨床試験において、実施してよいか、開始後継続してよいか、そして終了してよいかといった判断の基準の一つとして倫理がある。その際に利益、不利益が考慮されるが、それを善悪と置き換えることは可能である。

「普遍的な基準」とする辞典もあるが、倫理での基準は普遍的なものでない。倫理は、時代や背景によって異なるものである。例えば医薬品の臨床試験では有効成分を含んでいないプラセボと呼ばれる製剤が用いられることがあるが、その使用については多くの議論があり、個々の臨床試験ごとに判断する必要がある。すなわち、プラセボの使用について普遍的な基準を設定することはできないことになる。

副作用のない医薬品はない。医薬品の臨床試験では、必ず副作用が発現する。副作用が起きた場合、その副作用の頻度や程度、あるいは回復性など多くの考慮すべき点があり、それが臨床試験の継続の可不可を判断する大きなポイントとなる。ただし、副作用だけで判断されるのではなく、有効性と安全性のバランスを考慮する必要がある。臨床試験実施中に問題となる重大な副作用が認められたとしても、有り余るほどの有効性が認められれば、試験は継続されることもありうる。この有効性と安全性についても、善悪という用語に置き換えることができる。

また、医薬品の臨床試験において、都合の悪い成績を隠匿する、あるいは改ざんして都合の良い成績とすることは、倫理上の問題である。このような不正に対する判断の基準となる必要がある。不正は悪ではあるが、不正を行わないことは当然のことであり、これを善とすることには抵抗を感じる。そこで、医薬品の臨床試験における倫理の定義には、善悪の基準に加えて正邪の基準を盛り込む必要がある。

さらに、医薬品の臨床試験における倫理は、「基準」であることに加えて、具体的な行動、方法についてあるべき姿が示された「範」である側面も必要であり、単なる基準とするよりは、「規範」とすることが適切と考えられる。そしてそれは、臨床試験をどのように行うかという行動規範である必要がある。

以上を総合して、本書における倫理とはある特定の社会における善悪あるいは正邪に関する行動規範とする。そして医薬品の臨床試験の倫理は、医薬品の臨床試験に限定した善悪あるいは正邪に関する行動規範と定義する。

2. 倫理と道徳

先の国語辞典の例をひくまでもなく、道徳と倫理は同義と考えられている。しかしながら、実際にはこの両者は使い分けられている。

例えば、倫理を用いた熟語としては、政治倫理、放送倫理、企業倫理、医療倫理といった熟語があるが、道徳には政治道徳、放送道徳、企業道徳、医療道徳といった熟語はなく、せいぜい公衆道徳という熟語くらいである。このことはある違いを反映している。すなわち、対象となる範囲の違いである。倫理では対象となる社会が存在するが、道徳は対象があいまいであることによる。道徳という用語を用いる多くの場合、現在の日本社会全体を指していると考えられる。

また、それ以外の使い分けも存在する。教育における使い分けである。道徳教育は初等教育で行われ、倫理の教育は高等教育、さらに専門性を高め研究対象にもなる。

他にも、倫理は理論的であり、道徳は情緒的、観念的であるという考え方もある。

さらに決定的な違いとしては、倫理は審査の対象となるが、道徳は審査できないという違いがある。政治倫理は政治の世界で、公務員倫理は公務員によって、放送倫理は放送業界内でそれぞれ審査されている。医薬品の臨床試験も、治験審査委員会あるいは倫理委員会で、倫理について審査される。その一方、道徳については審査されることはない。

この違いについては、倫理、道徳を「知」として考えた場合、道徳は暗黙知、倫理は形式知と置き換えることができる。暗黙知とは経験的に知っているが説明することができない知であり、形式知は説明できる知である。道徳は日本社会に形成された暗黙の知であるとすれば、形式知である倫理については審議が可能であるが、暗黙知である道徳は審議することができない。そのように解釈すれば理解しやすい。

経営学者の野中郁次郎が提唱したSECIモデル[17]では、暗黙知は表出化して形式知になり、さらに連結化、内面化の過程を経て再び暗黙知になり共同化されるというサイクルが繰り返され、知が創造されるとする理論である。このモデルに当てはめると、共同化された暗黙知が道徳であり、その暗黙知が表出化されたものが倫理であると解釈することが可能である。そのサイクルの中で、日本社会における道徳観念が成長し、それに基づいてある特定の社会を対象とした倫理が進歩することになる。

3. 倫理の法制化

倫理的原則は、時に法制化されることがある。

医薬品の臨床試験では、被験者保護の原則は、GCP（Good Clinical Practice）として厚生省が指針（旧 GCP）を制定し、その後省令（新 GCP）となった。新 GCP は一部改訂されて現行 GCP となっているが、省令の位置づけは変わっていない。さらに医薬品としては立法府が制定した医薬品医療機器法に従う必要がある。

倫理的原則に関わる問題が起きると、倫理指針が定められ、それで解決できない場合に法制化されるという過程は、製薬会社が依頼者となる医薬品の臨床試験に限定されているわけではない。医師主導の臨床試験でも、倫理的原則に関わる案件が起き、臨床研究倫理指針が策定され、さらに 2017 年に臨床研究法が定められた[18]。

法制化された場合、罰則規定も定められる。そのため、それに抵触した場合、まずは法的責任が追及される。一方、法制化されていなければ、法的責任は追及できないが、社会的責任、道義的責任として追及されることになる。

ただし、倫理的な基準が法になることはあるが、法は必ずしも倫理的であるとは限らない。例えば、独裁者によって非倫理的な法が定められた例は多く、あえて例示するまでもないであろう。

4. まとめ

本書において、倫理とは特定の社会における善悪あるいは正邪の行動規範と定義した。医薬品の臨床試験の倫理は、社会において共同化された臨床試験に関わる「知」に基づいている。倫理と道徳は審査の対象かどうかで判断すると理解しやすい。倫理は時に法制化される。法制化された後は法的責任が問われ、そうでなければ、道義的責任が追及されることになる。

ス（J.F.Childress）は、『生命倫理の4原則』を著した[29]。この原則
究だけでなく医療倫理の原則として、中心的な存在になってい
倫理的原則は以下の4項目に分けられている。

ny（自律尊重）
leficence（無危害）
ene（恩恵）
（正義）

う項目はベルモント・レポートにはないが、実際には恩恵の項目に
。ただし、副作用がない医薬品はない。したがって、無危害という
、あくまでベネフィット（benefit）とリスク（risk）のバランスを
になる。その点の違いはあるが、倫理的原則に関しては両者共通と
できる。

の

無二の普遍の原理ではない。社会の変化によって倫理も進歩してき
臨床研究は医学研究に包含されるが、医学研究の倫理も時代とともも
た。それは医薬品の臨床試験においても同様である。本章では、医
に絞って記載した。次章以降では、医薬品の臨床研究に絞って倫理
て示す。

第2章　臨床研究における倫理

本章では、ヒトを対象とする医学研究すなわち臨床研究における倫理について歴史的な進歩とその要点について取り上げる。

1. 倫理の起源

倫理の起源については古代ギリシャに原型があるとする説もあるが、社会的に応用可能な倫理という意味では18世紀のベンサムの最大多数の最大幸福の原理やカントの義務倫理とすることが一般的である。ただし、それらをそのまま、現在の臨床研究の倫理として適用することはできない。

例えばベンサムの提唱した「最大多数の最大幸福の原理」[19]は、「利害が考慮される人々に関して、可能な限り最大量の幸福を生み出すように、人々の行動を指導する理論」とされているが、この考え方は臨床研究の倫理としては不適切である。なぜなら臨床研究では、研究に関わる多数の最大幸福よりも、個々の被験者の意思を尊重する必要があるからである。いかに多くの人の幸福のためだとしても、臨床研究の対象となる被験者に対して、臨床研究を強要することを想定すれば、それが不適切であることが理解できる。

臨床研究における倫理の起源は第二次世界大戦後のニュルンベルク綱領とするのが一般的である。それ以前の臨床研究で有名なものとしては、種痘、ワクチン、ペニシリンなどがあるが、いずれも倫理的な問題を問われることはなかった。

2. ニュルンベルク綱領（1947年）

第二次世界大戦でナチスドイツはロシア人捕虜や収容所のユダヤ人等を用いて医学実験を行っていた。それが戦後戦争犯罪を裁くニュルンベルク裁判で明かにされた。裁判の後、人体実験における倫理について総括し、1947年「許容できる医学実験」として10項目のニュルンベルク綱領がまとめられた[20]。

ニュルンベルク綱領 10 項目の第 1 項目目には、以下の文言がある。

> The voluntary consent of the human subject is absolutely essential
> （被験者の自発的な同意は絶対に必要である）

この項目によって人体実験と臨床研究の違いが明確に示された。すなわち、人体実験は、動物実験で動物を扱うように、人間を強制的に意思のない「人体」として扱う実験であり、被験者の自発的な同意のもとに行われるのが臨床研究である。

当時ナチスドイツが行った非倫理的な実験は website に公開されている[21]。人体が高度による減圧にどれくらい耐えられるかの超高度実験や、寒冷に耐えられるかの低温実験や、毒ガスの効果を調べる実験などとともに、医薬品に関する実験も行われた。戦場で見られるガス壊疽《えそ》に対してサルファ剤が有効かどうかを調べるために、犠牲者にガス壊疽を起こさせるような処置（傷口への細菌感染、創傷のさらなる侵襲、動脈の結紮《けっさつ》など）が行われ、戦場と同様の創傷の再現が試みられた。また結核のワクチンの効果を確かめるために、強制的に結核感染させることも行われた。

第二次世界大戦の敗戦国である日本でも戦勝国による裁判である東京裁判が行われたが、人体実験を行ったとされる七三一部隊は裁判の対象にならなかった。そのため、ニュルンベルク綱領のような医学研究に関する倫理は検討されなかった。七三一部隊は中国人捕虜に対して人体実験を行ったとされるが、証拠となる大部分の文書は現存していない。残された一部のわずかな資料に基づいて七三一部隊について記載された書籍[22,23]があるものの、全容は明らかにされていない。

なお、日本における人体実験については、2019 年に刊行された書籍『BCG と人体実験』に記載がある[24]。そこでは、第二次世界大戦以前の 1929 年から人体実験が行われていたことが示されている。

3. ヘルシンキ宣言（1964 年）

1947 年に設立された世界医師会は 1948 年にジュネーブ宣言、1949 年に医の国際倫理綱領を制定するなど、積極的に世界の医師に働きかける活動を開始した。ただし、それらは臨床試験や医学研究には直接影響しないものであった。その後、1964 年に人間を対象とする医学研究の倫理的原則、ヘルシンキ宣言を採択した[9,25]。ヘルシンキ宣言は、被験者の権利と利益を最優先とすることを定めて

いる。世界医師会はその後もマドリッド宣言、
師に対する原則を制定しているが、医学研究
である。

現在では、医薬品の臨床試験の実施計画書
的原則を遵守することが記載されている。世
でなく、医薬品の臨床試験に関わる人々すべ
ルシンキ宣言である。

4. ベルモント・レポート（1979 年）

1972 年、米国アラバマ州タスキギー（Tu
学研究が明るみに出た[26]。公衆衛生局が 19
察研究で、梅毒に感染した黒人に、治療法が
ずに、観察を続けていたのである。なお、医
介入研究であり、このような観察研究とは異

米国政府は、このような非倫理的研究の
研究法（National Research Act）を制定、
National Commission for the Protection of
Behavioral Research「生物医学・行動研究
会」）を組織した。この委員会が作成した報
ルモントは委員会が開催された地名である。

1979 年にベルモント・レポート（The I
Guidelines for the Protection of Human Sub
者保護のための倫理原則とガイドライン」）
トは米国だけでなく、世界の医学研究に影
在日本語訳が公開されている[27,28]。

ベルモント・レポートは、医学研究にお
成され、そのうち基本となる倫理的原則（
目に分けて論述されている。

1. respect for persons（人格の尊重）
2. beneficence（恩恵）
3. justice（正義）

1979 年、ベルモント・レポートと前後

とチルドレ
は、医学研
る[30,31]。この

1. autonom
2. non-ma
3. benefic
4. Justice

無危害とい
含まれている
原則ではなく
考慮すること
みなすことが

5. まとめ

倫理は唯一
た。医薬品の
に進歩してき
学研究の倫理
の進歩につい

第3章 ヘルシンキ宣言の改訂と医薬品の臨床試験

ヘルシンキ宣言は医学研究の倫理的原則を定めたものである。その医学研究には、医薬品の臨床試験も含まれる。医薬品の臨床試験の試験実施計画書には、ヘルシンキ宣言における倫理的原則を遵守することが例外なく明記されている。

世界医師会は1964年にヘルシンキ宣言を採択した後、時代の変化に合わせて修正を行ってきた。修正の履歴については、以下のように、その冒頭に示されている。

1964年6月第18回WMA総会（ヘルシンキ、フィンランド）で採択
1975年10月第29回WMA総会（東京、日本）で修正
1983年10月第35回WMA総会（ベニス、イタリア）で修正
1989年9月第41回WMA総会（九龍、香港）で修正
1996年10月第48回WMA総会（サマーセットウェスト、南アフリカ）で修正
2000年10月第52回WMA総会（エジンバラ、スコットランド）で修正
2002年10月WMAワシントン総会（米国）で修正（第29項目明確化のため注釈追加）
2004年10月WMA東京総会（日本）で修正（第30項目明確化のため注釈追加）
2008年10月WMAソウル総会（韓国）で修正
2013年10月WMAフォルタレザ総会（ブラジル）で修正

（日本医師会websiteから転載）

ヘルシンキ宣言の修正は医薬品の臨床試験に影響を与えるが、その中で大きな影響を与えたものについて、以下に記載する。

1. プラセボの使用について

1996年の南アフリカ、サマーセットウェスト修正では、プラセボという用語が盛り込まれた。プラセボとは、有効成分を含む製剤と識別できない製剤で有効成分を含まないものである。プラセボは医薬品の臨床試験以外の医学研究では使

われない。すなわち、医薬品の臨床試験を対象とした修正が行われたことになる。

その文言は、「既存の治療法がない場合に、プラセボ使用を認める」（日本医師会訳）というものであった。既存の治療法がある場合にはプラセボは使用できないということになる。

海外ではプラセボ比較試験が行われてきており、この修正をきっかけとして、過去の試験について議論が行われた。特に開発途上国で行われた臨床試験について *New England Journal of Medicine* や *British Medical Journal* などの一流の医学専門誌でも論争が繰り広げられた[32)]。この論議の対象となった臨床試験は発展途上国で行われたHIV（ヒト免疫不全ウイルス）の母子感染の試験で、先進国で用いられていた抗HIV薬をプラセボと比較した試験である。被験者はHIVに感染した妊婦で、プラセボ群では結果的に無治療のままで、HIVに感染した児を出産することになった。この試験以外にもプラセボ使用に関する論議も展開された。

当時、日本国内では、プラセボの使用は非倫理的であるとされ、厚生省の通知「新医薬品の臨床評価に関する一般指針について：厚生省薬務局新医薬品課長通知（薬新薬第43号、平成4年6月29日）」に、「既存薬との比較試験が望ましい」と記載されていた。そのため、プラセボを対象とした比較臨床試験はほとんど行われていなかった。実際に有効性を証明する方法としては、既存薬との比較試験で非劣性あるいは同等性を検証する二重盲検比較試験や用量依存性を証明する方法などが取られていた。そのため、1996年の修正は国内の治験環境にほとんど影響を与えなかった。

この海外と国内の治験環境の違いについては、当時開発されていた骨粗鬆治療剤アレンドロン酸〔製品名：フォサマック〕が好例となる。海外で行われた臨床第Ⅲ相試験では、プラセボとの比較試験が行われていた。しかしながら国内で行われた比較臨床試験では、プラセボとの比較ではなく、アルファカルシドールを対照薬として行われた［インタビューフォーム］。

しかし、後述するように脳循環代謝改善剤の再評価の一環として行われた市販後臨床試験の結果が1998年に公開されると、国内の治験に大きなインパクトを与えることになった。当時市販されていたいくつかの脳循環代謝改善剤が、プラセボとの比較を行い、プラセボに優る有効性を示せなかったのである。効かない薬が販売されていたとの新聞報道［朝日1998年4月18日］があり、社会的な問題となった。それを契機に、新薬の開発段階でプラセボとの比較を行った検証的試験が必要であるという機運が高まった。厚生省も既存薬との非劣性あるいは同等性を検証することよりも、プラセボとの比較臨床試験でプラセボに対する優越性を検証することが求めるようになった。そこで初めてヘルシンキ宣言の修正はその後の国内臨床試験に重大な影響を与えることになった。

2000年エジンバラで開かれた世界医師会ではプラセボの使用に関する論議が行われ、既存治療法がある場合でもプラセボの使用が可能な条件が検討され、2002年のワシントンの世界医師会で以下の注釈が付記され一応の決着を見た。

> 第29項目明確化のため注釈
>
> 新しい方法の利益、危険性、負担及び有効性は、現在最善とされている予防、診断及び治療方法と比較考量されなければならない。ただし、証明された予防、診断及び治療方法が存在しない場合の研究において、プラセボの使用または治療しないことの選択を排除するものではない。
>
> しかしながら、プラセボ対照試験は、たとえ証明された治療法が存在するときであっても、以下の条件のもとでは倫理的に行ってよいとされる。
>
> ・やむを得ず、また科学的に正しいという方法論的理由により、それを行うことが予防、診断または治療方法の効率性もしくは安全性を決定するために必要である場合
>
> ・予防、診断、または治療方法を軽い症状に対して調査しているときで、プラセボを受ける患者に深刻または非可逆的な損害という追加的リスクが決して生じないであろうと考えられる場合
>
> （日本医師会訳）

この注釈により、プラセボを用いた比較試験の道が開けた。

2. 研究終了後の治療について

2000年スコットランド・エジンバラの世界医師会総会において、「研究に参加したすべての患者は、研究終了後その研究によって最善と証明された治療法を受けることが保証されるべきである」（日本医師会訳）との文言が追加された。

それに伴い、未承認の新薬候補の治験で、検証的試験終了後、その治験薬を継続して使用できるように、継続投与試験が行われるようになった。

継続投与試験は、長期投与での安全性を検討することを目的として行われ、プラセボに割り当てられた被験者にも、実薬が投与される。被験者は自らの意思で脱落できる。継続投与は試験終了後、製造承認されて発売されるまで継続され

る。例えば、抗TNF阻害薬アダリムマブ〔製品名：ヒュミラ〕は2002年に米国で発売されたが、当時日本では治験中であった。2003年、2004年に開始された３つの試験において2008年に日本で承認されるまでに継続投与が行われていた[審査報告書]。継続投与試験は製造承認申請時には継続中である。そのため、申請のためにカットオフ時期を定め、その時期までに収集された情報を製造承認申請書（CTD）に記載する。申請後、継続投与試験終了までの最終成績はインタビューフォームに掲載される。

なお、日本国内では、2000年のヘルシンキ宣言の修正以前にも、治験に参加した被験者に治験薬が継続提供されることがあった。ただし、当時の治験薬継続提供は法規制に基づくものではなく、厚生省との相談で実施されたため、公開情報では確認できない。

3. 臨床試験計画の公表

2000年スコットランド・エジンバラの修正で、「すべての研究計画は一般に公開されていなければならない」と明記された。製薬企業が依頼する臨床試験のうち、新医薬品の製造販売承認のために行われる臨床試験いわゆる治験では、治験実施計画書は承認取得後に公表されることはあっても、治験実施前に公表されることはなかった。競合が激しい製薬企業にとって、手の内を明らかにすることは著しい不利益をもたらすと考えられていたためである。

この修正が行われた後でも直ちに公表されることはなかったが、2000年以降、臨床試験については、米国NIHのwebsite ClinicalTrials. gov[33]などが整備され、次第に登録、公開が行われるようになった。現在ではほぼ網羅されている状況にある。さらに、2006年頃から実施計画書を掲載する医学雑誌が増え、公表に関する環境が整ってきた。

国際製薬団体連合会と世界医師会の協議が行われ、2008年ソウルでの修正では、公開の代わりに「登録されなければならない」との文言にすることで一応の決着を見た。なお、2013年に修正された現行ヘルシンキ宣言では、実施計画書に関する規定は以下のように修正され、公開・登録についての文言はない。

「人間を対象とする各研究の計画と実施内容は、研究計画書に明示され正当化されていなければならない」（日本医師会訳）

4. 健康被害に対する補償

2013年ブラジル・フォルタレザの修正で、「研究参加の結果として損害を受けた被験者に対する適切な補償と治療が保証されなければならない」と明記された。ただし、製薬企業が依頼する治験では、ICH-GCP[34)]の規定によりCompensation（補償・賠償）のための保険に加入することが求められていた。そのため、この修正は大きな影響はなかった。

ICH-GCPに準拠した現行GCP施行[35)]に伴い、国内でも治験保険が整備された[36)]。海外では保険で賄いきれないと噂されるほどの多額の補償・賠償が必要な案件（TGN1412事件、後述）があった。なお、現行GCP第14条には、「治験の依頼をしようとする者は、あらかじめ、治験に係る被験者に生じた健康被害（受託者の業務により生じたものを含む。）の補償のために、保険その他の必要な措置を講じておかなければならない」との記載がある。ただ国内製薬企業が、保険加入以外のその他の措置として具体的対策を取ったとの情報はない。

5. まとめ

医薬品の臨床試験は医学研究に含まれる。臨床試験は医学研究の倫理的原則を定めたヘルシンキを遵守して行われなければならない。ヘルシンキ宣言の修正は、医薬品の臨床試験に影響を与えてきた。プラセボの使用、検証的臨床試験後の継続試験、不都合な試験結果の隠匿防止、被験者保護のための補償など、それらは問題案件が起きるたびに論議のもと修正された。その修正のたびに医薬品の臨床試験は進歩してきた。

第4章　GCPと倫理

医薬品の臨床試験は、製造承認取得目的に行う臨床試験（治験）と製造販売後に行う製造販売後臨床試験に大別できる。治験は製薬企業が依頼者となって行う治験と製薬企業が関わらない医師主導治験に分かれる。GCP（Good Clinical Practice）は、前者の治験を対象としたものである。1989年に制定されたGCPは旧GCPと言われる。その後日米欧3極で規制の協調のために組織されたICH（International Conference of Harmonization）で、GCPに関する協議が行われる中、厚生省は1996年新GCPを制定し、1997年から施行した。新GCPはいくつかの改訂を経て現行GCPとなった。

現行GCPには、倫理に関して以下のように記載されている[35]。

> 新GCPは、次に掲げる基準を示したものであること
> 1）法に基づく医薬品の製造（輸入）承認を受けようとする者が承認申請書に添付する医薬品の臨床試験の成績に係る資料の収集及び作成の際に従うべき基準
> 2）治験の依頼をしようとする者、治験の依頼を受けた者及び治験の依頼をした者が治験を倫理的及び科学的に適正に実施するために従うべき基準（以下略）

上記の第2項にあるように、依頼を受けて治験を実施する医療機関だけでなく、治験依頼者も治験を倫理的に実施することが求められている。本章では、治験依頼者に関する倫理を中心に記す。

1. 倫理と科学

現行GCPでは、上記の第2項のように倫理的かつ科学的に治験を実施することが求められている。倫理と科学は別個のものではあるが、相反するものではない。したがって、倫理と科学の双方を満たすことは可能である。

倫理を無視して科学の観点のみに基づいた試験は、それは人体実験そのもので

ある。例えば、致死量を調べる試験は、動物実験では高用量を投与して50%致死用量（LD_{50}）を算出する、あるいは50%まで死亡しないような場合は、投与可能な最大用量まで投与するが、ヒトでそのような試験を行うことはあり得ない。臨床試験の場合には、毒性を示さない用量から投与を開始し、毒性の発現状況を確認しながら、用量を漸増する方法が取られる。つまり医薬品の臨床試験は、倫理性を確保して行われることから、ヒトでの致死量を算出することはできない。

2. 治験依頼者に関する規定

現行GCPには、治験依頼者に関する規定が明記されている。治験開始にあたって、実施医療機関及び治験責任医師の選定（第6条）、治験実施計画書の作成（第7条）、治験薬概要書（第8条）、治験の契約（第13条）、治験薬の管理（第16条）といった規定がある。治験実施中には、治験がGCPや実施計画書に従って実施されていることをモニタリングで確認し（第21条）、副作用情報等の収集（第20条）が規定されている。さらに治験終了後には監査（第23条）、総括報告書の作成（第25条）、記録の保存（第26条）の規定がある。そしてそれらの一連の過程について、業務手順書等を作成することが求められている。現在では、各製薬企業においてGCPの規定を適切に盛り込んだ業務手順書（SOP：Standard Operating Procedure）が整備されていることから、SOPを遵守すれば、GCPや倫理に関して詳細な知識がなくとも問題なく治験を進めることができる。

製薬企業にとって、倫理的に最も配慮すべきなのは「不正」である。現行GCPの規定は厳しく、治験モニターによるモニタリング、品質管理担当者による文書のチェック、終了後の監査というように何重にも不正を排除する仕組みが求められている。さらに承認申請時には、当局による適合性調査が行われる。

このような体制が構築されていることから、治験における不正は実質的に困難となっている。

3. 被験者の保護

治験における倫理において最も重要なのは被験者の保護である。現行GCPでは、被験者の保護に関しては、非常に多くの規定が盛り込まれている。例えば、実施計画書に盛り込むべき内容（第7条）には、以下の文言がある。

> 「治験の依頼をしようとする者は、当該治験が被験者に対して治験薬の効果を有しないこと、（中略）を治験実施計画書に記載しなければならない」
> 「当該治験が予測される被験者に対する不利益が必要な最小限度のものであることの説明」
> 「被験薬の使用により被験者となるべき者の生命の危険が回避できる可能性が十分にあることの説明」

また、被験者が治験に参加する際の同意取得に関し、説明文書への記載についての規定（第51条）や同意文書に関する規定（第52条）がある。

さらに、治験開始後に関しては、治験責任医師等の被験者に対する責務（第45条）に以下のような記載がある。

> 治験責任医師等は、治験薬の適正な使用方法を被験者に説明し、かつ、必要に応じ、被験者が治験薬を適正に使用しているかどうかを確認しなければならない

GCPでは、被験者の保護のためには、治験実施計画書からの逸脱又は変更は認められている。第46条、治験実施計画書からの逸脱の解説には以下の記載がある。

> 治験責任医師又は治験分担医師は、被験者の緊急の危険を回避するためのものである等医療上やむを得ない事情のために、治験依頼者との事前の文書による合意及び治験審査委員会の事前の承認なしに治験実施計画書からの逸脱又は変更を行うことができる（以下略）

4. 治験審査委員会

治験の倫理的妥当性を審査するのが治験審査委員会である。

治験審査委員会は第32条に規定されているように、治験開始前に実施計画書の適切性、説明文書の記載の適切性などを審査する。加えて治験開始後は少なくとも1年に1回、第31条による継続審査や副作用情報等とそれに対する対応などを審議し、治験が適切に実施されているかどうかを審査する。治験審査委員会が治験の開始や継続に対して否定する意見を述べた場合、治験は実施できない

（第33条）。そのため倫理的な問題がある治験は実施できないことになる。

治験の審査をする委員については、「治験について倫理的及び科学的観点から十分に審議を行うことができること」というような規定がある（第28条）。

ただし、倫理的及び科学的観点から十分に審議を行うことができるということの基準については明らかにされていない。

これは現実に倫理的な基準は元来定めることが難しいことがあるが、さらに科学的という点についても一概には線引きできないということでもある。これは以下に示す第28条第3項の規定に関連している。

一　治験について倫理的及び科学的観点から十分に審議を行うことができること
二　五名以上の委員からなること
三　委員のうち、医学、歯学、薬学その他の医療又は臨床試験に関する専門的知識を有する者以外の者（次号の規定により委員に加えられている者を除く）が加えられていること
四　委員のうち、実施医療機関と利害関係を有しない者が加えられていること

第3項では、「専門的知識を有する者以外の者」いわゆる非専門委員と言われる委員が規定されている。非専門委員は臨床試験に関する知識が全くなくともよいことになる。したがって臨床試験の審議を行える基準を設定することができないことになる。

第4項に規定されたいわゆる外部委員と第3項の非専門委員が審議に加わっていなければ治験審査委員会は成立しない。すなわち実施医療機関に関わる専門家だけで審議をすることは許されていない。したがって、外部委員と非専門委員が参加しなければならないが、そのいずれかが否定すれば、委員会の結論は否決とされるのが原則である。例えば、すべての専門委員が認めるような臨床試験があったとしても、非専門委員が認めなければ、そのままでは臨床試験は進めることができない。同様に治験医療機関にとってメリットがある治験で外部委員以外の委員がすべて賛意を示しても、治験は行えない。

治験審査委員会は原則として実施医療機関ごとに設置される。審議を行った結果、ある施設だけが試験実施計画書の変更が必要になることがある。製薬会社はその変更が計画全体に大きな影響がないと判断すれば、その施設のみの実施計画書を作成して実施する。例えばヨード造影剤では、以前、投与後のショックの予

見を目的としたプリックテストが投与前に行われていた。その後プリックテストとショックに関わる情報が蓄積された結果、プリックテストはショックの予見に役立たないことが明らかになり、プリックテストが廃止された。そのため、それ以降のヨード造影剤の臨床試験はプリックテストなしで計画されるようになった。しかしながら、仮りに治験審査委員会がプリックテストを行うことを求めた場合には、その施設だけプリックテストを実施するとした当該施設版の試験実施計画書を作成することになる。

5. まとめ

GCP は、治験を倫理的に実施するための基準でもある。治験を実施するのは医師や医療関係者ではあるが、治験を依頼する製薬企業も倫理的に治験を実施することが求められている。本章では GCP において、主に治験依頼者にかかわる部分を抽出した。GCP では、被験者の保護が最優先であり、そのためには治験実施計画書の逸脱や変更が認められている。治験が倫理的に適正に計画・実施されているかは、治験審査委員会で審査される。治験審査委員会の意見によって、計画書の変更や治験が中止されることがある。

第 II 部

事例編

ここでは、医薬品の臨床試験における倫理に関わった事例を共有する。それらの具体的な事例は多岐にわたっているが、共通しているのは再発を防ぐための方策が検討される点である。その再発防止策には社会を変貌させるような重大なものがある一方、関係者における教訓として語り継がれるような些細なものもある。そのような多くの事例のうち、医薬品の臨床試験に携わる者にとって必要な事例を取り上げた。

第5章 医薬品の臨床試験における問題案件

医学研究における倫理は、非倫理的研究が行われる結果として進歩してきた。医薬品の臨床試験における倫理も例外ではなく、問題案件が起きるたびに進歩してきたといえる。本章ではそれらを振り返る。

1. ソリブジン事件（1993年）

ソリブジン事件は、発売から40日で十数人が死亡するという薬害事件としては類を見ない事件であり、同時に当時の医療システムの問題点を掘り起こし、大変革をもたらすきっかけとなった事件である。

1）概要

ソリブジン〔製品名：ユースビル〕はヘルペスウィルスの増殖を抑え、帯状疱疹の治療に用いられる経口剤である。主に皮膚科で用いられる薬剤であった。

1993年9月3日に発売されると間もなく、服用者に死亡例の報告が相次ぎ、同年10月12日から使用中止の連絡を徹底するとともに製品の回収が開始された。死亡者数については、種々の情報があるが、最終的に15人とされている[37,38]。

死亡の原因を調査すると、ソリブジンとフルオロウラシル系抗がん剤が併用されていることが明らかになった。ソリブジンは、フルオロウラシル系抗がん剤の代謝を抑制し、その血中濃度を高めて、抗がん剤による副作用を増強することは発売時、添付文書に記載されていた。相互作用については治験中の臨床第Ⅱ相試験で明らかになっていたため、臨床第Ⅲ相試験では併用を禁止して行われていた。にもかかわらず、発売後に併用が相つぎ、事件に至った。

ソリブジン事件については、専門家、研究者による数多くの文献、著作があるが[39,40,41,42,43,44]、それらの記載には微妙な違いが存在し、事件の真実を特定することは難しい。一般の人々は事件を新聞報道で知ることになった。そこで事件の経過を新聞報道で振り返る。

1993年9月3日に発売され40日目にあたる10月13日、ソリブジン投与による3例の死亡例が初めて報道された［朝日、毎日、日経］。その後死亡例の増加については、10月17日に4例［毎日］、11月6日に6例［朝日］、そして11月25日に2紙で1面トップの扱いで14人死亡と報道された［朝日、毎日］。

最初の新聞報道（10月13日）では、ソリブジンはフルオロウラシル系抗がん剤を併用することで抗がん剤の作用を強め、抗がん剤による有害な副作用が起きることがあること、発売時の添付文書の相互作用の項には、フルオロウラシル系抗がん剤との併用を避けることとする注意喚起が記載されていたこと、にもかかわらず医師が気づかず併用したとする本件の基本情報が記載されていた。これらの情報は当局の発表に基づいたものであるが、新聞社によっては独自の取材に基づいた記事も報道されている。

2）背景と対応

添付文書に併用しないことと記載されているにもかかわらず、医師が併用してしまったのには、いくつかの理由がある。その原因については、次のように報道された［朝日1993年11月25日など］。

①　処方医が添付文書の記載に気づかなかった。

②　抗がん剤は他医が処方し、処方医はその処方を知らなかった。

③　医師が相互作用の重大性を軽視した。

④　製薬企業のMRが、相互作用の重大性を伝えていなかった。

上記の指摘は、当時の日本の医療体制の問題点を内包しているものであり、時期はともかく問題はすべて対応され、最終的には現在の医療体制の構築への道を踏み出すきっかけとなった。

直ちに対応されたのは④である。厚生省は、製薬企業に対して販売に偏重することなく、医薬品の適正使用を伝達するよう指示を出し、製薬企業はMRに限らず安全性情報の収集評価など社内体制全般を見直し対応した。

次に対応されたのは、①の添付文書の記載方式の改訂である。添付文書に記載してある重要情報を見逃すことがないよう、併用禁忌といった重要な情報については、添付文書に警告、禁忌といった項を設け、冒頭に赤文字や赤枠で記載する、相互作用については、副作用の前に記載するというような変更である。

対処が容易ではなかったのは②である。当時、医師は患者が他医を受診しているかどうかを知る方法がなかった。問診で他医の受診は確認できるかもしれないが、他医による医薬品の処方を確認することは容易ではなかった。患者は自らが服用している医薬品について、正確に記憶していることはまれで、どんな薬が処方されているかを知る方法はほとんどなかった。

帯状疱疹の患者の多くは皮膚科を受診する。一方、抗がん剤は皮膚科医が処方することはなく、別の医師から処方される。皮膚科医は添付文書を抗がん剤の併用を避けることを知っていたとしても、患者からは併用薬に関する情報を聞き出すことはできなかった。さらに、がんの治療では患者にがんの告知をしないことも多く、患者は自身ががんであることも知らなかったことも考えられる。そのような場合、皮膚科医はフルオロウラシル系抗がん剤を服用していることを知りえない状況にあった。そのため、薬歴管理のためのかかりつけ薬局やお薬手帳の必要性が表出した[44, 45]。お薬手帳は広く普及することになったが、期間は数年を要した。

③の医師が相互作用を軽視した場合に対しては、医師の処方を薬剤師がチェックする医薬分業体制の構築につながった。

この事件をきっかけに当時の医療体制の問題点が明らかになり、現在の体制につながったことは重ねて強調したい。

3）倫理的問題点

製造販売会社の行動に関して、法的あるいは倫理的な問題点を振り返る。ソリブジンは、9 月 3 日の発売後、10 月 12 日に出荷停止、使用しない旨の情報伝達とともに、既出荷分の回収を開始したことが、報道されている。また一連の経過については、報道ではなく規制当局の立場からの公開情報がある[46]。その情報によるとソリブジンの最初の死亡例が製造販売会社に報告されたのが 9 月 21 日、その症例が厚生省に報告されたのが 9 月 27 日であること、その時点で当該企業に対応を指示したにもかかわらず直ちに対応を取らなかったこと、10 月 6 日に 2 例目 3 例目の死亡例の報告が行われて対応を取り始めたこと、3 連休明けの 10 月 12 日に緊急安全性情報[47] の情報伝達ならびに製品回収を開始したという経過が明らかにされている。

この一連の経過の中で、問題となるのは、1 例目の死亡例が出た後の対応である。当該製薬会社が 1 例目の報告後当局の指示に直ちに従わなかった。当局は調査を行い、厚生省薬務課「ソリブジンによる副作用に関する調査結果」（1994 年 9 月）が作成された。公開情報ではその内容を確認することはできないが、一つの書籍に詳細に記載されている[48]。そして厚生省による調査が終了した翌年に、製造販売会社に対して営業停止の行政処分が行われた。それ以外の問題点としては、製造販売会社や販売会社の関係者が、本件が明るみに出る前に株式のインサイダー取引を行い、利益を得ていたことがある。このインサイダー取引については、法的な問題が問われ、それらに関わった役員ならびに社員は有罪となった。

補償に関しては、記者会見で、製造会社社長が「誠心誠意対応させていただく」と語ったことが報道されている［朝日 1993 年 11 月 25 日］。ただし、当時は、医療機関が製薬企業に患者情報を提供することは一般的でなく、製薬企業が被害者と直接交渉を行うことは容易ではなかった。そこで、厚生省の強い意向によって医療機関を翻意させ製薬企業が被害者に直接交渉することができるようになり、すべての被害者との和解が成立した[49]。このようにソリブジン事件は製薬企業の補償に関しても前例を残した。

4）ソリブジンの臨床試験における倫理的問題点

以上のように、一連の経過で問われたのは発売後の製造会社の対応であり、発売前の臨床試験における倫理的課題については取り上げられていない。ソリブジンの発売前の臨床試験に問題がなかったわけではない。新聞にもソリブジンの承認前の臨床試験（治験）において 3 名の死亡例があったことが報道されている。そして 3 名の死亡は臨床第Ⅱ相試験のものとされている。

臨床第Ⅲ相試験では、フルオロウラシル系抗がん剤を併用禁止とし、その結果、死亡例はなかった。ソリブジン事件の研究者によると、死亡例の内訳は初期第Ⅱ相試験で 1 例、後期第Ⅱ相試験で 2 例と記載されている[48]。

臨床試験で予期しえない死亡例が出た場合、その時点で、その原因を追究し、再発防止策を講じれば、さらなる死亡を防ぐことが可能である。ソリブジンの臨床試験において、死亡例が 3 例に達するまでに、どのような対処が行われていたのか倫理的に検証する必要があるが、残念ながら旧 GCP も存在していなかった 1980 年代の臨床第Ⅱ相試験の詳細を確認するする方法は残されていない。

5）ソリブジン事件後の相互作用対策

ソリブジン事件では死亡例が報告された際に、直ちに対応しなかったことが被害を拡大させたことから、その後当局は再発防止を徹底し、相互作用による死亡例や重大な相互作用が出た場合に、直ちに対応をとることが常態化した。その実例としては以下のケースがある。

2012 年 9 月発売の抗リウマチ剤イグラチモド〔製品名：ケアラム〕では、ワルファリンとの相互作用による死亡例 1 例を含む重篤な相互作用が報告されたことから、2013 年 5 月安全性速報（ブルーレター）を発出し、併用注意を併用禁忌とした[50]。この相互作用の機序については解明されていない。

2016年ミコナゾール〔製品名：フロリードゲル〕とワルファリンとの相互作用について併用禁忌とする指示を行った[51]。両者は併用注意であり、相互作用は報告されていたが、重大な副作用が報告されたため、併用禁忌としたものである。この相互作用の機序はミコナゾールがワルファリンの代謝酵素を阻害し、ワルファリンの抗凝固作用を増強することによることが明らかにされている。

2. 脳循環代謝改善剤の承認取り消し（1998年）

1）概要と背景

1998年4月、当時市販されていた脳循環代謝改善剤5製品の再評価試験結果が公表された。その再評価臨床試験はプラセボ比較の二重盲検臨床試験であり、5製品のうち4製品はプラセボに優る有効性を証明できなかった。残りの1製品は試験計画書に設定した目標症例数を達成できなかった。ただし、その製品では目標症例数に達しない状態で集計が行われ、有効性における統計的な差が検出された。

1998年4月18日の朝日新聞は朝刊1面トップで次の見出しの記事を掲載した。「脳疾患4薬効かず」「痴呆症に多用　売上総額8000億円」。

この記事は朝日新聞のいわゆるスクープ記事で、日本経済新聞は当日夕刊に掲載したが、読売新聞、毎日新聞では報道されなかった。

厚生省は翌月緊急医薬品情報を発出し、4製品（イデベノン〔製品名：アバン〕、塩酸インデロキサシン〔製品名：エレン〕、塩酸ビフェメラン〔製品名：アルナート／セレポート〕、プロペントフィリン〔製品名：ヘキストール〕）の承認は取り消された[52]。

当時の報道では、効かない薬を承認した厚生省とそれを販売していた製薬会社が批判の対象となり、社会的な問題に発展した。それらの薬剤の累積売上高の総額は約8000億円であり、有効性がない薬剤を販売していたのであるから製薬会社は返還すべきとの意見もあった。

そのような状況ではあったが、緊急医薬品情報には以下の見解が記載されていた。

次の4成分の脳循環代謝改善薬について、「これらの薬剤の薬効薬理は否定されるものではないが、現在の医療環境の中で、これらの薬剤の慢性期の脳血管障害時の治療における医療上の有用性は承認当時に比較すると低下したものと考えられ、現時点における医療上の有用性は確認できなかった。」との再評価の答申が出され、(以下略)

この記載だけではわかりにくいので、背景を補足する必要がある。上記の脳循環代謝改善剤は、既存薬ホパテン酸カルシウム〔製品名：ホパテ〕との比較試験が行われ、既存薬と変わらない効果を持つとして承認された。その際の有効性の評価は主治医判定の全般改善度が用いられていた。この全般改善度による評価は、当時の国内臨床試験で広く行われていた手法ではあるが、日本独自のもので国際的に通用しないとの指摘があった。そこでより客観的な評価法での評価が求められていた。そのような中、脳循環代謝改善薬の再評価において臨床評価ガイドラインが策定され、それに基づいた臨床試験が実施された[53)]。

具体的な評価を 10 項目に分けて評価し、それらを合算して評価する方法が取られた。その結果、この評価法ではプラセボとの差が認められず、有効性を示せなかった。ただし、この結果は 4 種の脳循環代謝改善薬に有効性がないことを証明したものではないことに注意する必要がある。

なぜなら再評価試験が行われる前にもプラセボ比較での臨床試験が行われており、そこではプラセボに優る有効性が認められている試験も少なくなかった[54)]。一方で脳循環代謝改善剤は取得していた効能効果と実際の薬効との乖離についても、再評価以前から指摘されていた[55)]。

したがって、再評価試験以外に、それらの薬剤が有効性を示すことができる手法を用いた臨床試験を追加するという選択肢は残されていたことになる。しかしながら、各製薬企業はその選択をしなかった。

脳循環代謝改善剤は、効果を検証していない認知症（当時の表記は痴呆症）に用いられることでその売り上げを伸ばしていた。しかし認知症については、脳循環代謝改善剤では有効性が確認できない可能性が指摘されていた[56)]。さらに 1997 年に認知症治療剤ドネペジル〔製品名：アリセプト〕が米国で発売されたことがある。ドネペジルは日本では当時承認申請中であり、間もなく承認、発売されることが予想された。ドネペジルは評判が高く、個人輸入されていた。ドネペジルが発売されれば、脳循環代謝改善剤は認知症治療での存在意義を失う可能性が高かった。

そのような背景の中、製薬企業各社は新たな臨床試験を行うことなく、効かない薬を売っていたという非難を甘受することとなった。

2）臨床試験に与えた影響

この案件により、日本におけるプラセボ比較の臨床試験に対する観念が一新されることになった。

それまでは既存薬が存在する場合の比較試験では、プラセボ比較試験は非倫理的とされ、既存薬との比較試験が行われることが一般的であったが、この案件によって、承認前の検証的臨床試験でプラセボに対する優位性を検証することが必要であるとの方向に転換したのである。これにより、製薬企業は医薬品の開発計画を練り直すことになった。

既存薬との比較臨床試験を行う製薬企業は、既存薬の治験薬を自ら製造することは許されないため、製造承認を持つ製薬企業に対して治験薬の製造・提供を依頼する必要があった。依頼された製薬会社は製造部門の事業計画を調整して対応することから、結果的に数か月、場合によっては年単位の待ち時間が生じることがあった。そのため開発期間の遅延を来すことがあった。

既存薬との比較試験を省略することができれば、開発期間を短縮することができる。そのため当局との相談のもと、検証的比較臨床試験をプラセボ比較試験とすることが多くなった。

現在でも既存薬との検証的比較臨床試験を行うことはあるが、その場合、治験薬製造の待ち時間が生じない自社製品を比較対照とすることにより開発期間への影響を少なくすることができる。例えばプロトンポンプ阻害薬（PPI）でのエソメプラゾール〔製品名：ネキシウム〕はオメプラゾール〔製品名：オメプラゾン／オメプラール〕、ボノプラザン〔製品名：タケキャブ〕はランソプラゾール〔製品名：タケプロン〕を検証的比較試験の対照薬とした。また降圧剤のアジルサルタン〔製品名：アジルバ〕は、カンデサルタン シレキセチル〔製品名：ブロプレス〕と自社製品と比較している［各製品インタビューフォーム］。

3）既存薬がある疾患でのプラセボ比較臨床試験のもう一つの側面

脳循環代謝改善薬に限らず、既存薬がある疾患ではプラセボ比較臨床試験における被験者の組み入れの難しさが課題として挙げられる。

アルツハイマー型認知症治療薬を例示する。ドネペジル製剤が発売された後、同じ作用機序のガランタミン〔製品名：レミニール〕の臨床第Ⅲ相試験が開始された。公開されているレミニールの審査報告書によると１回目の臨床第Ⅲ相試験は目標症例数 390 例のプラセボ比較試験である。

認知症の患者は、ドネペジルが発売される前は医療機関で治療を受けることは多くなかった。米国でドネペジルが発売され、その効果が明らかになると、国内で発売された後、認知症の患者が医療機関を受診するようになった。したがって、医療機関を受診している認知症患者はドネペジルでの治療を受けていることが多く、薬物治療を受けていない患者はほとんどいない。ガランタミンの試験実施計画書では、ドネペジル服用患者は60日間の休薬期間を設ければ参加することができる規定であった。ドネペジルでの治療を受けている患者が治験に参加するには、60日の休薬を行って、無治療となるプラセボ群に割り当てられる可能性がある臨床試験への参加に同意する必要がある。ドネペジルで有効性が認められている患者の多くは、休薬する臨床試験に参加を望まないことは明白である。そのため、認知症患者がいても、試験への組み入れは難しい状況が想定できる。現に2001年4月から開始されたガランタミンの臨床第Ⅲ相試験は、2004年2月まで3年近くかかっている。さらに休薬してまで臨床試験に参加する患者は、ドネペジルの効果が不十分と感じていた患者が多いことが推測できる。ドネペジルと同じ作用機序の薬剤は、十分な効果が認められない可能性が高い。果たしてこの臨床試験では、プラセボとの比較で有効性が見いだせず、2回目の臨床第Ⅲ相試験が行われることになった。

2回目の臨床第Ⅲ相試験では、1回目の試験の層別解析の結果、認知症の程度が軽い患者では効果が不十分であったとして、組み入れ基準を厳格化するとともに目標症例数を580例に増やして行われた。その結果、評価項目のうちADAS-Jと呼ばれる認知症スケールでは有効性が確認されたが、もう一つの評価項目のCIBIC Plus-Jではプラセボとの有意差が認められなかった。

審査報告書によると、プラセボとの差を見いだせなかった要因について種々検討され、その中には認知症特有の飲み忘れによる服薬遵守率に影響する介護サービスの有無についても解析されたが、要因は明確にならなかった。ただ被験者が休薬前に既存薬ドネペジルを服用していた場合の影響については記載てれていない。

以上のように既存薬のある臨床試験では、患者の組み入れが難しいと考えられる。ところが、脳循環代謝改善剤の市販後臨床試験では、各社競合の中、患者を争奪して目標とする期間に目標症例数を組み入れた。またこれらの臨床試験は、各社ともに臨床試験の専門知識がないMRが試験の推進の役目を担っていた。そのため、組み入れられた患者の質を考慮していなかった可能性も考えられる。ただし、その点について明らかにされた公開情報はない。

4）プラセボとの差が示せなかった要因に関する考察

脳循環代謝改善剤のプラセボ比較の市販後臨床試験で有効性が検証できなかったことに関しては、他の要因も考えられる。それは母集団の均一性に関する要因である。ただし、この点について言及した文献は見当たらない。

既存薬が存在する疾患における市販後臨床試験で、既存薬の有効性評価を行う場合、既存薬の服用経験のない新規患者（ナイーブ）を対象とすれば均一性に関する問題は生じない。ただし、そのような患者は決して多くない。

当時、脳循環代謝改善剤の臨床試験は、専門性の高い医療機関で行われていた。その医療機関にナイーブの患者が初診で受診することは少なく、かかりつけ医などにおける治療を受け、効果不十分であった患者がそのような専門性の高い医療機関を受診する方が多い。既存薬で効果があった患者、すなわちレスポンダーは、臨床試験を実施している医療機関を受診する機会は少なくなる。

そこで臨床試験に組み込まれる患者は、それまでの治療で効果不十分な患者の割合が多くなることになる。その結果、レスポンダーは組み込まれにくくなり、有効性が低く評価されることが考えられる。

そのようなことを防ぐために、被検薬の使用経験がある患者を組み入れないという除外基準が設定されるが、当時お薬手帳はなく、前医からの診療情報提供書等の情報がなければ、自らの服薬履歴の記憶に頼らざるを得ない。現在では多くの患者がお薬手帳を持ち、服薬履歴を確認できる。お薬手帳が普及するのはこの臨床試験が終了した後になるが、それは2000年に診療報酬が定められてからである[57)]。

このように母集団に偏りがあった可能性が高い状況で行われたことが、脳循環代謝改善薬が有効性を示さなかった要因の一つと考えることができる。

現在の治験では、現行GCPの規定により、製薬会社は診療録等の原資料の閲覧が可能になり、組み入れ基準に関する情報は確認できるようになっている。

なお、再評価で行われた5品目の臨床試験成績は、承認が取り消された4製品だけでなく、ニセルゴリン〔製品名：サアミオン〕に関しても、試験成績は公開されていない。そのためこの要因について確認できない状況にある。

3. 不都合な臨床試験成績の隠匿（2004年）

1）概要

2004年6月米国で英国の製薬企業に対する訴訟が報道された[58,59,60)]。抗うつ薬パロキセチン〔製品名：パキシル〕を販売していた製薬企業が行った臨床試験で、小児あるいは青少年において有効性を証明できなかった臨床試験があり、企業がその成績を公表しなかったとする、いわゆるネガティブデータの隠匿に関する訴訟である。

当時パロキセチンは小児に対する適応はなかったが、実際には適応外（off label）で小児に使用されていた。小児に使用して無効であった成績がある以上、製薬企業は、積極的に成績を公開し、off labelの小児への使用を中止させるべきであったという記事も医学雑誌に掲載された[61)]。この訴訟は製薬企業が和解金を支払うことで決着した[62)]。

ただし、現在の米国添付文書（Prescribing Information）において、小児に対する使用について自殺に関する警告はあるが禁忌とはされていない。

2）倫理的な課題と対応

医薬品の臨床試験は、有効性の有無を判定する検証的試験だけではない。プラセボと比較しながら、有効性についてはプラセボに優る有意な差を期待しない探索的試験も存在する。探索的試験は、有効性を示す条件について検討し、新たな臨床試験を設計することが行われる。したがって、ネガティブな成績が出ても、それが直ちに有効性がないことを示したことになるわけではない。パロキセチンの場合もそのように考えられる。小児への使用については、それらネガティブデータがあったが、ポジティブなデータもあり、その後さらに臨床試験を行い小児適応は承認されている[63)]。ネガティブデータを不都合なデータとして隠匿したわけではなく、効かない薬を販売していたわけではない。

次に小児への処方は適応外使用であったことを知った上で、製薬会社が適応外使用を推奨していたとすることが問題となる。適応外の使用は医師の判断で行われているが、製薬企業は医師に適応外使用を働きかけていたわけはなく、訴訟では適応外使用を推奨したことは追及されていない。医師は自らの経験で有効性があると考えて使用し、安全性に問題がなく有効性が認められる場合に投与を継続することになる。

したがって、ネガティブデータを公表しなかったことが訴訟の対象になっていることになる。この点が本件に関する倫理的課題である。

このニュースが報道されると、臨床試験で不都合な成績が得られた場合にその成績を公表しなかったことに関して、議論が行われた。製薬企業は不都合なデータを隠して、販売して不当な利益を受けているという批判を払拭することが必要となった。

ポジティブな結果が得られた臨床試験では、その成績が医学雑誌に公表される。一方、当時ネガティブな結果が出た場合に、その成績を掲載する医学雑誌はなかった。そこで、ネガティブな成績を公表する仕組みが必要になった。そのため米国では医薬品の臨床試験について計画段階で登録し、その成績を公開するシステムが設けられた[64]。日本でも医薬品開発に関して同様なシステムが整備された[65]。

また2006年頃から臨床試験開始前に、その実施計画書を公開するための雑誌が増え始め、さらに従来意義のある臨床試験成績のみを掲載していた専門誌においても、試験開始前に実施計画書を掲載するようになった[66]。

以上のような経緯をたどり、現在では実施前に実施計画書が公開され、さらに臨床試験は終了後、その成績の如何にかかわらず公開されるようになった。そのため、現在では製薬企業が不都合な臨床試験成績を公開しないことは困難になった。

4. TGN1412事件（2006年）

2006年3月治験薬TGN1412による副作用が報道された[67]。この事件は英国で起きた事件であったが、国内の製薬企業の開発担当者にも非常に大きな衝撃を与えた。臨床での最初の臨床第I相試験の初回投与（FIM：First In Man）において、報道されるような重大な副作用が起きるとは思いもよらないものであったからである。

医薬品開発においては、前臨床で、十分なデータを得てから臨床段階に進む。動物での毒性試験を経て、毒性の見られない用量（無毒性量：NOAEL［No Observable Adverse Effect Level］）を考慮して十分な安全域を確保した初回投与量が設定される。そのため、ヒトに対する初回投与では安全性上の問題は起きないと考えられていたし、事実それまでには重大な副作用は見られなかった。

1）事件の概要

TGN1412は、ヒト化CD-28モノクローナル抗体製剤であり、T細胞を活性化する作用が認められていた。

初回単回投与試験では、動物実験で得られたNOAELの500分の1の用量で行われた。投与直後、実薬が投与された6人の被験者全員に異常症状がみられ、その後症状が重症化していった。この異常症状はサイトカインストームと呼ばれる多臓器不全とされ、被験者6名全員は長期にわたってICUに入院することになった。被験者はかろうじて命を取り留めたものの、後遺症が残った[68]。

事件から10年以上経過した時点で、被験者についてのフォロー記事が出されている[69,70]。その報道では、当時の被験者の状況や後遺症などが記載されている。被験者の一人は2000ポンドの謝礼金を得るために参加したことを述懐している。臨床第Ⅰ相試験では、健康な被験者は治療上の利益を受けることがなく、謝礼金のみが個人的な恩恵となる。

なお、TGN1412は開発が中断されていたが、現在TAB08というコード名で、低用量での開発が行われている[71]。

2）倫理的課題とその対応

医薬品によって副作用が起きることは避けられないが、このような事態が現実となった以上、原因を明らかにして再発を防ぐ必要がある。

この英国で行われた臨床試験は英国の規制当局MHRAによって承認された試験であり、また施設IRBによっても審議されていた。過去NOAELの500分の1の初回用量で重大な副作用が発現したことはなく、前臨床試験で認められた毒性も重篤なものではなかったことから、このような悲惨な副作用は臨床試験開始前には予見できなかった。

この事件が起きた後、初回用量の妥当性について検討された[72]。初回用量を低く設定していれば、このような悲惨な事件を防ぐことができたとするものである。

その中で、動物実験から算出したNOAELを基準とした用量設定が問題であるとする意見があった。NOAELではなく、NOAELよりも低い用量となる最小薬効発現量（MABEL：Minimum Anticipated Biological Effect Level）を基準にすべきという意見である。この意見は、この事件の後英国や欧州で採用された[72]。わが国でも2008年に発出された通知「マイクロドーズ臨床試験の実施に関するガイダンス」［薬食審査発第0603001号平成20年6月3日］に反映された[73]。マイクロドーズ臨床試験は、ヒトに対する初回投与を低い用量で行う試験であり、臨床第Ⅰ相試験の前に行う試験として第0相（Phase 0）試験ともいわれる。ガイダンスでは、「ヒトにおいて薬理作用を発現すると推定される投与量（以下「薬効発現量」という）の1/100を超えない用量又は100 μgのいずれか少ない用量の被験物質を、健康な被験者に単回投与することにより行われる臨床試験」と定義されている。

実際の初回投与用量についても、TGN1412がアゴニストとして作用することから、慣例的な薬理学的方法によって、投与量の目安を示した意見がある[74]。これによれば、TGN1412の実際の投与量0.1 mg/kgではなく、0.001 mg/kgが導き出される。

また試験方法においてもいくつかの指摘が行われた。サルでの毒性試験では、単回投与でなく点滴での投与を行っていたのであるから、臨床でも点滴で投与すべきだったとする意見である[75]。確かに投与直後に被験者は初期症状の寒気を訴えたことから、点滴であれば、症状の訴えがあった時点で投与中止が可能であったかもしれない。

他にも6名の被験者の投与間隔が数分間隔であったが、投与間隔をもっと開けておけば、最初の被験者が症状を訴えた段階で、まだ投与を受けていない被験者は、中止することができたとする意見もあった。

2012年に通知「「医薬品開発におけるヒト初回投与試験の安全性を確保するためのガイダンス」について」［薬食審査発第0402第1号平成24年4月2日］が発出された。そこでは、ヒト初回投与量の設定に関して、以下のように記載されている。

> 一般にヒト初回投与量は、最も感度の高い動物種を用いた非臨床毒性試験における無毒性量（NOAEL：No Observed Adverse Effect Level）をもとに、アロメトリック補正、あるいは、薬物動態（PK）情報に基づいてヒト等価用量（HED：Human Equivalent Dose）を算出し、さらに被験薬の特性や臨床試験デザインを踏まえた安全係数を考慮し設定される

2018年、日本臨床薬理学会はこの事件に対する多くの意見を集約して、初回投与試験におけるチェックリストを提案した[76]。

倫理についての課題として、補償の問題が指摘された[77,78]。当初この事件の業界紙では、副作用の状況は深刻であり、臨床試験の保険金ではカバーできず、企業の存続が危ぶまれるとする報道があった[79]。その後2006年7月にTeGenero社は破産したが[78]、被害者は訴訟を起こしていないことから、補償は保険金で賄うことができたと考えられる。

3）製薬業界の反応

TGN1412事件については、他の案件と比較して製薬業界の反応において特徴

的な事象がある。それは、本件に関する論文や情報が非常に多いことである。

製薬会社によって製薬業界を揺るがす事件が起きた際には、他の製薬会社の関係者は表立ってコメントすることはない。競合相手に対する誹謗中傷と取られ、ブーメランとなってしまう可能性があるからである。開発会社が製薬企業との直接の関係がなかったことと、すでに会社として存続していなかったことから、多くの製薬企業の関係者が事件について言及しており、それはわが国においても例外ではなかった[74,75]。

またTGN1412の発見者が事件に関する文献を著わしていることも特徴的である[80,81]。通常製薬業界では、不祥事を起こした側が、事件について表明することはない。この点も、非常に珍しいことである。一つには、この悲劇的事件に関して、TGN1412の臨床試験を行うこと自体には倫理的な問題がないことを示している。

なお、この事件が起きた際にはFIM（First In Man）との記載が多かったが、現在ではFIH（First In Human）と記載されるようになっている。

5. 臨床試験での不正（2013年）

降圧剤バルサルタン〔製品名：ディオバン〕で発売後に行われた国内臨床試験での不正は、報道されるやいなや製薬業界に大きな衝撃を与えた。その不正はバルサルタンの製造販売後に行われた医師主導臨床試験で、データの捏造、改ざんが行われ、バルサルタンに利する成績としたとするものである。

1）概要

それは、医師主導で行われたバルサルタンの5つの製造販売後臨床試験〔慈恵ハート研究（JHS, 慈恵医科大学）、京都ハート研究（京都府立医科大学）、VART研究（千葉大学）、SMART研究（滋賀医科大学）、名古屋ハート研究（名古屋大学)〕で起きた。対照薬である既存の降圧剤とバルサルタンの降圧作用は変わらないが、対照薬よりも心血管イベントが少ないとする成績が得られ、その成績は2007年以降Lancet誌などの一流学術誌に掲載された[82,83,84,85,86]。2012年にその成績に対する疑惑を指摘する論文が掲載され[87]、そして2013年にそれらの論文は撤回された。

データの捏造、改ざんについて、バルサルタンの販売会社社員が関わったとして摘発され、裁判が行われたが、裁判の結果、製薬会社、社員ともに無罪となった。一方、各大学で第3者による調査が行われた結果、データの捏造、改ざんは医師によって行われたことが明るみに出た[88,89,90,91,92)]。

なお、製薬企業では、本件以外に副作用報告遅延の薬機法違反もあり、経営陣が一新され、再発防止に努めることが表明された[93,94)]。不正を行った医師らも法的な責任は問われることはなかったが、倫理的道義的な責任を問われ、臨床研究の責任者は全員ではないが、教授職や病院長職等を辞職することになった。

2）背景

このような不正が行えたのは、この製造販売後臨床試験であったこと、そして製薬企業が直接かかわることのない医師主導臨床試験であったことが背景にある。製薬企業が関わる治験では、薬機法やGCPという厳しい法規制が適用されるが、当時の医師主導臨床試験では、倫理指針があるのみで、法規制はなかった。

製薬企業が依頼者となる臨床試験のうち、治験ではこのような不正を行うことは不可能である。このことは現在の製薬業界に身を置くものには当然と思われるが、その感覚は一般の人々に広く受け入れてもらうことは難しいかもしれない。しかし書籍『偽りの薬：バルサルタン臨床試験疑惑を追う』[95)]がある。新聞記者の観点からの記載であり、以下に引用する。

「厚生労働省は、それまでこの問題を深刻に考えていないふしがあった。最大の理由は法律の壁だ。臨床試験の中でも新薬の製造販売承認のために製薬企業が行う「治験」には、薬事法に基づく厳しい規制がある。ところがバルサルタンのように、治験をクリアして市販されている薬を使って臨床試験を行う場合は、直接取り扱う法律はなく、強制力のない指針があるだけだった」

「国から医薬品としての承認を受けるための「治験」を行う製薬企業と医師は、「薬事法」と「医薬品の臨床試験の実施に基準に関する省令」（GCP：Good Clinical Practice）という国際基準を守らねばならない。違反すれば罰則もある。しかし、市販後に行われたバルサルタンの臨床試験はこうした規制の対象外で、罰則のない倫理指針しかなかった」

当時、医師主導の臨床試験ではデータを改変することは可能であり、事実本件では、不正行為は臨床試験を担当した一部の医師によって行われたことが明らかになった。医師が不正を行った背景には、製薬会社からの多額の資金提供があったことがある。このことは、書籍『赤い罠：ディオバン臨床研究不正事件』[96)]に次のように記載されている。

　利益相反は産学連携では不可避的に生じる問題であるが、それを全面的に許容しながら管理が不十分だと、研究にバイアスが入り、研究の質が低下する可能性がある。また、時には今回のように不正行為も起こりやすくなり、結局は被験者や国民が不利益を被ることになるのである

　製薬企業は資金の提供を行ったものの、直接データの捏造、改ざんには関与せず、また不正を強要してはいなかったとされている。

3）倫理的な課題と対応

　不正が行われた5つの臨床試験は、いずれも製造販売後臨床試験であったことから、その倫理的、科学的妥当性についての審査を受けていない。これらの臨床試験では、既存薬を対照薬として比較を行って、「対照薬と降圧効果が同等であるが、心血管イベントに対する効果が優る」という仮説を証明することを目標としていた。

　このような比較試験を行う場合、2重盲検比較試験で行われることが通例である。しかしながら、これらの試験はPROBE（Prospective Randomized, Open-label, Blinded Endpoint）法と呼ばれる非盲検のオープン試験で行われた。担当医は被験者がバルサルタンか対照薬のどちらを服用していることを知っていた上で、試験を行っていたわけである。この方法では、担当医の判断にバイアスが入り、正当な評価は行えない。試験計画そのものに問題があった。

　次に、この試験では、「対照薬と降圧効果が同等」という前提条件を達成する必要があった。担当医は進行中の臨床試験の全体を把握することはできず、降圧効果を同等とすることはできなかった。そのため、解析段階になって降圧効果が異なっていた場合、試験そのものが成立しない。そこで、まずは血圧の測定値を調整することが求められた。医師は血圧の測定値を埋める数値の修正を指示されたとしても、大きな抵抗は感じずに応じたと考えられる。さらに、「心血管イベントに対する効果が優る」ことを示す必要があった。解析を行って優っていないとなった段階で、バルサルタン群のイベントを減らし、対照薬群のイベントを増やす必要が出てきた。血圧値の改ざんを行った医師は、そこでのさらなる改ざん、捏造にも抵抗がなくなり、結果的に目標を達成した。

　2014年3月27日、日本学術会議は「我が国の研究者主導臨床試験に係る問題点と今後の対応策」を提言した[97]。この提言において、医師主導臨床試験に関しては「臨床研究に関する倫理指針」があるのみで、ガイドラインを策定する必要

性が指摘された。また製薬企業からの資金提供の不透明性についても指摘され、臨床試験に携わる者の倫理性の維持向上、臨床研究管理センターの整備、国による臨床研究推進部門（仮称）の設置も提言された。ただし、法規制については、研究そのものには法令等による束縛になじまない面も少なくないとしている。

臨床試験においてデータの捏造や改ざんという不正そのものは、言語道断の非倫理的行為である。ただし、司法の場において試験データの改ざんは認められたが、処罰されてはいない。法規制がなかったためである。そこで、この事件を契機に 2017 年に臨床研究法（平成 29 年法律第 16 号）が定められた。

また、製薬企業からの多額の資金提供については、資金の流れが不透明であるとして利益相反（COI：Conflict Of Interest）について明確化する流れが生まれた。日本医学会には、2011 年に策定した「医学研究の COI マネージメントに関するガイドライン」があったが、2017 年「COI 管理ガイドライン」として改訂した[98]。また日本製薬工業協会も透明性ガイドラインを策定し、情報公開を推進した[99]。

これにより現在では、あらゆる医学研究の公開時に、利益相反について言及することが一般化した。

6. レンヌ事件（2016 年）

1）概要

2016 年フランスで行われた脂肪酸アミド水解酵素阻害剤 BIA 10-2474 の臨床第 I 相反復投与試験で、50 mg を 5 日間投与された被験者 1 名に脳卒中様の副作用が発現し、救急搬送後死亡した。その前には 20 mg の 10 日間投与が行われていたが、問題となる副作用は認められていなかった。この事件はレンヌ事件と呼ばれ、その詳細が明らかになると日本国内の製薬企業の開発担当者にも衝撃を与えた[100]。

医薬品は常に未知の副作用が起きる可能性がある。この副作用も事前に予知できない副作用であった。副作用が起きることは防げなくとも、最初の 1 例に副作用が起きた際に直ちに対応することが重要である

この試験では、当該被験者に副作用が見られた後も、他の被験者に伝達せず、6 日目の被検薬の投与が行われ、被害は 4 例に拡大した。この点が問われることになった[101,102]。

2）倫理上の問題点

1例目の副作用が見られた後、他の被験者へ知らせずに投与を継続したことは、重大な問題であるが、さらに科学的考察から、50 mgの用量での試験を行う必要があったのかという指摘も行われた[102]。

5 mgを単回投与した時点で、主薬効の脂肪酸アミド水解酵素阻害作用は認められ、臨床効果として十分なものであった。にもかかわらず、当初の計画通り増量して試験を続けていた。50 mgは過量と考えられる用量である。抗がん剤とは異なり、一般の医薬品では、臨床第Ⅰ相試験で最大耐量を求める必要はない。臨床第Ⅰ相試験の増量試験では、増量時にその増量が必要かどうかの判断を行うことが求められることになった。

なお、この副作用は、代謝物による症状と考えられ、代謝物の蓄積によって発症する副作用で、閾値があったのではないかと推測されている。

7. 国内臨床第Ⅰ相反復投与試験での死亡（2019年）

1）概要

レンヌ事件は海外の臨床第Ⅰ相試験での事件であるが、2019年6月国内でも臨床第Ⅰ相試験での初の死亡例が報告された。治験薬E2082の臨床第Ⅰ相反復投与試験で被験者1例が反復投与終了後、数日経過後に死亡したのである。この事件については朝日新聞に掲載された以外に、共同通信が配信し、新聞各紙に掲載されたが[103]、社会問題とはならなかった。

この試験は中枢神経作用薬の第Ⅰ相試験であり、一連の経過は厚生労働省のwebsiteで調査結果が公表された[104]。

概略は以下のとおりである。

当該被験者は治験薬E2802の10日間の反復投与を終え、4日間の観察期間をおき、午前に退院した。その被験者は退院当日午後に予定外来院し、2日前（最終投与から2日後）から幻視、幻覚、不眠があり、それらが続いていると訴えた。実施医療施設は第Ⅰ相試験専門の医療機関であったことから、治験責任医師を含め中枢神経領域の専門医がいなかった。治験責任医師は被験者の訴えを聞いたものの具体的指示を出せず、専門医の受診を勧めた。当日当該被験者は専門医の受診を拒否して帰宅し、その翌日電柱に登るという異常行動を起こし、転落死した。治験責任医師は異常行動と治験薬との関係は否定できないと判断した。E2802の開発は中止された。

2）　問題点

本件によって、臨床第Ⅰ相試験専門の医療機関に中枢神経領域の専門医が確保されていないという問題点が露呈した。そこで医薬品開発におけるヒト初回投与試験の安全性を確保するためのガイダンスが改訂され、第Ⅰ相試験を行う医療機関では、中枢神経作用薬の試験を行う場合、精神科や心療内科医などの中枢神経領域の専門家を確保することが求められた[105)]。

臨床第Ⅰ相試験での死亡例は国内では初であるが、海外で行われた臨床第Ⅰ相試験で先例がある。抗リウマチ薬イグラチモド〔製品名：ケアラム〕では南アフリカで行われた臨床第Ⅰ相試験で１例の死亡例が出て、一時開発が中断された［インタビューフォーム］。この件については後述する。

8.　まとめ

本章では、医薬品の臨床試験における問題事案を取り上げた。ソリブジン事件のように医療体制の変革を来した大事件もあり、脳循環代謝改善薬の承認取り消しのような臨床試験におけるプラセボ使用に変化をもたらした事件もある。それぞれの事件に、それぞれの背景があり、それぞれ倫理的問題点がある。それらの問題点を解決することで、医薬品の臨床試験は進歩してきた。

ただし、医薬品の臨床試験における倫理的課題はこれらだけはない。次章では問題事案に至らないような事例について取り上げる。

第6章　臨床試験における副作用事例

第5章に取り上げた問題案件以外にも、医薬品の臨床試験における倫理に関わる事例がある。それは副作用事例である。

副作用のない医薬品はない。臨床試験で医薬品の投与が開始されれば、いつ副作用が起きてもおかしくない。第5章4.のTGN1412事件のように、FIM/FIHの初回投与でも起きた例もある。レンヌ事件のように反復投与試験で初めて出現する副作用もある。

製薬企業は、GCPの規定により、倫理に配慮した手順書を作成し、手順通り実施できる組織・システムを構築することが求められる。また、倫理性・科学性を両立させた試験計画を立案し、実施医療機関の治験審査委員会あるいは倫理委員会で倫理に関する審査を受ける必要がある。さらに、手順書、計画書どおりに試験を推進し、そして実施後に成績をまとめるといった一連の流れに従う。

その流れの中で、特に重要なのが試験実施中に発現する有害事象・副作用への対応である。副作用は予期できないものがあるため、準備することができないことが多い。

副作用で、その後の臨床試験の進め方に影響を与えた事例をいくつか取り上げる。

1. 臨床第Ⅰ相試験での副作用

1）死亡例とその後の対応事例

第Ⅰ相試験で予期しえない重篤な副作用が起きたとしても、それが開発中止に直結するわけではない。最たる例は死亡例である。死亡することが予見されるような試験は行われない。前章の問題事案以外に死亡例の報告は多くない。もし死亡例が出た場合はその開発を行うこと自体が問われることになる。ただし、第Ⅰ相試験で死亡例が出ても、開発が継続された例はある。抗リウマチ薬イグラチモド〔製品名：ケアラム〕では、南アフリカで行っていた臨床第Ⅰ相試験の漸増試験において125 mgの用量で汎血球減少による死亡例1例が報告された。開発していた製薬企業は、臨床試験を中止し、開発を中断した。その後の開発について当局と検討が行われ、50 mg で開発が再開されることになった。その開発再開までの経緯は、審査報告書に公開されている[106)]。

2）用量、投与期間について

臨床第Ⅰ相試験では、低用量から開始し、臨床推定用量を超える用量まで増量することが一般的である臨床第Ⅰ相試験で臨床推定用量を下回る用量で不可避の副作用が見られた場合には、その後の開発は難しく、ほとんどが開発中止となる。そのためそのような副作用事例で紹介できる事例はほとんどない。

ただし、抗がん剤の用量増加試験では副作用が起きることを前提とした第Ⅰ相試験が行われる。すなわち、用量を制限する副作用（用量制限毒性：DLT［Dose Limiting Toxicity］）が発現するまで、用量を漸増する。この試験の結果、最大耐量あるいは最大許容量が求められ、その後の試験に反映される。

ある用量で問題となる副作用が見られない場合でも、その用量を繰り返し投与することで問題が起きることがある。そのような薬剤の場合、生涯投与量が限定されたり、投薬期間が制限されたりすることがある。

例えば、骨粗鬆症治療剤テリパラチド〔製品名：フォルテオ〕では骨肉腫発生のリスクがあるため承認された用法用量では 18 カ月が上限とされた[添付文書]。ただしこれは動物実験で骨肉腫発生が報告されているためであり、臨床で問題が起きたわけではない。

また抗がん剤のドキソルビシン〔製品名：アドリアシン〕では心毒性のために総投与量の上限（500 mg/m^2）が定められている。これは総投与量を超えた場合に心毒性が多く見られたためであり、添付文書には、「総投与量が 500 mg/m^2 を超えると重篤な心筋障害を起こすことが多い」と記載されている。

3）腎障害患者、肝障害患者での臨床薬理試験

必要に応じ腎障害患者、肝障害患者における薬物動態を明らかにするために臨床薬理試験を行う場合がある。この試験は薬物動態を検討するための試験であり、被験者となる患者は治療上の恩恵は受けられない。そのため副作用の発現について注意が払われる。試験での用量に関しては、それらの患者の薬剤の排泄や代謝が遅れることによって、薬物血中濃度が高くなる可能性を考慮して、臨床用量を下回る用量での検討が行われることが多い。例えば認知症治療剤ドネペジル〔製品名：アリセプト〕では、血液透析患者での臨床薬理試験の用量は 3 mg で

実施している[107]。この3 mgの用量は添付文書に記載されているように有効量ではない用量である。

臨床試験の結果、用量に関して特別の情報が得られた場合には、腎障害患者、肝障害患者の用量について制限が設定されることになる。エスゾピクロン〔製品名：ルネスタ〕では外国で行われた臨床薬理試験の結果、重度の腎障害患者、肝障害患者において、血中からの薬剤の消失が遅れる傾向が見られたため、用量に上限が設定された。添付文書の用法・用量に関連する使用上の注意の項に「高度の肝機能障害又は高度の腎機能障害のある患者では、1回1 mgを投与することとし、患者の状態を観察しながら慎重に投与すること。なお増量する場合には、1回2 mgを超えないこと」という記載がある。

なお、エスゾピクロンの通常成人用量は、1回2 mgで増量は3 mgまでである。

2. 臨床第Ⅱ相試験以降での副作用

健康成人を対象とした第Ⅰ相試験と、患者を対象とした第Ⅱ相試験以降の臨床試験とでは、同じ医薬品でも副作用の種類や程度、頻度に差が認められることが通例である。第Ⅰ相試験と第Ⅱ相試験以降の副作用発現状況は、各薬剤のインタビューフォームに掲載されていることから確認できる。

このような差が見られる原因は健康成人と患者で、薬に対する感受性、忍容性、あるいは薬物動態が異なることが挙げられるが、もう一つ注意すべき点がある。疾患特有の症状の有無である。

疾患に伴って起きる症状でも、服薬後に発現したり、症状が悪化したりした場合、その症状は有害事象として報告される。有害事象のうち、服薬との因果関係が否定できない事象は副作用、因果関係が否定されれば偶発症状となるが、その因果関係は担当医が判定する。依頼者の製薬企業はその判定について意見を具申することはできるが、担当医の判定を覆すことはできない。疾患の進行にともなう随伴症状が試験薬の服用後に起きた場合、服用後の症状であればすべて有害事象として収集しなければならない。さらに担当医が因果関係を否定できないと判定すれば、その有害事象は副作用となる。例えば糖尿病治療薬では糖尿病の悪化による糖尿病性合併症の発症が副作用として分類される。2010年発売のアログリプチン製剤〔製品名：ネシーナ〕や2015年発売のトレラグリプチン製剤〔製品名：ザファテック〕ではそれぞれの臨床試験で、糖尿病性網膜症の副作用が

0.5%、0.1% 報告されている［各製品インタビューフォーム］。これらは健康成人で行われる第Ⅰ相試験では見られなかった事象である。

医薬品の承認申請のために行われる臨床試験（治験）では、GCP の規定により依頼者の治験モニターや監査担当者は原資料の直接閲覧が可能である。直接閲覧した原資料に、疾患特有の症状の変化があった場合や担当医が報告していなかった有害事象があった場合は、担当医が因果関係を否定しても、安全性情報として収集する必要がある。

また第Ⅱ相試験以降の臨床試験では、副作用情報の解析時に、新たな情報が得られることがある。例えば、年齢別の副作用発現頻度を比較して、高齢者では同一用量で副作用頻度が高まるとする情報が得られることがある。その場合、成人と高齢者では異なる用量が設定されることになる。例えば睡眠導入剤フルニトラゼパム〔製品名：ロヒプノール（販売終了）/ サイレース〕、トリアゾラム〔製品名：ハルシオン〕、エスゾピクロン〔製品名：ルネスタ〕、スボレキサント〔製品名：ベルソムラ〕、精神安定剤エチゾラム〔製品名：デパス〕、など、高齢者での上限用量が成人用量よりも低く設定されている薬剤がある。

臨床試験を進めていく中で有害事象を注意深く拾って行くことで、その医薬品の副作用プロファイルが次第に明らかになっていくが、すべてを網羅することはできない。例えば骨粗鬆症治療剤アレンドロン酸〔製品名：フォサマック/ボナロン〕の後期臨床第Ⅱ相試験では、「安全性に問題なし」と判定されたのは、プラセボ群で 76.9%（60/78 例）、承認用量の 5 mg 群で 73.3%（55/75 例）と差が見られなかった。また承認前に行われたすべての臨床試験において肝機能障害はなかったが、販売開始後に重篤な肝機能障害が報告され、添付文書に記載して注意喚起している［インタビューフォーム］。

3. まとめ

医薬品の臨床試験において、試験実施時の副作用対策は大きな倫理的課題である。副作用を回避する方策を講じても、副作用はゼロにはできない。副作用はそれぞれの臨床試験ごとに注意すべきポイントが異なってくる。そのポイントを知ることは、臨床試験を倫理的に進めることに役立つ。この章では承認申請前に行われる臨床試験の特性に応じた事例を取り上げた。

なお、承認後に行われる製造販売後臨床試験については、その特徴を示す情報が少なく、本書では取り上げなかった。

第 Ⅲ 部

臨床試験計画における倫理上の工夫

医薬品の臨床試験における倫理において、最も重要な被験者保護に関わる副作用については前章までに記載した。ここでは被験者が受ける恩恵を中心に、製薬企業が臨床試験計画にどのように工夫を行っているかを記載する。

新医薬品は、既存薬に優る有用性を有しなければその価値はない。そのような性質を持った物質を候補として臨床試験は行われる。ただし、その成功確率は高くなく、成功確率が高い導入品を含めても、50% にも満たない[108]。

臨床試験は、有効性と安全性のバランスをとって有用性を確保することを目指して行われるが、臨床試験では結果的に有用性が認められないという結論に至ることもある。そのような場合には被験者は治療上の利益を受けることはできない。

製薬企業による医薬品の臨床試験は、第Ⅰ相から第Ⅳ相までの 4 段階に分けられている。そして、それぞれの相ごとに法的規制、指針、ガイドライン等が定められている[109]。製薬企業はそれらを遵守するだけでなく、臨床試験を倫理的に進めるためのさまざまな工夫を行っている。

近年、情報公開が進み、添付文書、インタビューフォームだけでなく、審査報告書、申請資料概要も公開されるようになった。それらの公開資料から製薬企業が行っている臨床試験における倫理上の工夫を読み解くことができる。そこで、それぞれの工夫について臨床試験の段階に分けて例示することとする。

第7章 臨床第I相試験における工夫

1. はじめに

通常第I相試験は健康成人を対象として行われるため、健康な被験者は治療上の恩恵を享受することはなく、そのため恩恵として謝礼金が用意される。

第I相試験は男性を被験者として行われることが多い。それは副作用が起きた場合の影響が女性より小さいとされているためである。ただし、女性で行われることもある。実際に骨粗鬆症治療剤の臨床第I相試験の多くが閉経後女性を対象として行なわれている。これは骨粗鬆症が閉経後女性に多いことが背景にある。なお、骨粗鬆治療剤のうち選択的エストロゲン受容体モジュレータ（SERM：Selective Estrogen Receptor Modulator）のラロキシフェン〔製品名：エビスタ〕では、女性ホルモン様作用があるため、男性に投与することはできない。なお、それらの骨粗鬆治療剤は男性での臨床試験成績が十分でなくとも男性の骨粗鬆症治療での使用が認められている。

第I相試験は、新医薬品候補の安全性を確認することが主な目的で行われる試験であるが、合わせて薬物動態についても検討されることが多い。ただ、吸収されない薬剤の場合は、血中濃度を測定する意義がないため、薬物動態の検討は行われない。例えば消化管内で作用する酵素製剤パンクレリパーゼ〔製品名：リパクレオン〕や便秘治療剤マクロゴール4000含有製剤〔製品名：モビコール〕といった薬剤では、血中濃度の検討は行われていない［インタビューフォーム］。

例外的ではあるが、第I相試験で安全性だけでなく有効性に関する情報を得ることを目的の一つとして治験が行われることがある。例えば、コレステロール低下剤や血糖降下剤等では健康成人にもコレステロール低下作用や血糖低下作用が認められる。そうした結果は以降の臨床試験の薬効用量に関する情報となる[110,111]。

また新たな薬効が見出されることがある。男性機能障害治療剤シルデナフィル〔製品名：バイアグラ〕は、当初狭心症治療剤を目指して開発されていたが、第I相試験で動物実験では認められなかった男性機能障害に対する有効性が見出された［インタビューフォーム］。

第Ⅰ相試験では通常プラセボが使用されるが、プラセボの使用が倫理的に問題となることはない。むしろ被験者は副作用リスクの少ないプラセボ群に振り分けられることを希望するかもしれない。ただし、プラセボ投与群に有害事象が起きないわけではない。第Ⅰ相試験でプラセボ群にみられる自覚症状についてとりまとめた報告があり、健康である被験者でも、24.2% が何らかの自覚症状を訴えている[112]。

なお、通常臨床第Ⅰ相試験は健康成人を対象として行われるが、抗がん剤の場合、第Ⅰ相試験はがん患者で行われる。抗がん剤の第Ⅰ相試験において、治療の目的はなく、被験者にとっては治療上の恩恵を受けることはない。

第Ⅰ相試験は、初回投与試験、単回用量増加試験、反復投与試験、食事効果試験などが行われる。それらにおける倫理的工夫を順に記載する。

2. 初回投与試験

ヒト初回投与（FIM/FIH：First In Man/Human）における課題としては、初回用量がある。被検者の安全性を確保するために、前臨床段階で得られた情報から用量を設定することになる。

動物実験で得られた最大無毒性量（NOAEL）の数十分の 1 あるいはそれよりも低い用量を設定することが通例である。ところが、第 5 章 4. の TGN1214 事件が起きて、それが見直され、先行する類薬のない抗体製剤等では、最小有効量（MABEL）を基準として用量が設定されるようになった。日本臨床薬理学会のヒト初回投与試験（FIH 試験）を含む早期臨床試験のチェックリスト[76]には、以下のように記載されている。

> ヒト初回投与量は、最も感受性の高い動物種における NOAEL あるいは MABEL をもとにヒト等価用量（HED：Human Equivalent Dose）を算出し、さらに安全係数を考慮し設定される。新たな作用機序に基づく場合や適切なモデル動物種がない場合等、予期できない有害反応が発現し得るリスクがある被験薬については MABEL を用いる

また、臨床第Ⅰ相試験の前に極端に低い用量を用いたマイクロドーズ試験（第 0 相試験）が行われることがある。マイクロドーズ試験については、「マイクロドーズ臨床試験の実施に関するガイダンス［薬食審査発第 0603001 号平成 20 年 6 月 3 日］」[73]に、「ヒトにおいて薬理作用を発現すると推定される投与量（以下

「薬効発現量」という）の1/100を超えない用量又は100 μgのいずれか少ない用量の被験物質を、健康な被験者に単回投与することにより行われる臨床試験」と定義されている。

3. 用量増加試験

初回投与試験で安全性を確認された後、用量を増して行われる単回投与試験が用量増加試験である。初回投与量は安全性の確保のために低用量で行われるが、その用量では薬効は期待できない。そこで薬効が期待できる用量、臨床推定用量まで、安全性を確認しながら漸増する必要がある。それが用量増加試験である。

その注意点は、増加する際に、選択できる治験薬の用量が、事前に用意された治験薬に縛られる点である。

初期の臨床試験に用いる治験薬は、通常経口剤では錠剤あるいはカプセル剤、注射剤ではバイアル製剤がほとんどである。それらの治験薬の製造には時間がかかるために、治験薬の用量は、臨床試験開始前の数か月以上前に決定されることとなる。つまり治験薬の用量の決定時には、臨床での情報が全くない状況で、治験薬の用量が決められるため、臨床試験で可能な用量は、臨床試験開始前に製造された治験薬の用量の倍数に固定されることになる。そのため、用量の設定に束縛が生じることになる。なお、臨床試験を開始してから新たな治験薬を作ることは可能である、しかし新たな製剤の設計や試製、安定性試験データの取得、場合によっては錠剤の同等性などの検討期間が必要となり、その分開発が遅れることになる。製薬企業にとってそのような決断は容易ではない。

用量の例として、プロトンポンプ阻害剤（PPI：Proton Pump Inhibitor）を取り上げる。最初に開発されたのはオメプラゾールで、現在の承認用量は10 mgと20 mgである。次いで開発されたランソプラゾール〔製品名：タケプロン〕は、15 mg、30 mgといった製剤を用いて臨床試験を行った。10 mgではなく15 mgを選んだ理由は明確にされていない。その後開発されたラベプラゾール〔製品名：パリエット〕、エソメプラゾール〔製品名：ネキシウム〕、ボノプラザン〔製品名：タケキャブ〕ではオメプラゾールと同じ10 mg、20 mgが選択された。

後述するように一部のPPI同士では直接比較が行われたが、すべてのPPIについて比較した国内臨床試験はない。ただし、その効力の比較に関してはヘリコバクター・ピロリ菌の除菌の補助で用いられる通常用量（表7-1の下線）は参考

表 7-1　プロトンポンプ阻害剤の比較試験対照薬と承認用量

一般名	比較試験対照薬		承認用量
	消化性潰瘍	逆流性食道炎	
オメプラゾール	H2RA	ファモチジン	10 mg、20 mg
ランソプラゾール	H2RA	ファモチジン	15 mg、30 mg
ラベプラゾール	抗潰瘍剤	ファモチジン	5 mg、10 mg、20 mg
エソメプラゾール	—	オメプラゾール	10 mg、20 mg
ボノプラザン	ランソプラゾール	ランソプラゾール	10 mg、20 mg

H2RA：ヒスタミン 2 受容体拮抗剤。薬剤名非公開

になる。

一部の PPI 同士で行われた比較試験とは、2011 年に承認されたエソメプラゾールと 2014 年に承認されたボノプラザンのケースである。いずれも、自社製品との比較試験が行われた。

エソメプラゾールは逆流性食道炎の初期治療で、オメプラゾールの 20 mg との比較が行われ非劣性が検証された。また逆流性食道炎の維持療法でオメプラゾール 10 mg に対して有意に優れたとする結果が得られた。

ボノプラザンの比較はランソプラゾールと行われ、ボノプラザン 20 mg とランソプラゾール 30 mg との比較試験のうち胃潰瘍では非劣性が検証されたが、十二指腸潰瘍ではランソプラゾールが優り、非劣性は検証できなかった。ボノプラザンの治験薬用量を 15 mg、30 mg として開発していたら、異なる結果となった可能性はあるが、治験薬用量設定の結果である。

第 I 相試験での単回用量増加試験では、一つひとつの用量で安全性を確認した後、推定臨床用量をカバーできる用量まで増量する。用量を上げていく過程で副作用が認められた場合にはその用量で中止し、副作用が認められなかった場合には、臨床推定用量の数倍程度まで行われることが通例であった。例えば、2013 年に承認されたアコチアミド〔製品名：アコファイド〕では、承認用量は 1 回 100 mg であるが、第 I 相単回投与試験では安全性の問題がなかったため、800 mg まで増量された［審査報告書］。ただし、2016 年にレンヌ事件（第 5 章 6.）が起きると、臨床用量を超える用量での試験については、無制限に上げることなく、その意義を考慮して慎重に計画されるようになってきている。

単回投与試験の用量増加試験を行った後に、用量増加試験を追加した例はある。骨粗鬆症治療剤リセドロン酸製剤〔製品名：アクトネル・ベネット〕がある。初期の臨床第 I 相試験では承認用量 2.5 mg/日の 8 倍の 20 mg までの単回

投与を行った。その後月1回製剤75 mgが開発されたが、その際50 mg、75 mg、100 mgの3用量で臨床試験を行った［インタビューフォーム］。なお、このような高用量での試験実施については、すでに米国では150 mgの月1回製剤が用いられていたため、倫理的妥当性に関しては問題にならなかった。

一方、抗がん剤臨床第I相試験では、がん患者を対象として、最大耐量（MTD：Maximum Tolerated Dose）、最大許容量（MAD：Maximum Accepted Dose）を求める試験が行われる。用量制限毒性（DLT：Dose Limiting Toxicity）が発現するまで増量されるため、副作用の発現は前提条件となる。

4. 食事効果試験

経口剤では、食事が薬物動態にどのように影響を与えるかを確認するための食事効果試験が行われる。通常初期の単回投与試験は絶食で行われ、その後食後投与と絶食下の同時比較試験が行われる。この試験の多くは個体差を避けるために、クロスオーバー法を用いることが多い。

なお、薬剤の吸収に胆汁分泌が必要な薬剤の場合、絶食時には吸収されにくくなるため、予め絶食時の試験は行わずに食後投与のみで臨床試験が行われることがある。その例としてはイコサペント酸エチル〔製品名：エパデール〕、インドメタシンファルネシル〔製品名：インフリー〕が挙げられる［各製品インタビューフォーム］。

多くの薬剤では食事効果が認められないが、食事による影響が認められた薬剤では、用法用量が制限される。例えば断酒補助剤アカンプロサート〔製品名：レグテクト〕では、絶食下で最高血中濃度（Cmax）が摂食下の3倍、血中濃度-時間曲線下面積（AUC）が2倍となるため、添付文書の用法用量に関連する使用上の注意に次のように記載されている。

> 本剤の吸収は食事の影響を受けやすく、有効性及び安全性は食後投与により確認されているため、食後に服用するよう指導すること［空腹時に投与すると、食後投与と比較して血中濃度が上昇するおそれがある］

食事によってAUCが変わらないが、最高血中濃度到達時間（Tmax）が遅れる薬剤もある。そのような薬剤の例としては、睡眠導入剤のスボレキサント〔製品名：ベルソムラ〕がある。食後に服用すると薬効発現（入眠効果）が遅れる可能性があり、添付文書の用法用量に関連する使用上の注意に以下の記載がある。

> 入眠効果の発現が遅れるおそれがあるため、本剤の食事と同時又は食直後の服用は避けること〔食後投与では、空腹時投与に比べ、投与直後のスボレキサントの血漿中濃度が低下することがある〕

また、グレープフルーツジュースなど特定の食品との相互作用を調べる必要があるような場合、例えば類薬に相互作用が報告されている場合に、このタイミングで相互作用が検討されることがある。

5. 反復投与試験

単回投与でのみ用いられる注射剤、例えば麻酔剤や造影剤などでは、反復投与試験は行われない。それ以外の薬剤では、この時期に反復投与試験が行われる。例外としては、片頭痛治療剤が挙げられる。片頭痛の発作は連日起きることがほとんどないために、原則として臨床試験は単回投与試験で行われる。ただし、トリプタン製剤では臨床第Ⅰ相試験では、表 7-2 に示したように、2 日間～7 日間の反復投与試験が行われた。

表 7-2　トリプタン製剤での反復投与試験

一般名	製品名	反復投与試験投与期間
スマトリプタン	イミグラン	5 日間
リザトリプタン	マクサルト	5 日間
ゾルミトリプタン	ゾーミック	2 日間
ナラトリプタン	アマージ	5 日間
エレトリプタン	レルパックス	7 日間

反復投与試験は 1 用量で行われることが多い。その用量は、単回投与で安全性が確認された用量の範囲内であり、臨床推定用量付近の用量が選ばれる。

レンヌ事件では単回投与では副作用が見られなかった用量の反復投与時に未知の副作用が認められたが、反復投与で単回投与試験の時には推測できない副作用がみられることはまれではない。反復投与試験で、問題となる副作用が認められた場合には、そのままでは開発が難しくなることが多い。

開発を続けるためには、反復投与で認められた副作用について、発症機序の解明、発症防止策、発症時の対策などを検討することが必要となる。例えば免疫抑制剤エベロリムス〔製品名：サーティカン〕では、肝移植患者を対象として海外で行われた 1 日 2 回の反復投与試験において副作用が認められたが、それらの課題を解決して臨床試験が続けられた。トラフ値の血中濃度と副作用の発現の関係が明らかにされ［インタビューフォーム］、トラフ値を測定することで安全性の問題が回避できるとして、臨床試験が進められた。承認された用法用量にトラフ濃度による適宜増減の規定が記載されている。

また、反復投与は通常1日1回投与で行われるが、24時間で体内から消失しない薬剤の場合、反復投与によって、血中濃度が次第に高くなり、単回投与では見られなかった血中濃度に依存した作用が認められる可能性がある。そのため定常状態の血中濃度を想定した用量での反復投与試験が設計されることがある。例えば認知症治療剤ドネペジル〔製品名：アリセプト〕では、単回投与試験において10 mgの用量で副作用頻度が高まったことから、薬物動態の成績をもとに定常状態での血中濃度を想定し、2 mgでの反復投与試験を行った。その後2 mgでは有効性が確認できないことが明らかになり、5 mg、8 mgの反復投与試験を追加し、最終的に5 mgでの開発が行われた［インタビューフォーム］。

6. まとめ

臨床第I相試験は、本章で紹介した初回投与試験、用量増加試験、食事効果試験、反復投与試験だけでなく、生物学的同等性試験や薬物相互作用を検討する臨床薬理試験等がある。いずれの試験においても被験者には治療上の恩恵はない。安全性の確保のために、被検薬の特徴に応じた工夫が行われている。本章ではそれらを例示した。

第8章　臨床第Ⅱ相試験以降における工夫

1.　探索的臨床試験（前期臨床第Ⅱ相試験等）

第Ⅰ相試験は通常、健康成人が被験者となるが、第Ⅱ相試験以降の被験者は患者である。前期臨床第Ⅱ相試験等、探索的に実施される臨床試験は、小数例で行われることが多いが、目的は安全性を確認しつつ、有効性に関する情報を得ることにある。疾患に罹患している被験者は健康成人と比較して医薬品に対する忍容性が低いと考えられており、第Ⅰ相試験で安全性を確認した用量範囲を超えることはできない。臨床試験の進行に伴って、その用量範囲よりも高い用量での試験が必要な場合には、臨床第Ⅰ相試験を追加することが原則である。

初めて患者に使用する探索的臨床試験では、低用量から開始して安全性を確認しながら増量する方法と、臨床推定用量までの3～4用量で二重盲検比較試験を行う方法がある。

前者の例としては抗てんかん薬ペランパネル〔製品名：フィコンパ〕がある。探索的臨床試験の用量は2 mgから開始して、忍容性を確認しつつ2週間以上かけて、2 mgずつ増量し、最大12 mgまで漸増するオープン試験が行われた［インタビューフォーム］。その後の臨床試験でも漸増法が取られ、用法用量は2 mgから開始し、漸増で8 mg～12 mgまでとして承認された。この方法では、安全性の問題が起きれば脱落となるが、問題が起きなければ、有効性が得られるまで増量される。12 mgまで増量しても効果が見られない場合もあるが、被験者は恩恵を得られる可能性が高い。ただし、この方法は、基本的に症状が安定している疾患に限られる。ペランパネルの場合も既存薬で完治できない難治性のてんかんが対象であった。

後者の二重盲検比較試験の場合、プラセボが使用されることがある。また設定用量により、被験者は用量が低いために治療上の恩恵を受けられないケースも考えられる。逆に用量が高いための過量投与の危険性もある。したがって、どの群が優るのか判断できず、この段階でのプラセボの使用は倫理的な問題はないとされる。

プラセボ比較の二重盲検比較試験の例としては、機能性ディスペプシア治療剤アコチアミド〔製品名：アコファイド〕の前期第Ⅱ相試験がある。実薬3用量＋プラセボの4群比較（50 mg、100 mg、300 mg、プラセボ）を二重盲検比較試験で行った。その結果、その後の主要評価項目になる被験者の印象における改善率は、50 mg群75.0%、100 mg群84.8%、300 mg群76.7%、プラセボ群64.5%であった。統計的な有意差は見いだせなかったが、その後の試験を進める上での基本的な情報が得られた。なお、この試験ではプラセボ群の改善率が高かった。自覚症状による評価が組み込まれており、プラセボ効果が見られる疾患であったと考えられる。

もう一つの例として降圧剤アジルサルタン〔製品名：アジルバ〕を示す。アジルサルタンの探索的臨床試験は、実薬群5用量＋プラセボ群＋対照薬群（カンデサルタン〔製品名：ブロプレス〕）の7群での二重盲検試験が行われた。実薬の用量は5 mg、10 mg、20 mg、40 mg、80 mgで、最低用量の5 mgでもプラセボ群に対して有意な降圧効果が認められ、20 mg群では対照薬を上回る降圧効果を示した。この結果から次相以降、20 mg、40 mgでの用量で臨床試験が進められた。なお、この試験でのプラセボ群での低下率は4.1%で、対照薬群の10.9%よりも有意に劣るが、全く効果がなかったわけではなかった。

探索的試験で2重盲検用量試験を行った後者の例では、二重盲検下では安全性の問題が起きた際に、実薬かプラセボかの判断ができないことから、前者の漸増法の方が優れているように思われるかもしれない。しかし実際には大きな違いはない。後者の場合でも問題となる副作用が起きた場合、その被験者について隠されていた実薬群かプラセボ群かの情報を開示すれば、個々の被験者ごとに速やかに対応可能である。

2. 検証的臨床試験（後期臨床第Ⅱ相試験、臨床第Ⅲ相試験等）

検証的臨床試験は、後期第Ⅱ相試験あるいは第Ⅱ/Ⅲ相試験として行われる用量設定試験と第Ⅲ相試験として行われる比較試験に大別される。

検証的臨床試験は前相までの成績から、開発医薬品のプロファイル（有効性・安全性）がほぼ明らかになっている段階で行われ、検証を目的としているため、主要評価項目を特定し、用量依存性あるいは有効性を証明することのできる被験者数を算出して行われる。ただし、用量設定試験は比較試験に用いる用量を決定する目的で行われるため、必ずしも統計学的に有意な成績を得る必要はない。例えば、前述のアコチアミド〔製品名：アコファイド〕では、用量設定試験において主要評価項目とした被験者の印象では、プラセボ群との比較で統計的な有意差は示されなかったが、臨床推奨用量 100 mg が推定できた。第Ⅲ相試験では症例数を増やし、統計的に有意な差が得られる症例数で、100 mg でプラセボに対する優位性を検証した。

1）プラセボと比較する場合

用量設定試験ではプラセボ群が設定されることが多いが、設定された用量の中で、どの用量が最も効果的かどうか特定できず、またどの用量で副作用が見られるかが不明であることから、プラセボの使用が倫理上の問題となることは少ない。

ただし、対象疾患によっては、用量設定試験でも、プラセボ群が設定できない場合がある。非常に特殊な例であるが、血栓溶解剤モンテプラーゼ〔製品名：クリアクター〕の肺塞栓症を対象とした臨床試験がある。肺塞栓症は俗にエコノミークラス症候群とも呼ばれるが、静脈内の血栓が千切れて肺に詰まることにより肺の機能が維持できなくなる疾患である。そのため早期に血栓を溶解することが求められる。また疾患の特性からプラセボは無治療と同等と考えられ、その使用は患者に著しい不利益となる。そこでプラセボ群を設定せず、用量設定試験は、有効性が期待できる実薬の２用量での２群比較で行われた。その用量としては、モンテプラーゼはその血栓溶解作用に基づいた心筋梗塞の適応を取得しており、その用量とその半量の２用量が選択された。その結果、症状の改善が半量で 80％、全量で 100％ 認められた。そこで第Ⅲ相比較試験では全量で行うことになった［インタビューフォーム］。

第Ⅲ相比較二重盲検試験ではプラセボとの比較を行うことが多い。

モンテプラーゼの臨床第Ⅲ相二重盲検比較試験においてもプラセボとの比較を行わざるを得なかった。しかし、プラセボ群の被験者を無治療のままにすることはできない。そこで実薬とプラセボを投与時間をずらして投与する方法が取られた。すなわち、第１薬と第２薬を１時間間隔で投与するクロスオーバー法である。１回目は実薬かプラセボのいずれかが、２回目はそれらを入れ替えて投与することで、必ず実薬が投与されることになる。臨床試験での効果判定は、第１薬の投与 60 分後に行い、判定後直ちに第２薬が投与された［インタビューフォーム］。この方法の欠点は、血栓が溶解した時期によって、どちらが実薬かプラセボかが推測でき、担当医に対し十分な盲検性が確保できないことがある。ただし、血栓溶解効果の判定は、効果判定委員会において客観的指標によって行われるために、担当医の判断は入る余地はなかった。

このようなクロスオーバー法でのプラセボ比較は、他の疾患でも可能である。高脂血症治療剤ピタバスタチン〔製品名：リバロ〕では第Ⅱ相試験の高トリグリセリド血症交差比較試験が行われている［インタビューフォーム］。

抗がん剤のプラセボ比較試験では、無治療となるプラセボ比較は非倫理的とされ、既存薬での治療を継続しながら、新薬の上乗せ効果をプラセボと比較する試験が行われることが多い。その場合、プラセボ群でも既存薬によるベース治療が行われることになる。そのような併用試験が数多く行われ、それにより抗がん剤の併用による上乗せ効果が示されると、単剤から２剤、２剤から３剤と併用する薬剤が増えていくこととなった。例えば、悪性リンパ腫の R-CHOP 療法では、リツキシマブ〔製品名：リツキサン〕、シクロホスファミド〔製品名：エンドキサン〕、ドキソルビシン〔製品名：アドリアシン〕、ビンクリスチン〔製品名：オンコビン〕、プレドニゾロン〔製品名：プレドニン（国内未承認）〕の５剤が併用される。

このような例は、抗がん剤に限ったことではない。例えば骨粗鬆治療剤のうちビスホスホネート製剤のリセドロン酸製剤〔製品名：アクトネル／ベネット〕、ミノドロン酸製剤〔製品名：ボノテオ／リカルボン〕では、国内のプラセボ比較検証試験において、両群ともにカルシウム製剤の基礎治療を行っている［インタビューフォーム］。このカルシウム製剤の併用は、骨粗鬆症の進行抑制に役立つだけでなく、副作用の低カルシウム血症の発現を抑制する可能性も考えられ、被験者保護に貢献している。

プラセボとの二重盲検比較試験において、既存薬群を設定することがある。ただし、検証するのはプラセボに対する優越性であり、既存薬との優劣は比較されない前提で行われ、承認申請でも審査の対象とされないことが多い。例としては睡眠導入剤エスゾピクロン〔製品名：ルネスタ〕でプラセボ比較臨床試験におけるゾルピデム〔製品名：マイスリー〕がある。エスゾピクロンとゾルピデムとの効力比較は行われていない［審査報告書］。

また、二重盲検ではないが、既存薬を参考群として設定したプラセボ比較試験がある。リウマチ治療薬のヤヌスキナーゼ（JAK）阻害剤トファシチニブ〔製品名：ゼルヤンツ〕、バリシチニブ〔製品名：オルミエント〕、ペフィシチニブ〔製品名：スマイラフ〕である。それらは、海外あるいは国際共同臨床第Ⅲ相試験において、皮下注製剤のアダリムマブ〔製品名：ヒュミラ〕あるいはエタネルセプト〔製品名：エンブレル〕を参考群とした。

2）プラセボとの比較を行わない場合

検証的比較試験において、比較対照をプラセボではなく、既存薬との比較を行う試験がある。その場合は、既存薬との非劣性が検証されるが、比較対照薬と1用量同士での比較を行うことが多い。1用量同士での比較では、既存薬はその疾患に対する通常用量となる。対して被検薬の用量は、既存薬に対して優るとも劣らない結果を得られるような用量を選んで行われる。

例えば高脂血症治療剤ピタバスタチン〔製品名：リバロ〕では、用量設定試験は3用量（1 mg、2 mg、4 mg）で行われた。その結果、いずれの用量でもプラセボ群に比較して統計的に有意なコレステロール低下効果が認められ、その効果は用量に依存していた。その成績から、対照薬プラバスタチン〔製品名：メバロチン〕10 mg との比較で十分に優るために2 mg が選択された。第Ⅲ相試験では、用量比較試験でみられた強力なコレステロール低下効果が再現され、プラバスタチン対して非劣性だけでなく、優越性があることが示された。

高脂血症治療剤では、血中脂質が下がり過ぎても、直ちに大きな問題になることはないが、降圧剤では用量が高すぎると血圧が下がりすぎ、安全性の問題が起こる可能性がある。そこで降圧剤の比較臨床試験では用量を固定せずに、一定の降圧効果が得られるまで漸増する方法が用いられる。アンジオテンシン受容体拮抗薬では、漸増法を用いてアンジオテンシン転換酵素阻害剤エナラプリル〔製品名：レニベース〕との比較試験が行われた。エナラプリルは空咳の副作用頻度が高いことが知られていることから、降圧効果が同等であれば、安全性で優ることになる。この方法でロサルタン〔製品名：ニューロタン（承認1998年）〕、カンデサルタン〔製品名：ブロプレス（同1999年）〕、バルサルタン〔製品名：ディオバン（同2000年）〕、オルメサルタン〔製品名：オルメテック（同2004年）〕、テルミサルタン〔製品名：ミカルディス（2004年）〕の比較臨床試験が行われ、いずれもエナラプリルに優る有用性を検証し、承認された［インタビューフォーム］。

なお、その後に発売されたアンジオテンシン受容体拮抗薬の比較試験では、2006年に承認されたイルベサルタン〔製品名：アバプロ〕のプラセボとの比較が行われた［インタビューフォーム］。その時期に行われた臨床試験ではプラセボ比較が行われることが多かったが、これは前述した脳循環代謝改善薬の再評価の件（第5章2.）が影響したものと推測できる。ただし、プラセボ群では、高血圧に対する効果が十分ではなく、脳卒中の発症リスクを負うことになる。そこで、2012年に承認されたアジルサルタン〔製品名：アジルバ〕は自社品のカンデサルタンとの比較が行われた。用量設定試験でもカンデサルタンと比較しており、安全で有効性に優る用量が設定され、有用性が検証された。

既存薬との比較臨床試験で、比較薬が他社製品の場合、治験薬を提供してもらうことになるが、他社が治験薬を準備するための時間がかかる[113]。自社製品を用いれば、開発期間を短縮することができ、比較臨床試験では自社製品との比較が行われる。例えば、2型糖尿病治療剤トレラグリプチン〔製品名：ザファテック〕はアログリプチン〔製品名：ネッシーナ〕との二重盲検比較試験を行っている（なお、グリプチン製剤では2012年に承認されたテネリグリプチン〔製品名：テネリア〕の、検証試験ではプラセボ比較を行っている）。ただし、自社品がなければ他社品との比較臨床試験を行わざるを得ず、高尿酸治療剤ドチヌラド〔製品名：ユリス〕では、他社品のベンズブロマノンならびにフェブキソスタットとの比較試験を行った〔インタビューフォーム〕。

抗がん剤の比較臨床試験では、がんという疾患ゆえにプラセボを使用することは未治療となり非倫理的とされ、評価の確立した既存薬があれば比較試験を行われることがある。例えば、レンバチニブ〔製品名：レンビバ〕の肝がんでの国際共同治験では、ソラフェニブ〔製品名：ネクサバール〕との比較試験が行われ、非劣性が検証された［インタビューフォーム］。ただし、そのようなケースは多くない。

3）がん領域における他に治療法がない場合のプラセボの使用

他に治療法がない場合、第Ⅲ相試験は、未治療となることを前提にプラセボと比較せざるを得ないことがある。がん領域では未治療とすることは、被験者にとって不利益である。その場合は、より不利益とならないような工夫が行われる。例えばレゴラフェニブ〔製品名：スチバーガ〕の結腸・直腸がんに対する国際共同第Ⅲ相試験では、標準療法施行後に病勢進行が認められた患者を対象に、全生存期間（OS：Overall Survival）を主要評価項目としてプラセボ比較の二重盲検試験をして実施された。実薬群とプラセボ群の比率は2：1とし、無益性に関する中間解析を行いながら実施された［インタビューフォーム］。

上記以外にも、無治療となるプラセボ群を設定する場合には、プラセボ群で著しい不利益を受けることないように工夫されることが多い。例えば甲状腺がんにおけるレンバチニブ〔製品名：レンビマ〕の国際共同第Ⅲ相試験では病勢進行が明らかになった時点で比較試験を終了し、プラセボ群の被験者は希望すれば実薬の投与が可能となる計画になっていた［インタビューフォーム］。なお、その試験でも実薬群とプラセボ群の被験者数を2：1として行われた。

4）プラセボ比較試験そのものを行わない場合

既存療法がなく、かつ海外で臨床効果が明らかになっている薬剤の場合、国内での比較試験を行わずに承認されることがある。例えば慢性骨髄性白血病治療剤として2001年に承認されたイマチニブでは、検証的試験は行われていない［インタビューフォーム］。また、2008年に腎がん治療剤として承認されたソラフェニブ〔製品名：ネクサバール〕では、国内で検証的臨床試験を行わず、海外の第Ⅲ相試験（対照はプラセボ）を検証的臨床試験としている。

また、二重盲検試験にはならないが、既存の治療法のうち特定の治療法に限定せず、治験担当医の選択した治療法を対照とする比較試験がある。例えばエリブリン〔製品名：ハラヴェン〕の乳がんでの外国第Ⅲ相試験では、医師選択治療群に対し有意な生存期間の延長効果がみられ、既存治療に対する優位性を検証した［インタビューフォーム］。また、ニボルマブ〔製品名：オプジーボ〕の頭頚部癌の効能追加時に行った国際共同臨床第Ⅲ相試験でも、医師選択治療を対照として実施され、有用性、安全性、忍容性が示された［インタビューフォーム］。

なお、抗がん剤に限らず、あらゆる新薬開発において、国際共同治験の体制が整えられるようになり、日本人を含んだ国際共同治験で検証試験を行うことが増えてきている。国際共同治験ではプロトコールは海外で立案されることが多く、国内の実施医療機関からの要望が受け入れられないことがある。そのような場合、施設設置の治験審査委員会で審議し当該治験を承認しない場合がある。

検証的臨床試験に位置づけられる比較試験で長期投与が必要な場合、十分な臨床効果が得られているかどうか中間解析が行われることがある。その中間解析は実施医療機関や製薬企業から独立した第三者機関が行う。中間解析で、臨床試験を継続しても有効性が見出せる見込みがない場合や、安全性の問題が明らかになった場合には中止が勧告される。

3. 製造販売後臨床試験等

発売後に行われる臨床試験は、製薬企業が行う製造販売後試験と医師が主導する医師主導臨床試験に大別される。なお、発売後に行われる臨床試験の中には効能追加等のための臨床試験があるが、これは治験であり、製造販売後臨床試験には該当しない。

製造販売後臨床試験における被検薬はすでに販売実績があることから、安全性については問題となることは少ない。

販売開始後に行われる臨床試験は、製薬企業が行う製造販売後臨床試験よりも製薬企業が直接関わらない医師主導臨床試験が多い。製薬企業が関わる製造販売後臨床試験は、承認条件において臨床試験の実施が求められている場合や再評価の場合がほとんどであり、製薬企業が自発的に行うことは極めて限られる。

承認条件として臨床試験が求められている場合は、添付文書の承認条件に記載される。例えばイマチニブ〔製品名：グリベック〕の添付文書には、次のように記載されている。

> 本適応（慢性骨髄性白血病、KIT（CD117）陽性消化管間質腫瘍）に対する本剤の国内における臨床的有効性及び安全性の更なる明確化を目的として、国内で適切な市販後臨床試験を行い、その結果を含めた市販後調査結果を報告すること

製造販売後臨床試験は、治験とは異なり、GCP は厳密に適用されず、適合性調査も行われない。可能な限り GCP に沿って行うことが求められているが、カルテなどの原資料閲覧もできないため、治験並みの厳格な品質管理体制をとって行われることはほとんどない。また、臨床開発部門が関わらないことも多く、CRO に丸投げされることも多い。

ただし、そのような製造販売後臨床試験であっても、実施計画書にはヘルシンキ宣言の倫理的原則を遵守して行うことが記載されている。被験者のインフォームド・コンセントの取得や有害事象の対応では、治験と同じレベルが求められる。

製造販売後臨床試験は治験よりもはるかに被験者が多い大規模臨床試験として実施されることがある。例えばシロスタゾールとアスピリンの脳卒中予防の比較臨床試験は、承認条件として実施されたが、両群合わせて被験者数は 2700 人超であった[114)]。なお、この試験では、アスピリンに対する非劣性が検証され、どちらの群に割り当てられても恩恵を受けられた。

再評価指定により製造販売後臨床試験を実施した例としては、消炎酵素製剤セラペプターゼ〔製品名：ダーゼン〕やリゾチーム製剤〔製品名：アクディーム／ノイチーム／レフトーゼ〕がある。前者は、再評価後に指示された製造販売後臨床試験を行ったが、有効性を示せず、再試験を断念し、2011 年に製品回収を行っ

た[115)]。後者も製造販売後臨床試験を行い、結果を報告したが、再評価の結果、薬価削除となり、販売が中止された[116)]。

再評価試験で有効性が示せなかった例を挙げたが、販売中止はそれらに薬としての効果がなかったためではない。その効力が治療法の進歩に伴い意義が失われたものと考えられる。

例えば前述のリゾチーム製剤は抗生物質等の進歩に伴い、存在意義が失われていた。そのためリゾチーム製剤と抗菌薬の比較臨床試験では非劣性は証明できない状況にあった。そこで再評価では、抗菌薬クラリスロマイシンとの併用で、上乗せ効果を検証する試験を採用した。その結果統計的に意味のある上乗せ効果が確認できなかった。この結果はリゾチーム製剤に有効性がないことを証明したわけではないが、効力の大きい薬剤の効果のばらつきを超えるだけの効果がなかったことを意味している。

また高脂血症の治療剤として使用されていたニコチン酸製剤は、現在でも3製品（ニコモール〔製品名：コレキサミン〕、ニセリトロール〔製品名：ペリシット〕、ニコチン酸トコフェロール〔製品名：ユベラN〕）が承認されているものの、その後強力なスタチン系高脂血症治療剤が開発されると高脂血症治療剤としてほとんど使われなくなり、その存在意義がなくなっている状況にある。

同様に胃潰瘍治療薬として開発されたヒスタミン2受容体拮抗剤は医療用医薬品市場にはあるが、その後に開発されたプロトンポンプ阻害剤に駆逐され、胃潰瘍治療ではほとんど用いられていない。

4. 先進医療における倫理

新たな治療法を確立するために行われる医学研究・臨床試験は、医薬品の臨床試験だけではない。その一つに先進医療の確立のために行われる医学研究・臨床試験がある。いかに優れた先進医療であっても正式な手続きを踏んでいなければならない。1968年の国内初の心臓移植は68日後に患者が死亡した後、担当医は殺人罪で告発された[7)]。この案件は証拠不十分で不起訴となったが、臓器移植法が整備される1997年まで、日本では脳死判定が必要な心臓移植治療は行われなくなった。

先進医療に関する臨床試験に、医薬品が関与した事例は多くない。免疫抑制剤タクロリムス〔製品名：プログラフ〕の例があるくらいであろう。タクロリムスの臓器移植に関する臨床試験は1990年頃から始められた［インタビューフォーム］。ただし、その臨床試験は治験として実施されたため、治験に関する規定に従って実施され、倫理的適切性については治験審査委員会で審議された。

医学研究については、医学系大学や附属病院に設置された倫理委員会で審議される。倫理委員会は 1982 年に徳島大学で設置され、1992 年までに全国の医科系大学に設置された[117]。

倫理委員会が設置された後、倫理委員会を通さずに医師の裁量で先進医療を実施した案件が次々と明るみとなり、その中には医療訴訟案件になったものもある[117,118]。2002 年に起きた慈恵医大青戸病院の腹腔内視鏡手術の事件は新聞報道でも大きく取り上げられ、特に大きな影響を与えた[119]。内視鏡手術に関する経験に乏しい医師らが手術に手間取り、出血により患者が脳死状態となり、その後死亡した事件である。担当の 3 人の医師は起訴され、法的責任が追及された。病院長が辞任し、院内の多くの関係者が処分されることになった。この事件以降、倫理委員会の審査を受けずに先進医療を実施するような案件は見られなくなった。

2003 年厚生労働省は「臨床研究における倫理指針」を発出した[120]。この倫理指針において倫理委員会は、倫理審査委員会として規定され、委員の条件については、以下のように記載された。

> 倫理審査委員会は、医学・医療の専門家等自然科学の有識者、法律学の専門家等人文・社会科学の有識者及び一般の立場を代表する者から構成され、かつ、外部委員を構成員として含まなければならない。また、その構成員は男女両性で構成されなければならない

治験審査委員会委員と同様に専門外委員、外部委員が規定されている。ただし、「一般の立場を代表する者」、「男女両性」の文言は治験審査委員の規定にはない。

文部科学省と厚生労働省は 2014 年に「人を対象とする医学系研究に関する倫理指針」を発出した[121]。この指針によって、病院だけでなく、研究施設等における医学研究も倫理指針の対象となった。

一方、先述した（第 5 章 5.）バルサルタンの臨床試験における不正が明るみになるとともに、臨床試験に関しては倫理指針では不十分であるとして法制化の動きが加速され、2017 年臨床研究法（平成 29 年法律第 16 号）が制定された[122]。

臨床研究法では、臨床研究の倫理審査は、認定臨床研究審査委員会（CRB：Certified Review Board）で行われ、その委員の要件は、以下のとおりである。

・医学又は医療の専門家
・臨床研究の対象者の保護及び医学又は医療分野における人権の尊重に関して理解のある法律に関する専門家又は生命倫理に関する識見を有する者
・上記以外の一般の立場の者
・委員が5名以上であること
・男性及び女性がそれぞれ1名以上含まれていること
・同一の医療機関（当該医療機関と密接な関係を有するものを含む）に所属している者が半数未満であること
・臨床研究審査委員会を設置する者の所属機関に属しない者が2名以上含まれていること

上記の規定によって、いわゆる外部委員が過半数になることになる。

臨床研究法では、臨床研究に対する製薬会社の関与に関しても詳細に規定された。医薬品の医師主導治験で使用する治験薬は、品質管理等の問題があり、製薬企業が製造し提供することがほとんどである。治験薬の提供に関して臨床研究法で厳格に規定されているだけでなく、製薬企業が提供する資金、労務についての利益相反の開示などについても明確に規定されている[123)]。

臨床研究法の制定により倫理指針の対象は臨床研究以外の医学研究が対象となった。さらに2021年文部科学省・厚生労働省・経済産業省は、「人を対象とする生命科学・医学系研究に関する倫理指針」を発出した[124)]。これは2013年に発出した「ヒトゲノム・遺伝子解析研究に関する倫理指針」（平成25年文部科学省・厚生労働省・経済産業省告示第1号）と2014年の医学系研究の倫理指針を統合したものである。

先進医療に関して、特筆すべき点は再生医療である。再生医療に関しては、2013年に再生医療等安全性確保法（平成二十五年法律第八十五号）が制定されるとともに、薬事法が改正された。

この法整備のもと研究推進体制が整備された。その例としてはiPS細胞の臨床応用が挙げられる。iPS細胞の研究は2012年にノーベル賞を受賞し、早期の臨床応用が期待された。2014年iPS細胞の臨床研究の第1号として加齢黄斑変性の患者に対する医学研究が選ばれた[125)]。この臨床試験が選ばれた理由は造腫瘍性のリスクである。iPS細胞を埋め込んだ場合、網膜であればがん化するかどうかの判定が容易であり、がん化した場合にもレーザー治療などの救済処置が可能であるからとされている。その後もiPS細胞の臨床応用を目指した基礎研究は続々と行われているが、造腫瘍性のリスクの観点から、臨床研究は慎重に進められている。

再生医療等製品は、薬事法に以下のように定められている。

> 人の細胞に培養等の加工を施したものであって、①身体の構造・機能の再建・修復・形成や、②疾病の治療・予防を目的として使用するもの、又は遺伝子治療を目的として、人の細胞に導入して使用するもの

この再生医療等製品に関しては、製薬企業が直接研究開発することはほとんどない。企業外の研究に資金提供等の支援を行ったり、その研究を行っている企業そのものを買収したりする手法が取られている。

2019年に承認されたチサゲンレクルユーセル〔製品名：キムリア〕は衝撃的であった。チサゲンレクルユーセルは、研究段階から製薬企業が資金提供を行い、新たな治療法として製薬企業が承認を得るという事例であるが、その薬価が3000万円を超えたためである。本製品はがん患者のT細胞を取り出し、標的がんに対する攻撃性を高めるための遺伝子導入を行い、その後細胞を増殖させて、患者の体内に戻すという治療法である。臨床試験は日本人を含む2つの国際共同臨床第Ⅱ相試験成績で承認された［審査報告書］。

2021年にはアキシカブタゲン　シロルユーセル〔製品名：イエスカルタ〕が承認された。原理はチサゲンレクルユーセルと同様であるが、臨床試験に関しては、国内での臨床第Ⅱ相試験が行われている点が異なっている。本製品はいわゆるベンチャー企業から日本国内での研究開発販売の独占契約を取得したものであり、臨床試験は製薬企業が主導して行われている。

再生医療等製品に関しても臨床試験が行われる点は医薬品の臨床試験と変わることなくGCPが適用され、適合性調査が行われる。臨床試験関係者は、再生医療等製品の臨床試験でも倫理的適切性に留意して携わる必要がある。

5. まとめ

臨床第Ⅱ相以降の臨床試験においても、さまざまな倫理的課題を解決するための工夫が行われている。第一には被験者保護のための工夫であり、副作用の発現を最小限にするために用法用量を工夫である。第二には対象群にプラセボを使用せざるを得ない比較臨床試験において、治療上の不利益を軽減する工夫である。さらにプラセボを使用しないで比較試験が成立するようにした例もある。第三には不要な臨床試験を行わない工夫である。本章で取り上げた工夫は臨床試験に関

わる関係者が編み出したものであるが、それらがよき前例となり、今後多くの臨床試験に取り入れられ、いずれそれらが当たり前になっていくであろう。

第 Ⅳ 部

関連情報

ここでは、医薬品の臨床試験における倫理には直接に関わらない情報を取り上げた。一つはプラセボ比較の臨床試験の審査に関わるプラセボ効果であり、もう一つは治験の信頼性の確保に関わる直接閲覧に役立つ医療記録に用いられる略語についてである。

第9章　プラセボ効果

1. プラセボ効果とは

プラセボは被検薬と識別できないように作られた製剤で、被検物質の成分を含まない。そのため被検物質に基づく薬効や毒性はないが、プラセボは、全く何も投与しなかった場合には見られない影響が現れることがある。その影響のうち、有効性にかかわる影響はプラセボ効果と呼ばれる。なお、プラセボ投与時に認められる有害反応はノセボ効果（nocebo effect）と呼ばれる。

臨床試験においてプラセボ効果が認められることがある[126,127]。プラセボ効果は、被験者が治療のために薬剤が投与されたという暗示に基づくものと考えられ、意識による影響を受けやすい鎮痛薬、睡眠薬、向精神薬などでプラセボ効果が大きく現れる[127]。一方、意識による影響が考えにくい場合、例えば血液検査によって薬効を調べる抗凝固薬や高尿酸血症治療剤などでは、プラセボ効果は認められない。ただしいわゆる生活習慣病である糖尿病治療剤ではプラセボ効果が認められたとの報告がある[127]。これは薬物治療を開始したという意識が、内分泌系に影響したり、患者本人が気づかないうちに食生活や運動といった生活習慣が微妙に変化したりする可能性が考えられる。

プラセボ効果を量的に把握するには、全く介入を行わない無治療の対象群を設定して、プラセボならびに薬剤の効果を比較する必要がある。すなわちプラセボ投与群において見られる有効性は、無治療の場合の自然治癒効果とプラセボ効果の和である[128]。しかしながら製薬企業が行う医薬品の臨床試験において、無治療の対照群は設定されない。そのため厳密なプラセボ効果を明らかにすることはできない。しかしながら、臨床試験ではプラセボ群の有効率から、プラセボ効果の程度を推測することは可能である。そこで、検証的臨床試験でプラセボ比較が行われた臨床試験について、典型的な例を取り上げた。

2. プラセボ効果が見られない例

プラセボ効果が見られないと考えられる薬剤では、プラセボ比較臨床試験が行うことは難しい。プラセボ群に不利益があると考えられるためである。その一つに抗凝固薬がある。

経口抗凝固薬には1950年代から用いられてきたワルファリン製剤がある。その多くは心原性脳梗塞の予防に使用されている。心原性脳梗塞とは心房細動のある患者において、心房の動きが十分でなくなり、心房における血液の滞留により心房内血栓形成され、その血栓が何らかのきっかけによって千切れて脳血管を詰まらせて脳梗塞を発症する疾患とされている。したがって抗凝固薬は、心房細動のある患者に長期に投与され、その効果は脳梗塞の発症予防効果で評価される。

経口抗凝固薬は、2011年に販売開始されたダビガトラン〔製品名：プラザキサ〕を皮切りに相次いで開発され、リバーロキサバン〔製品名：イクザレルト〕、アピキサバン〔製品名：エリキュース〕、エドキサバン〔製品名：リクシアナ〕が販売開始された。ただし、それらの検証的臨床試験では、プラセボ比較は行われていない。それはプラセボでは脳梗塞の発症は予防できず、プラセボ群に著しい不利益をもたらすためである。

プラセボ効果がないと考えられる疾患でプラセボ比較が行われた例がないわけではない。その一つとして骨粗鬆症治療剤がある。

骨粗鬆症は閉経後女性に多く、骨粗鬆治療剤の臨床試験のほとんどは閉経後女性を対象に行われる。骨粗鬆治療剤の治療目標は骨折の予防であるが、開発段階の臨床試験では、骨折予防試験の前に骨密度を代用指標とした臨床試験が行われることが通例である。そこで骨密度を指標としてプラセボ比較での検証的臨床試験が行われている。その臨床試験でのプラセボ群の骨密度変化に関しては数値で

表9-1　新GCP施行後に販売開始された骨粗鬆症治療剤

一般名	製品名	承認用量	販売開始
アレンドロン酸	フォサマック／ボナロン	5 mg	2001年
ラロキシフェン	エビスタ	60 mg	2004年
リセドロン酸	アクトネル／ベネット	2.5 mg	2002年
エストラジオール	ジュリナ	0.5 mg	2008年
ミノドロン酸	ボノテオ／リカルボン	1 mg	2009年
バゼドキシフェン	ビビアント	20 mg	2010年
エルデカルシドール	エディロール	0.75 μg	2011年

比較することができるので、プラセボ効果の有無について判断できる好例である。

新GCPが施行された1997年以降に販売開始された経口の骨粗鬆症治療剤には、表9-1に示した製品がある（一般名の塩名は省略）。

上記薬剤においては、すべてプラセボ比較二重盲検試験が行われている。それらのうち骨密度を指標としたプラセボの有効性についてインタビューフォームに記載されている。それらを抜粋して以下表9-2に示した（実薬群の結果は承認用量のみ記載）。

表9-2　骨粗鬆症治療剤の臨床試験におけるプラセボの影響

一般名	臨床試験名	投与期間	プラセボ群	実薬群
アレンドロン酸	後期第Ⅱ相	24週	1.09%	3.75%
ラロキシフェン	第Ⅲ相用量反応	52週	0.0%	3.5%
リセドロン酸	後期第Ⅱ相	36週	0.79%	5.29%
エストラジオール	後期第Ⅱ/Ⅲ相	52週	0.11%	6.57%
ミノドロン酸	後期第Ⅱ相	36週	0.7%	6.4%
バゼドキシフェン	国内第Ⅱ相	24ヶ月	−0.648%	2.432%
エルデカルシドール	後期第Ⅱ相	48週	−0.72%	2.64%

上記の骨粗鬆症治療剤でのプラセボ比較試験では、アレンドロン酸を除き、プラセボ群を含めた全例にカルシウム製剤あるいはカルシウムやビタミンD3を含む配合製剤が併用されていた。したがって、それらのプラセボ群は未治療ではなかったわけであるが、表9-2のように骨粗鬆症における骨密度変化においては、有効性は見られなかった。すなわち、この骨粗鬆症においてはプラセボ効果がほとんど認められない。

骨密度は加齢により徐々に低下することが知られている。そのため、骨密度は若年時平均値（YAM：Young Adult Mean）からの低下率が診断で用いられている。臨床試験期間では最長で2年（24ヶ月）に及ぶ試験があるが、その場合でも骨密度の低下はわずかであり、プラセボ群で著しい不利益があったわけではない。さらに骨折頻度もプラセボ群と実薬群で差が見られなかった。

なお、このような長期の投与期間を設定したのは、海外の臨床試験成績を国内試験に反映させるためのブリッジング試験であることが影響している［審査報告書］。すなわち海外での骨密度試験は36ヶ月で行われており、国内の臨床試験を他剤の投与期間並みに設定した場合、十分な比較ができないためと考えられる。ただこの試験において、骨密度の変化は1年（52週）でもすでに有意に増加していたこと、プラセボ群の骨密度は52週では全く低下していなかったこと［申請資料概要］などは、骨粗鬆症治療剤の臨床試験の試験期間について貴重な情報を提供することになった。

また高尿酸血症治療剤においても、プラセボ効果はほとんど見られない。2011年に発売されたフェブキソスタット〔製品名：フェブリク〕の第Ⅲ相試験では、投与開始後8週の血清尿酸値6.0 mg/dL以下達成率はプラセボ群0%、20 mg群45.7%、40 mg群91.2%であった［インタビューフォーム］。プラセボによる治療効果は認められていない。同様に013年に発売されたトピロキソスタット〔製品名：ウリアデック〕では、国内第Ⅱ相試験でプラセボ比較を行っているが、16週間の投与期間終了後の血清尿酸低下率はプラセボ群3.93％、120 mg群40.92%、160 mg群44.79%であった［添付文書］。プラセボ群では数値は低下しているが、投与前値と比較して有意ではない。

3. プラセボ効果が見られる例

鎮痛剤では、プラセボ効果が大きいことが知られている。そこで片頭痛治療に用いられるトリプタン系製剤の国内臨床試験におけるプラセボ効果について取り上げる。

トリプタン系片頭痛治療剤には以下の製品がある。

表9-3　トリプタン系片頭痛治療剤一覧

一般名	製品名	承認用量	販売開始
スマトリプタン	イミグラン	50 mg	2001年
ゾルミトリプタン	ゾーミック	2.5 mg	2001年
エレトリプタン	レルパックス	20 mg	2002年
リザトリプタン	マクサルト	10 mg	2003年
ナラトリプタン	アマージ	2.5 mg	2008年

上記薬剤で行われた臨床試験で、プラセボ比較が行われた試験における頭痛改善率を示したのが次の表である。

プラセボ群では50%を超える改善率を示した試験もあるが、それ以外の試験でもプラセボ群の改善率が大きいことがわかる。なお、それらの試験において薬剤投与群はいずれもプラセボ群に比較して統計的に有意な効果があることが示されている［インタビューフォーム］。

片頭痛は薬物療法を行わなくとも緩解することもあり、プラセボ群にみられる頭痛改善はプラセボ効果だけではなく、自然経過（自然治癒）によるものも含ま

表9-4　トリプタン系片頭痛治療剤の臨床試験におけるプラセボの影響

一般名	臨床試験名	判定時期	プラセボ	実薬
スマトリプタン	第Ⅱ相用量反応	4時間後	48.6%	71.4%
ゾルミトリプタン	第Ⅱ相用量反応	2時間後	37.5%	55.6%
エレトリプタン	第Ⅱ相用量反応	2時間後	51%	64%
リザトリプタン	国内第Ⅲ相比較	2時間後	34.3%	59.4%
ナラトリプタン	第Ⅱ相用量反応	2時間後	42%	77%

※ナラトリプタンの第Ⅱ相用量反応比較試験はブリッジング試験で、探索的試験。

れる点も注意する必要がある。

片頭痛は単回投与で評価しているが、反復投与の場合でもプラセボ効果は認められる。不眠症治療薬スボレキサント〔製品名：ベルソムラ〕の国際共同第Ⅲ相試験では、主評価項目の一つ主観的総睡眠時間においてプラセボ群の平均値で第1週15.3分、1ヶ月時23.4分、3ヶ月時42.1分と増加している。3ヶ月時の実薬群は50.3分であり、プラセボ群よりも統計的に有意に延長しているが、プラセボ群との平均値の差は8分程度である。もちろんプラセボ群の有効性はプラセボ効果と自然治癒の和であることには注意する必要がある。

プラセボ比較試験におけるプラセボ群の有効性のうち、自然治癒とプラセボ効果の程度を推測する方法には、プラセボも服用しない非治療群を設定する方法以外に、比較試験の前にプラセボを投与する観察期を設定する方法もある。例えば不眠症では観察期にプラセボを投与して不眠症が改善された患者を除外し、残りの被験者を対象に比較試験を行う方法である。

比較試験前に観察期を設定される例としては、不整脈治療薬の臨床試験がある。4週間程度の観察期に起きた不整脈発作回数と投薬開始後の発作回数を比較する方法である。ただし、新GCP施行後に行われた不整脈治療薬の臨床試験で例示できるものは見いだせなかった。代わりに抗てんかん薬の臨床試験を例に挙げる。

レベチラセタム〔製品名：イーケプラ〕の場合、プラセボ対照二重盲検比較試験では、12週間の観察期を設定し、その後比較試験を行っている［インタビューフォーム］。

4. ノセボ効果について

臨床試験において、プラセボを使用した際に認められる反応にはプラセボ効果だけでなく、ノセボ効果がある[129]。プラセボ効果という用語が有効性に関して用いられるのに対し、ノセボ効果は有害反応に対して用いられる。

臨床試験で認められる副作用は、使用した薬剤による副作用とノセボ効果と疾患の自然経過による症状の合計となる。

プラセボ比較臨床試験では、実薬の副作用についてノセボ効果を考慮する必要はなくなるが、それ以外の臨床試験ではノセボ効果が上乗せされた副作用がみられることになる。しかしながらノセボ効果によるものだとしても、臨床試験では副作用情報収集に手を抜くことはできない。

5. まとめ

プラセボ比較臨床試験では、プラセボ群に割り当てられた被験者は、有効性という利益を受けられないわけではない。疾患によるがプラセボ効果が認められることがある。ただし、プラセボ群における有効性が見られる場合は、その疾患の自然経過によるものとプラセボ効果によるものを含んでいることに注意する必要がある。

資料　医療記録に使用される略語

＊備考欄には英語以外の原語名と補足情報を記した

現行 GCP では製薬企業等のモニタリング担当者ならびに監査担当者は、治験実施医療機関における診療録や看護記録といった医療記録を直接閲覧することができる。それにより臨床試験での不正や不整合が是正されることになる。

しかしながら医療記録は、専門用語や略語が使用されることがあり、誰が見てもわかるわけではない。専門用語の説明については、現在では多くの情報が入手可能であるが、略語に関する情報は限られている。略語辞典に載るような広く用いられている略語だけでなく、疾患領域特有の略語、場合によっては医療施設内だけで用いられる隠語のような略語もある。そのような略語については書籍や website にはないものもあり、そこで直接記録を閲覧する際、知らない略語にふれるたびに、医療施設内の関係者に確認し、一つひとつその正式名称を収集した。

略語	原語	意味	備考
1,5-AG	1,5-anhydroglucitol	アンヒドログルシトール	
1 sum	unum sumatur	頓服、頓用	ラ
2-PD	two point discrimination	2点識別	
5-HT	5-hydroxytryptamine, serotonin	セロトニン	
8-OHdG	8-hydroxy deoxyguanosine	8-ヒドロキシデオキシグアノシン	
a	accommodation	調節	
a	alcohol	アルコール	
A	abend	夕、夜	独
A	allergy	アレルギー	
A	ampoule	アンプル	
A	androgen	男性ホルモン	
A	artery	動脈	
A	assessment	評価	
a.c.	ante cibos, ante cibum	食前	ラ
a.d.t	auf dreimal taglich	1日3回	独
a.j.	ante jentaculum	朝食前	ラ
a.p.	ante prandium	食前	ラ
A/G	Albumin-Globulin ratio	アルブミン・グロブリン比	
A/P	assessment and plans	評価と計画	
A/U	at umbilicus	臍部に	ラ
aa	ana	各々、各同量	
AA	Alcoholics Anonymous	断酒会、禁酒会、アルコール中毒者更生会	
AA	alveolar abscess	歯槽膿瘍	
AA	amyloid A protein	アミロイドA蛋白	
AA	aortic aneurysm	大動脈瘤	
AA	aplastic anemia	再生不良性貧血	
AA	arachidonic acid	アラキドン酸	
AA	ascending aorta	上行大動脈	
AA	age-adjusted	年齢調節された	
AAA	abdominal aortic aneurysm	腹部大動脈瘤	
AAA	aromatic amino acid	芳香族アミノ酸	
AAD	acute aortic dissection	急性大動脈乖離	
AAE	active-assistive exercise	自動介助運動	
AAE	annuloaortic ectasia	大動脈弁輪拡張症	
AAH	atypical adenomatous hyperplasia	異型腺腫様過形成	
AAI	atrium-atrium-inhibit	心房抑制型心房ペーシング	
AAMI	age-associated memory impairment	加齢による記憶障害	
AAO	acute arterial occlusive disease	急性動脈閉塞症	
AAS	aortic arch syndrome	大動脈弓症候群	

略語	原語	意味	備考
AAT	animal-assisted therapy	動物を介在した療法、動物介在療法	
AAV	adeno-associated virus	アデノ随伴ウイルス	
ab	ab/abscess	膿瘍	
ab	antibody	抗体	
AB	abnormal	異常の	
AB	abortion	流産	
AB	arterial blood	動脈血	
AB	asthmatic bronchitis	喘息性気管支炎	
ABC	airway/breathing/circulation	気道確保＋人工呼吸＋閉胸式心マッサージ	
ABC	antigen binding capacity	抗原結合能	
ABC	activated B cell	活性化B細胞	
abd	abdomen	腹部	
ABE	acute bacterial endocarditis	急性細菌性心内膜炎	
ABG	arterial blood gases	動脈血液ガス	
ABI	ankle-brachial index	足関節上腕血圧比	
ABLB test	alternate binaural loudness balance test	両耳間の聴力バランス検査	
ABMT	autologous bone marrow transplantation	自家骨髄移植	
ABN	abnormal	異常	
ABO	abortion	流産	
ABP	acute bacterial prostatitis	急性細菌性前立腺炎	
ABP	ambulatory blood pressure	自由行動下血圧	
ABP	arterial blood pressure	動脈圧	
ABPA	allergic broncho-pulmonary aspergillosis	アレルギー性気管支肺アスペルギルス症	
ABPM	ambulatory blood pressure monitoring	自由行動下血圧測定	
ABR	arterial baroreceptor reflex	動脈圧受容器反射	
ABR	auditory brainstem response	聴性脳幹反応	
ABS	acute brain syndrome	急性脳症候群	
ABU	asymptomatic bacteriuria	無症候性細菌尿	
ABX-P	abdominal X-ray photograph	腹部レントゲン	
AC	abdominal circumference	腹囲	
AC	air conduction	気導	
AC	asymptomatic carrier	無症候性保菌者	
ACB	aortocoronary bypass	大動脈冠動脈バイパス	
ACC	alveolar cell carcinoma	肺胞細胞がん	
ACC	anodal closure contraction	陽極性閉鎖筋収縮	

略語	原語	意味	備考
ACD	alcoholic cerebellar degeneration	アルコール依存性小脳変性	
ACD	allergic contact dermatitis	アレルギー性接触皮膚炎	
ACDK	acquired cystic disease of the kidney	多嚢胞化萎縮腎	
ACE	angiotensin converting enzyme	アンジオテンシン変換酵素	
ACEI	angiotensin converting enzyme inhibitor	アンジオテンシン変換酵素阻害剤	
ACF	aberrant crypt focus	異常腺窩巣	
ACG	angiocardiography	血管心臓撮影	
ACh	acetylcholine	アセチルコリン	
ACH	active chronic hepatitis	活動性慢性肝炎	
AChE	acetylcholine esterase	アセチルコリン・エステラーゼ	
ACL	anterior cruciate ligament	前十字靱帯	
ACLS	advanced cardiac life support	二次救命処置	
ACP	acid phosphatase	酸性ホスファターゼ	
ACR	American College of Rheumatology	米国リウマチ学会	
ACS	abdominal compartment syndrome	腹部コンパートメント症候群	
ACS	acute confusional state	急性錯乱状態、急性昏迷状態	
ACS	acute coronary syndromes	急性冠症候群	
ACT	activated coagulation time	活性凝固時間	
ACTH	adrenocorticotropic hormone	副腎皮質ホルモン	
ACV	assist-control ventilation	補助・調節換気	
ad	ad（toward）	まで	ラ
ad	auris dextra	右耳	ラ
ad	admission	入院	
AD	abdominal distension	腹部膨満	
AD	Alzheimer's disease	アルツハイマー病	
AD	atopic dermatitis	アトピー性皮膚炎	
AD	autosomal dominant	常染色体優性の	
AD	adenocarcinoma	腺がん	
ad lib	ad libitum	適宜	ラ
ad us ext	ad usum externum	外用	ラ
ad us int	ad usum internum	内用	ラ
ADA	adenosine deaminase	アデノシン・デアミナーゼ	
ADAS	Alzheimer's disease assessment scale	アルツハイマー病評価スケール	
ADCC	antibody-dependent cell-mediated cytotoxicity	抗体依存性細胞傷害	
ADD	attention deficit disorder	注意欠陥障害	
ADD	α adducin	α アデュシン	
ADE	antibody-dependent enhancement	抗体依存性免疫増強	

略語	原語	意味	備考
ADE	acute disseminated encephalomyelitis	急性散在性脳脊髄炎、急性播種性脳脊髄炎	
ADEM	acute disseminated encephalomyelitis	急性散在性脳脊髄炎、急性播種性脳脊髄炎	
ADF	ATL-derived factor	成人T細胞白血病由来因子	
ADH	alcohol dehydrogenase	アルコール脱水素酵素	
ADH	antidiuretic hormone	抗利尿ホルモン	
ADHD	attention-deficit hyperactivity disorder	注意欠陥多動性障害	
ADI	acceptable daily intake	一日摂取許容量	
ADL	activities of daily living	日常生活動作	
Adm	administration	投与、投薬	
Adm	admission	入院	
ADM	adrenomedulline	アドレノメデュリン	
ADMA	asymmetric dimethylarginine	非対称性ジメチルアルギニン	
ADME	absorption, distribution, metabolism, excretion	吸収、分布、代謝、排泄	
Admit	admission	入院	
ADR	adverse drug reaction	薬物有害反応、医薬品副作用	
AE	active exercise	自動運動（リハビリテーション）	
AE	adverse event	有害事象	
AE	arterial embolism	動脈塞栓症	
AED	antiepileptic drug	抗てんかん薬	
AED	automated external defibrillator	自動体外式除細動器	
AER	aerosol	定量吸入噴霧式エアゾール	
AF	abdominal fullness	腹部膨満	
AF	amniotic fluid	羊水	
AF	atrial flatter/auricular flatter	心房粗動	
AF	atrial fibrillation/auricular fibrillation	心房細動	
Af			
AFC	antibody-forming cell	抗体産生細胞	
AFL	atrial flatter/auricular flatter	心房粗動	
AFP	alpha fetoprotein	アルファフェトプロテイン（α胎児蛋白）	
AFRD	acute febrile respiratory disease	急性熱性呼吸器疾患	
AG	angiography	血管造影	
AG	Antigen	抗原	
AGA	allergic granulomatous angitis	アレルギー性肉芽腫性血管炎	
AGE	acute gastroenteritis	急性胃腸炎	

略語	原語	意味	備考
AGEP	acute generalized exanthematous pustulosis	急性全身性発疹性膿疱症	
AGL	acute granulocytic leukemia	急性顆粒球性白血病	
AGML	acute gastric mucosal lesion	急性胃粘膜病変（障害）	
AGN	acute glomerulonephritis	急性糸球体腎炎	
AGS	adrenogenital syndrome	副腎性器症候群	
AH	acute hepatitis	急性肝炎	
AH	antihistamine	抗ヒスタミン剤	
AH	apical hypertrophy	心尖部肥大型心筋症	
AHA	acquired hemolytic anemia	後天性溶血性貧血	
AHA	autoimmune hemolytic anemia	自己免疫性溶血性貧血	
AHD	acquired heart disease	後天性心疾患	
AHD	arteriosclerotic heart disease	動脈硬化性心臓疾患	
AHI	apnea hypopnea index	無呼吸低呼吸指数	
AHP	acute hemorrhagic pancreatitis	急性出血性膵炎	
AI	aortic insufficiency	大動脈弁閉鎖不全症	
AI	apnea index	無呼吸指数	
AI	atherogenic index	動脈硬化指数	
AIA	aspirin-induced asthma	アスピリン喘息	
AID	artificial insemination by donor	非配偶者間人工受精	
AID	acute infectious disease	急性感染症	
AID	automatic implantable defibrillator	植え込み型自動除細動器	
AIDS	acquired immune deficiency syndrome	後天性免疫不全症候群	
AIH	artificial insemination with husband's semen	配偶者間人工受精	
A-II	angiotensin II	アンジオテンシン II	
AILD	alveolar-interstitial lung disease	肺胞・間質性肺疾患	
AIN	acute interstitial nephritis	急性間質性腎炎	
AIN	autoimmune neutropenia	自己免疫性好中球減少症	
AIP	acute interstitial pneumonia	急性間質性肺炎	
AITL	angioimmunoblastic T-cell lymphoma	血管免疫芽球性 T 細胞リンパ腫	
AKBR	arterial ketone body ratio	動脈血ケトン体比	
AL	acute leukemia	急性白血病	
Alb	albumin	アルブミン	
ALBL	acute lymphoblastic leukemia	急性リンパ芽球性白血病	
ALCL	anaplastic large cell lymphoma	未分化大細胞リンパ腫	
ALD	alcoholic liver disease	アルコール性肝障害	
ALD	aldolase	アルドラーゼ	
ALI	acute lung injury	急性肺損傷	

略語	原語	意味	備考
ALL	acute lymphoblastic leukemia	急性リンパ性白血病	
ALP	alkaline phosphatase	アルカリ・ホスファターゼ	
ALS	advanced life support	二次救命処置	
ALS	amyotrophic lateral sclerosis	筋萎縮性側索硬化症	
ALT	alanine aminotransferase	アラニン・アミノトランスフェラーゼ	
ALV	avian leukemia virus	トリ白血病ウイルス	
am	ante meridium	午前	ラ
AM	antimetabolite	代謝拮抗剤	
AMA	against medical advise	医学指示拒否	
AMC	arthrogryposis multiplex congenita	先天性多発性関節拘縮症	
AMI	acute myocardial infarction	急性心筋梗塞	
AML	acute myelocytic leukemia	急性骨髄性白血病	
amp	amputation	切断	
AMP	amphetamine	アンフェタミン	
AMPA	α-amino-3-hydroxy-5-methyl-4-isoxazole propionate	グルタミン酸受容体の種別	
AMPH	amphetamine	アンフェタミン	
AMY	amylase	アミラーゼ	
AN	acanthosis nigricans	黒色表皮症	
ANA	antinuclear antibody	抗核抗体	
ANC	absolute neutrophil count	絶対好中球数	
ANCA	antineutrophilic cytoplasmic antibody	抗好中球細胞質抗体	
AND	anorexia, nausea, diarrhea	食欲不振、嘔気、下痢	
ANF	antinuclear factor	抗核因子	
ANLL	acute nonlymphocytic leukemia	急性非リンパ性白血病	
ANP	atrial natriuretic peptide	心房性ナトリウム利尿ペプチド	
AO	aortic ostium	大動脈口	
AOB	accessory olfactory bulb	副嗅球	
AOG	aortography	大動脈造影	
AP	alveolar pyorrhea	歯槽膿漏	
AP	angina pectoris	狭心症	
AP	anterior pituitary	下垂体前葉	
AP	antiplasmin	抗プラスミン	
AP	appendicectomy	虫垂切除（術）	
APA	acute pain attack	急性疼痛発作	
APB	abductor pollicis brevis	短母指外転筋	
APB	atrial premature beat	心房性期外収縮	
APC	activated protein C	活性化プロテイン C	
APC	atrial premature contraction	心房性期外収縮（上室性）	
APCF	acute pharyngoconjunctival fever	急性咽頭結膜熱	

略語	原語	意味	備考
APH	anterior pituitary hormone	下垂体前葉ホルモン	
APH	aphasia	失語（症）	
API	active pharmaceutical ingredients	原薬、医薬品有効成分	
API	ankle pressure index	足関節血圧比［指数］	
APL	abductor pollicis longus	長母指外転筋	
APL	acute promyelocytic leukemia	急性前骨髄性白血病	
APL	allosteric potentiating ligand	アロステリック部位活性化リガンド	
APMPPE	acute posterior multifocal placoid pigment epitheliopathy	急性後部多発性小板状色素上皮症	
Apo	apoplexy	脳卒中	
app	appendicitis	虫垂炎	
APP	ambulatory pulse pressure	自由行動下脈圧	
appe	appendicitis	虫垂炎	
APR	acute phase reactants	急性相反応物質	
APR	attending physician's statement	診療内容明細書	
APRV	airway pressure release ventilation	気道圧解放換気	
APS	AIDS panic syndrome	エイズ・パニック症候群	
APS	antiphospholipid antibody syndrome	抗リン脂質抗体症候群	
APTT	activated partial thromboplastin time	活性化部分トロンボプラスチン時間	
aq	aqua	水	ラ
AR	adrenoreceptor	アドレナリン受容体	
AR	adverse reaction	有害反応	
AR	allergic rhinitis	アレルギー性鼻炎	
AR	androgen receptor	アンドロゲン受容体	
AR	aortic regurgitation	大動脈弁逆流	
AR	artificial respiration	人工呼吸	
AR	assisted respiration	補助呼吸	
ARAS	atherosclerotic renal artery stenosis	粥状硬化性腎動脈狭窄症	
ARB	angiotensin II receptor blocker	アンジオテンシン受容体ブロッカー	
ARC	abnormal retinal correspondence	網膜異常対応	
ARC	AIDS-related complex	エイズ関連複合体	
ARC	American Red Cross	米国赤十字社	
ARD	acute respiratory disease	急性呼吸器疾患	
ARDS	adult respiratory distress syndrome	成人性呼吸促迫症候群	
AREG	amphiregulin	アンフィレグリン	
ARF	acute renal failure	急性腎不全	
ARF	acute respiratory failure	急性呼吸不全	
ARF	acute rheumatic fever	急性リウマチ熱	
ARI	acute respiratory infections	急性呼吸器感染症	
ARI	acute respiratory insufficiency	急性呼吸不全	

略語	原語	意味	備考
ARONJ	anti-resorptive agents-related osteonecrosis of the jaw	骨吸収抑制薬関連顎骨壊死	
ART	assisted reproduction technologies	生殖補助医療	
ARTI	acute respiratory tract infection	急性気道感染症	
as	auris sinistra	左耳	ラ
AS	anabolic steroid	アナボリックステロイド	
AS	ankylosing spondylitis	強直性脊椎炎	
AS	aortic stenosis	大動脈弁狭窄症	
AS	aphthous stomatitis	アフタ性口内炎	
AS	Asperger's syndrome	アスペルガー症候群	
ASA	acetylsalicylic acid	アセチルサリチル酸	
ASAP	as soon as possible	可能な限り早く	
ASB	assisted spontaneous breathing	自発呼吸補助	
ASCT	autologous stem cell transplantation	自家幹細胞移植	
ASD	acute stress disorder	急性ストレス障害	
ASD	atrial septal defect	心房中隔欠損症	
ASO	atherosclerotic obliterans	閉塞性動脈硬化	
AST	asperatate aminotransferase	アスパラギン酸アミノトランスフェラーゼ	
ASV	avian sarcoma virus	トリ肉腫ウイルス	
AT	Achilles' tendon	アキレス腱	
AT	acoustic tumor	聴神経腫瘍	
AT	antitrypsin	アンチトリプシン	
AT	arterial thrombosis	動脈血栓症	
ATD	Alzheimer type dementia	アルツハイマー型認知症	
ATL	adult T-cell leukemia	成人 T 細胞白血病	
ATN	acute tubular necrosis	急性尿細管壊死	
ATP	adenosine triphosphate	アデノシン 3 リン酸	
ATR	Achilles tendon reflex	アキレス腱反射	
ATR	anthrax toxin receptor	炭疽菌毒素受容体	
AUC	area under the (blood concentration -time) curve	濃度曲線下面積 薬物血中濃度-時間曲線下面積	
AUS	abdominal ultrasonography	腹部超音波	
AV	arteriovenous	動静脈の	
AV	atrioventricular	房室の	
A-V block	atrioventricular block	房室ブロック	
avg	average	平均	
AVH	acute viral hepatitis	急性ウィルス肝炎	
AVM	arteriovenous malformation	(脳) 動静脈奇形	

略語	原語	意味	備考
AXP	abdominal X-ray photograph	腹部レントゲン	
AZA	azathioprine	アザチオプリン	
Aβ	amyloid β	アミロイド・ベータ	
B Cell	bone marrow derived cell	B 細胞	
b.d.	bis die	1日2回	ラ
b.i.d	bis in die	1日2回	ラ
b.s	bei schmerz	頓服	ラ
B1	Borrmann Type 1	ボールマン　1型（胃がん肉眼分類）	
BA	bacteria	バクテリア、細菌	
BA	basilar artery	脳底動脈	
BA	bile acid	胆汁酸	
BA	bioavailability	生物学的利用能	
BA	bone age	骨年齢	
BA	bronchial asthma	気管支喘息	
BADL	basic activities of daily living	基本的日常生活動作	
BAG	bronchial abgiography	気管支動脈撮影（法）	
BAL	bronchoalveolar lavage	気管支肺胞洗浄	
BALF	bronchoalveolar lavage fluid	気管支肺胞洗浄液	
Band	band cell	桿状球	
BAP	bone specific alkaline phosphatase	骨型アルカリフォスファターゼ	
baso	basophilic granulocyte	好塩基球	
BAT	best available therapy	利用できる最善の治療法	
BB	bed bath	ベッドバス（清拭のこと）	
BBB	blood-brain barrier	血液脳関門	
BBB	bundle branch block	脚ブロック	
BBBB	bilateral bundle branch block	両側脚ブロック	
BBT	basal body temperature	基礎体温	
BC	bone conduction	骨導、骨伝導	
BC	basal cell	基底細胞	
BC	biochemistry	生化学検査	
BC	bladder cancer	膀胱がん	
BC	blastic crisis	芽球発症、急性転化	
BC	breast cancer	乳がん	
BC	bronchus cartinoma	気管支がん	
BCA	basal cell adenoma	基底細胞腺腫	
BCC	basal cell carcinoma	基底細胞がん	
BCCNS	basal cell carcinoma nevus syndrome	基底細胞母斑症候群	
BCE	basal cell epithelioma	基底細胞上皮腫	
BCH	basal cell hyperplasia	基底細胞過形成	
B-CLL	B-cell chronic lymphocytic leukemia	B 細胞性慢性リンパ性白血病	

略語	原語	意味	備考
BCNS	basal cell nevus syndrome	基底細胞母斑症候群	
BCU	burn care unit	火傷集中治療室	
BD	Blutdruck	血圧	独
BD	brain death	脳死	
BDP	beclomethasone dipropionate	ジプロピオン酸ベクロメタゾン	
BDZ	benzodiazepine	ベンゾジアゼピン	
BE	bacterial endocarditis	細菌性心内膜炎	
BE	barium enema	バリウム浣腸	
BE	base excess	塩基過剰	
BE	below elbow	ひじ下	
BE	brain edema	脳浮腫	
BE	bronchial ectasia/bronchiectasis	気管支拡張症	
BED	biological effective dose	生物学的総有効線量、生物学的当効果線量	
BF	blood flow	血流	
BFP	basic fetoprotein	塩基性胎児タンパク	
BG	biguanide	ビグアナイド剤	
BGA	blood gas analysis	血液ガス分析	
BHL	bilateral hilar lymphadenopathy bilateral hilary lymphnode adenopathy	両側肺門部リンパ節腫脹、両側性肺門リンパ腺症	
BHL	biological half-life	生物学的半減期	
BHP	benign hypertrophy, prostate	良性前立腺肥大症	
BI	burn index	熱傷指数	
BID	brought in dead	到着時既に死亡	
BJ	biceps jerk	二頭筋反射	
BK	Blutkoagulation	血液凝固	独
BK	below knee	膝下	
BL	Burkitt's lymphoma	バーキットリンパ腫	
BLD	bleeding	出血	
BLS	basic life support	基本的救命、一次救命処置	
BLS	blind-loop syndrome	盲管係蹄症候群	
BM	barium meal	バリウムミール、バリウムがゆ	
BM	basal metabolism	基礎代謝	
BM	body motion	体動	
BM	bone marrow	骨髄	
BM	bowel movement	便通	
BMD	bone mineral density	骨塩濃度、骨密度	
BMG	benign monoclonal gammopathy	良性単クローン性免疫グロブリン血症	
BMI	body mass index	体格指数（＝体重／(身長×身長)）	

略語	原語	意味	備考
BMP	bone morphogenetic protein	骨形成タンパク質	
BMR	basal metabolic rate	基礎代謝率	
BMs	bowel movement	便通	
BMS	bare metal stent	ベアメタルステント（DES（薬剤溶出ステント）に対して用いられる）	
BMS	burning mouth syndrome	口腔内しゃく熱症候群	
BMT	bone marrow transplantation	骨髄移植	
BO	body odor	体臭	
BO	bronchitis obliterans	閉塞性気管支炎、閉塞性細気管支炎症候群	
BOD	biolochemical oxygen demand	生物化学的酸素要求量	
BON	bisphosphonate-associated osteonecrosis of the jaws	ビスホスフォネートによる顎骨壊死	
BOOP	bronchiolitis obliterans organizing pneumonia	特発性器質化肺炎	
BOT	basal supported oral therapy	基礎インスリンと経口血糖降下薬との併用療法	
BP	bullous pemphigoid	水疱性類天疱瘡	
BP	blood pressure	血圧	
BPB	brachial plexus block	腕神経叢ブロック	
BPD	biparietal diameter	大横径	
BPD	bronchopulmonary dysplasia	気管支肺異形成症、気管支肺形成不全	
BPH	benign prostate hypertrophy	良性前立腺肥大症	
B-PLL	B-cell prolymphocytic leukemia	B 細胞前リンパ球性白血病	
bpm	beats per minute	心拍数（1 分間）	
BPSD	behavioral and psychological symptoms of dementia	認知症の問題行動	
BPT	bronchial provocation test	気管支誘発試験	
BRA	brain metastasis	脳転移	
BRONJ	bisphosphonate-related osteonecrosis of the jaw	ビスホスホネート系薬剤関連顎骨壊死	
BS	blood sugar	血糖	
BS	bowel sound	腸雑音	
BS	breath sound	呼吸音	
BSA	body surface area	体表面積	
BSA	bovine serum albumin	牛血清アルブミン	
BSA	bowel sound active	活動性腸雑音	
BSC	best supportive care	最善の対症療法	
BSE	bovine spongiform encephalopathy; mad-cow disease	牛型海綿状脳症、狂牛病	

略語	原語	意味	備考
BSN	bowel sound normal	正常腸雑音	
BST	bed side teaching	ベッドサイド教育	
BST	blood serologic test	血液血清学的試験	
BT	bladder tumor	膀胱腫瘍	
BT	bleeding time	出血時間	
BT	body temperature	体温	
BT	brain tumor	脳腫瘍	
BTA	bladder tumor antigen	膀胱腫瘍抗原	
BTF	blood transfusion	輸血	
BTI	biliary tract infection	胆道感染症	
BTR	biceps tendon reflex	二頭筋反射	
BTS	bradycardia-tachycardia syndrome	徐脈頻脈症候群	
BUN	blood urea nitrogen	血中尿素窒素	
BV	blood vessel	血管	
BV	blood volume	血液量	
BW	birth weight	出生時体重	
BW	body weight	体重	
BW loss	body weight loss	体重減少	
BX	biopsy	生検	
BZ	Blutzucker	血糖	独
c	cum	とともに	ラ
C	complement	補体	
c/o	complained of	～の訴え	
C/S	cesarean section	帝王切開	
Ca	carcinoma, Cancer	がん	
CA	cardiac arrest	心停止	
CA	catecholamine	カテコラミン	
CA	celiac artery	腹腔動脈	
CA	chronological age	暦年齢	
CA	cystic artery	胆嚢動脈	
CA	cytosine arabinoside	シトシンアラビノシド（Ara C、シタラビン）	
ca.	circa	約	ラ
Ca.v	carcinoma ventriculi	胃がん	ラ
CABG	coronary artery bypass graft	冠動脈バイパス術	
CAD	coronary artery disease	冠状動脈心疾患	
CAG	cerebral angiography	脳血管造影	
CAG	coronary angiography	冠動脈造影	
CAG	coronary artery bypass	冠動脈バイパス	
CAH	chronic active hepatitis	慢性活動型肝炎	

略語	原語	意味	備考
CAH	congenital adrenal hyperplasia	先天性副腎過形成	
cal	calorie	カロリー	
cal（＋）	calcification	石灰化あり	
Calc	calcification	石灰化	
CAP	capsule	カプセル	
CAP	carotid artery pulse	頸動脈拍動	
CAP	central arterial pressure	中心動脈圧	
CAPD	continuous ambulatory peritoneal dialysis	持続的腹膜透析	
CARF	anti-galactose-deficient immuno-globulin G antibody	抗ガラクトース欠損 IgG 抗体	
CAS	carotid artery stenting	頸動脈ステント留置術	
CAT	cataract	白内障	
CAT	computerized axial tomography	体軸コンピューター断層撮影	
cath	catheter	カテーテル	
CB	chronic bronchitis	慢性気管支炎	
CBA	congenital bile duct atresia	先天性胆道閉鎖症	
CBC	complete blood cell count	完全血球算定	
CBC	contralateral breast cancer	対側乳がん	
CBD	common bile duct	総胆管	
CBD	congenital biliary dilatation	先天性胆道拡張症	
CBDS	common bile duct stone	総胆管結石	
CBF	cerebral blood flow	脳血流	
CBF	coronary blood flow	冠血流	
CBR	complete bed rest	絶対安静	
CBSCT	cord blood stem cell transplantation	臍帯血幹細胞移植	
CBT	cognitive behavior therapy	認知行動療法	
CC	corpus callosum	脳梁	ラ
CC	cancer of the cervix	子宮頸がん	
CC	chemotherapeutic coefficient	化学療法係数	
CC	chief complain	主訴	
CC	clinical conference	症例検討会	
CC	common cold	風邪、感冒	
CCA	common carotid artery	総頸動脈	
CCC	cholangiocellular carcinoma	胆管細胞がん	
CCL	clamp-cut-ligate	挟鉗・切断・結紮	
CCMC	critical care medical center	救命救急センター	
CCP	chronic complicated pyelonephritis	慢性複雑性腎盂腎炎	
CCP	chronic cor pulmonale	慢性肺性心	
CCP	cyclic citrullinated peptide	シトルリン化ペプチド	

略語	原語	意味	備考
CCT	controlled clinical trial	比較臨床試験	
CCU	coronary care unit	冠疾患集中治療室	
CCU	critical care unit	緊急集中治療室	
CCW	counterclockwise	反時計回りの	
CD	coexisting disease	合併疾患、合併症	
CD	communicable disease	伝染病、感染症	
CD	Crohn's disease	クローン病	
CD	cluster of differentiation	細胞表面抗原	
CDAI	Crohn's disease activity index	クローン病活動度指数	
CDCA	chenodeoxycholic acid	ケノデオキシコール酸	
CDK	cyclin-dependant kinase	サイクリン依存キナーゼ	
CDT	clock drawing test	時計描画テスト	
CE	cerebral embolism	脳卒中、脳塞栓症	
CEA	carcinoembryonic antigen	がん胎児性抗原	
CEA	carotid endarterectomy	頚動脈内膜剥離術	
CEP	chronic eosinophilic pneumonia	慢性好酸球性肺炎	
CF	cardiac failure	心不全	
CF	colon fiberscope	大腸内視鏡	
CFA	common femoral artery	総大腿動脈	
CFS	cancer fatigue scale	がん疲労スケール	
CFS	chronic fatigue syndrome	慢性疲労症候群	
CGIC	Clinical Global Impression of Change	CGIC 法、認知症の評価法の一つ	
CGL	chronic granulocytic leukemia	慢性顆粒球性白血病	
CGN	chronic glomerulonephritis	慢性糸球体腎炎	
CH	chronic hepatitis	慢性肝炎	
CHA	common hepatic artery	総肝動脈	
CHA	congenital hypoplastic anemia	先天性形成不良性貧血	
CHART	continuous hyperfractionated accelerated radiotherapy	連続過分割加速放射線治療 連続超［多］分割加速放射線治療	
CHB	complete heart block	完全心ブロック	
CHD	coronary heart disease	冠状動脈性心臓病	
CHDF	continuous hemodiafiltration	持続的血液透析ろ過	
CH-E	cholinesterase	コリンエステラーゼ	
chest Ra	chest Rassel, rale（s）	ラッセル音（雑音、ラ音）	
CHF	chronic heart failure/ congestive heart failure	慢性心不全 うっ血性心不全	
Cho	cholesterol	コレステロール	
CHO	carbonhydrate	炭水化物	
CI	cardiac index	心係数	
CI	cerebral infarction	脳梗塞	

略語	原語	意味	備考
CIA	common iliac artery	総腸骨動脈	
CIBD	chronic inflammatory bowel disease	慢性炎症性腸疾患	
CIBIC plus	clinician's interview-based impression of change plus caregiver input	患者に加えて介護者との面接による臨床症状の変化の検査	
CIN	contrast induced nephropathy	造影剤使用に伴う腎機能障害	
CIN	cervical intraepithelial neoplasm	子宮頸部上皮内腫瘍	
CINV	chemotherapy-induced nausea and vomiting	化学療法によって起きる悪心嘔吐	
cir.	circa	約	ラ
CIS	cancer in situ	上皮内がん	
CJD	Creutzfeldt-Jakob disease	クロイツフェルト・ヤコブ病、狂牛病	
CK	creatine kinase	クレアチンリン酸化酵素	
CKD	chronic kidney disease	慢性腎疾患	
CL	cardiolipin	カルジオリピン	
CL	ceroid lipofuscinosis	セロイドリポフスチン症	
CL	chronic leukemia	慢性白血病	
CL	contact lens	コンタクトレンズ	
CL	corpus luteum	黄体	
CL	consciousness level	意識レベル	
CLBBB	complete left bundle branch block	完全左脚ブロック	
CLD	chronic liver disease	慢性肝疾患	
CLD	chronic lung disease	慢性肺疾患	
CLL	chronic lymphocytic leukemia	慢性リンパ球性白血病	
CM	cardiomyopachy	心筋症	
CM	continuous murmur	持続的心雑音、連続性雑音	
CM	contrast medium, contrast media	造影剤	
CM	cytometry	血球計算	
CML	chronic myelogenous leukemia	慢性骨髄性白血病	
CMM	cutaneous malignant melanoma	皮膚悪性黒色腫	
CMP	cardiomyopathy	心筋症、心筋ミオパチー	
CMV	cytomegalovirus	サイトメガロ・ウイルス	
CNS	central nerve system	中枢神経系	
CO	cardiac output	心拍出量	
COA	coarctation of aorta	大動脈縮窄症	
COB	constrictive bronchiolitis	狭窄性細気管支炎	
COH	controlled ovarian hyperstimulation	排卵誘発、過排卵誘起	
COP	capillary osmotic pressure	毛細管浸透圧	
COP	cryptogenic organizing pneumonitis	特発性器質化肺炎	
COPD	chronic obstructive pulmonary disease	慢性閉塞性肺疾患	

略語	原語	意味	備考
COT	KOT	便	独
COX	cyclooxygenase	シクロオキシゲナーゼ	
CP	canal paresis	半規管機能低下	
CP	care plan	ケア計画	
CP	cerebral palsy	脳性麻痺	
CP	chest pain	胸痛	
CP	chronic pancreatitis	慢性膵炎	
CP	chronic phase	慢性期	
CP	clinical psychologist	臨床心理士	
CP	cor pulmonale	肺性心	
CP	critical path	クリティカル・パス	
CPA	cardiopulmonary arrest	心肺停止	
CPAA	cardiopulmonary arrest immediately after arrival	到着後心肺停止	
CPAOA	cardiopulmonary arrest on arrival	来院時心肺停止	
CPAP	continuous positive airway pressure	持続陽圧呼吸	
CPB	cardiopulmonary bypass	人工心肺	
CPB	celiac plexus block	腹腔神経叢ブロック	
CPBA	competitive protein binding analysis	競合性蛋白結合分析	
CPBV	cardiopulmonary blood flow	心配血流量	
CPCR	cardiopulmonary-cerebral resuscitation	心肺脳蘇生法	
CPD	cephalopelvic disproportion	児頭骨盤不適合	
CPD	chronic peritoneal dialysis	慢性腹膜透析	
CPD	chronic photosensitive dermatitis	慢性光線過敏症皮膚炎	
CPD	contagious pustular dermatitis	感染性膿疱性皮膚炎	
CPE	cardiogenic pulmonary edema	心原性肺水腫	
CPET	cardiopulmonary exercise testing	心肺運動負荷試験	
CPH	chronic paroxysmal hemicrania	慢性発作性片頭痛	
CPIB	clofibrate	クロフィブラート	
CPK	creatine phosphokinase	クレアチンリン酸化酵素	
cpm	count per minute	カウント毎分	
CPPB	continuous positive pressure breathing	持続陽圧呼吸	
CPR	C-peptide reactivity	C ペプチド	
CPR	cardiopulmonary resuscitation	心肺蘇生	
CPS	complex partial sei zure	複雑部分発作	
CPX	cardiopulmonary exercise testing	心肺運動負荷試験	
Cr	creatinine	クレアチニン	
CR	cardiorespiratory	心呼吸系	

略語	原語	意味	備考
CR	chief resident	チーフレジデント	
CR	complete response complete remission	完全寛解	
CR	computed radiography	コンピュータX線撮影（法）	
CRA	central retinal artery	網膜中心動脈	
CRA	clinical research associate	治験担当者（モニター）	
CRBBB	complete right bundle branch block	完全右脚ブロック	
CRC	clinical research coordinator	治験コーディネーター	
CRC	colorectal cancer	結腸直腸がん	
CRF	chronic renal failure	慢性腎不全	
CRF	chronic respiratory failure	慢性呼吸不全	
CRH	corticotropin releasing hormone	コルチコトロピン放出ホルモン	
CRM	continual reassessment method	連続再評価法	
CRO	contract research organization	開発業務受託機関	
CRP	C-reactive protein	C反応性蛋白	
CRPS	complex regional pain syndrome	複合性局所疼痛症候群	
CRS	congenital rubella syndrome	先天性風疹症候群	
CRT	capillary refilling time	毛細血管再充満時間	
CRT	cardiac resynchronization therapy	心臓再同期療法	
Cru	complete response/unconfirmed	不確定完全寛解	
CRVO	central retinal vein occlusion	網膜中心静脈閉塞症	
CS	cervical spondylosis	頚部脊椎症	
CS	cesarean section	帝王切開術	
CS	coronary sinus	冠状静脈洞	
CS	corticosteroid	コルチコステロイド、副腎皮質ステロイド	
CSCI	continuous subcutaneous infusion	持続皮下注射	
CSD	cat-scratch disease	猫引っかき病	
CSF	cerebrospinal fluid	脳脊髄液	
CSF	colony stimulating factor	コロニー刺激因子	
CSFP	cerebrospinal fluid pressure	脳脊髄液圧	
CSR	clinical study report	治験総括報告書	
CSR	corporate social responsibility	企業の社会的責任	
CT	cerebral thrombosis	脳血栓症	
CT	client	患者	
CT	computed tomography	コンピュータ断層撮影	
CTAP	CT arterial portography /CT during arterioportography	経上腸管膜動脈的門脈造影下CT /経動脈性門脈CT	
CTC	circulating tumor cell	循環腫瘍細胞	
CTC	common toxicity criteria	共通毒性基準	

略語	原語	意味	備考
CTCAE	common terminology criteria for adverse events	有害事象共通用語基準	
CTD	Common Technical Document	コモン・テクニカル・ドキュメント	
CTHA	CT hepatic arteriography	肝動脈 CT	
CTR	cardio-thoracic　ratio	心胸郭比	
CTX	type 1 collagen cross-linked C-telopeptide	I 型コラーゲン架橋 C-テロペプチド	
CV	carcinoma ventriculi	胃癌	ラ
CV	cardiovascular	心臓血管の	
CV	central vein	中心静脈	
CVA	cerebrovascular accident	脳血管障害	
CVC	central venous catheter	中心静脈カテーテル	
CVD	cardiovascular disease	心臓血管病	
CVD	cerebrovascular disease	脳血管疾患	
CVP	central venous pressure	中心静脈圧	
CW	care worker	ケアワーカー、介護福祉士	
CW	case worker	民生委員	
CW	clockwise	時計回りの	
CW	crutch walking	松葉杖歩行	
CWR	clockwise rotation	時計方向回転、時計まわり	
CX	circumflex	回旋枝	
CXP	chest X-ray photograph	胸部 X 線撮影	
CXR	chest x-ray	胸部 X 線写真	
CYP	cytochrome P450	チトクローム P450	
d	dexter	右の	
D	death	死亡	
D	descending	下行（上行は Ascending）	
D	diagnosis	診断	
D	dorsal	背部の	
D	drain	ドレイン　排出管	
D&V	diarrhea and vomiting	下痢　嘔吐	
D/C	diarrhea/constipation	下痢　便秘	
D/D	differerential diagnosis	鑑別診断	
D/W	dextrose in water	ブドウ糖液	
DA	degenerative arthritis	変形性関節症	
DA	diabetic amyotrophy	糖尿病性筋萎縮症	
DA	dopamine	ドパミン	
DAA	dissecting aortic aneurysm	解離性大動脈瘤	
DAD	diffuse alveolar damage	びまん性肺胞障害	
DAG	diacylglycerol	ジアシルグリセロール	

略語	原語	意味	備考
DAI	diffuse axonal injury	び慢性軸索損傷	
DAP	draw a person test	人物描写テスト	
DAT	dementia of the Alzheimer type	アルツハイマー型認知症	
DB	direct bilirubin	直接ビリルビン	
DB	dobutamine	ドブタミン	
DBE	double balloon endoscopy	ダブルバルーン小腸内視鏡	
DBI	diffuse brain injury	び慢性脳損傷	
D-Bil	direct bilirubin	直接ビリルビン	
DBP	diastolic blood pressure	拡張期血圧（下）	
DBS	deep brain stimulation	脳深部刺激法	
DC	death cirtificate	死亡証明書	
DC	direct current shock	直流通電ショック、"カウンターショック"	
DC	discharge	退院	
DC	doctor car	ドクターカー	
DCA	deoxycholic acid	デオキシコール酸	
DCA	directional atherectomy	方向性粥腫切除術	
DCC	disseminated cancer cell	播種性がん細胞	
DCH	delayed cutaneous hypersensitivity	遅延型皮膚過敏症	
DCIS	ductal carcinoma in situ	非浸潤性乳管がん	
DCM	dilated cardiomyopathy	拡張型心筋症	
DCR	disease control rate	病勢コントロール率	
DCT	drug challenge test	ドラッグチャレンジテスト、薬剤チャレンジテスト	
DCT	dynamic CT	ダイナミック CT	
dd	de die	毎日	ラ
DD	differerential diagnosis	鑑別診断	
DDAVP	desmopressin	デスモプレシン	
ddc	dolor de cabeza	頭痛	西
DDD	defined daily dose	1 日服用量	
DDD	double, double, double	心房同期型心室刺激及び心房心室順次刺激	
DDx	differerential diagnosis	鑑別診断	
DEF	defecation	排便	
DEM	drug-event monitoring	薬剤イベントモニタリング	
Derma	dermatology	皮膚科	
DES	diethylstilbestrol	ジエチルスチルベストロール	
DES	drug eluting stent	薬剤溶出（性）ステント	
dext	dexter	右の	ラ
DF	defibrillation	除細動	

略語	原語	意味	備考
DF	dengue fever	デング熱	
DFS	defibrination syndrome	脱線維素症候群	
DFS	disease free survival	無病生存	
DG	Duodenalgesschwur	十二指腸潰瘍	独
DG	diagnosis	診断	
DHA	dihydroxyacetone	ジヒドロキシアセトン	
DHA	docosahexaenoic acid	ドコサヘキサエン酸	
DHF	dengue hemorrhagic fever	デング出血熱	
DHFR	dihydrofolate reductase	ジヒドロ葉酸還元酵素	
DHR	delayed hypersensitivity reaction	遅延型過敏反応	
DI	diabetes insipidus	尿崩症	
diag	diagnosis	診断	
DIC	disseminated intravascular coagulation	播種性血管内凝固症候群	
DID	dissociative identity disorder	解離性同一性障害	
DID	drug-induced disease	薬剤惹起性疾患	
DIE	death in emergency	突然死	
Diet	diet therapy	食事療法	
DIG	digitalis	ジギタリス製剤	
DIG	digoxin	ジゴキシン	
DIH	died in hospital	病院での死亡	
DIP	desquamative interstitial pneumonia	剥離性間質性肺炎	
DIP	drip infusion pyelography	点滴腎盂撮像	
disc	intervertebral disc	椎間板	
Disc	discharge	退院	
Disc	discussion	討論	
DIV	drip infusion in vein	点滴静脈内注入	
DJD	degenerative joint disease	変形性関節疾患	
DJD	degenerative joint disorder	退行変性関節疾患	
DKA	diabetic ketoacidosis	糖尿病性ケトアシドーシス	
DLB	dementia with Lewy bodies	レビー小体型認知症	
DLBCL	diffuse large B-cell lymphoma	びまん性大細胞型 B 細胞リンパ腫	
DLE	discoid lupus erythematodes	円板状エリテマトーデス	
DLF	dose limiting factor	用量規制因子	
DLI	donor lymphocyte infusion	ドナーリンパ球輸注	
DLSO	distal and lateral subungual onychomycosis	遠位側縁爪甲下爪白癬症	
DLT	donor lymphocyte transfusion	ドナーリンパ球輸注	
DLT	dose limiting toxicity	用量制限毒性	
DM	dermatomyositis	皮膚筋炎	

略語	原語	意味	備考
DM	diabetes Mellitus	糖尿病	
DM	diastolic murmur	拡張期雑音	
DMARD	disease-modifying antirheumatic drugs	抗リウマチ薬	
DMH	dorsomedial hypothalamus	視床下部背内側	
DMP	dystrophia musculorum progressiva	進行性筋ジストロフィー	
DMS	dermatomyositis	皮膚筋炎	
DNP	diabetic neuropathy	糖尿病性神経障害、糖尿病性神経症	
DNR	do not resuscitation	蘇生を望まない（生前意思）	
DNS	deviated nasal septum	鼻中隔彎曲症	
DNT	dysembryoplastic neuroepithelial tumor	胚芽異形成性神経上皮腫瘍	
do	ditto	同上	ラ
DOA	date of admission	入院日	
DOA	dead on arrival dead on admission	心肺停止状態での医療機関到着	
DOA	dopamine hydrochloride	塩酸ドーパミン（イノバン、ドパミン、カタボン、プレドパなど）	
DOAC	direct oral anticoagulants	直接経口抗凝固薬	
DOB	date of birth	誕生日	
DOB	dobutamine hydrochloride	塩酸ドブタミン（ドブトレックスなど）	
DOE	dyspnea on exercise	運動呼吸困難	
DOMS	delayed onset muscle soreness	遅発性筋肉痛	
DP	directional preponderance	方向優位性	
DP	distal pancreatectomy	膵尾部切除術	
DP	distal phalanx	末節骨	
DP	dorsalis pedalis	足背	
DPB	diffuse panbronchiolitis	びまん性汎細気管支炎	
DPC	diagnosis procedure combination	診断群分類（包括評価）	
DPD	deoxypyridinoline	デオキシピリジノリン（骨吸収マーカー）	
DPD	deoxypyridinoline	デオキシピリジノリン	
DPP	dipeptidyl peptidase	ジペプチジルペプチダーゼ	
DR	delivery room	分娩室	
DR	diabetic retinopathy	糖尿病網膜症	
DS	dextrose in saline	ブドウ糖食塩液	
DS	Down syndrome	ダウン症	
DS	dry syrup	ドライシロップ	
DSA	digital subtraction angiography	デジタルサブトラクション血管造影	

略語	原語	意味	備考
DSCT	digital subtraction computed tomography	デジタルサブトラクション CT 撮映法	
DSM	degradable starch microsphere	可溶性デンプン微粒子	
DT	Diphtheria-Tetanus vaccine	ジフテリア・破傷風二種混合ワクチン	
DT	delirium tremens	振戦せん妄	
DTAA	dissecting thoracic aortic aneurysm	解離性胸部大動脈瘤	
DTaP	Diphteria-Tetanus-Pertussis vaccine	ジフテリア・破傷風・百日咳三種混合ワクチン	
DTC	disseminated tumor cells	播種性がん細胞	
DTR	deep tendon reflux	深部腱反射	
DU	duodenal ulcer	十二指腸潰瘍	
DUB	dysfunctional uterine bleeding	不正子宮出血	
DV	double vision	複視	
DVR	double valve replacement	二重弁置換	
DVT	deep-vein thrombosis	深部静脈血栓症	
dw	doing well	経過良好	
DW	distilled water	蒸留水	
DWD	died with disease	病死	
Dx	diagnosis	診断	
DX	dexamethasone	デキサメタゾン	
DX	dextrometer	デキストロメーター その測定値（血糖値）	
DXA	dual-energy x-ray absorptiometry	二重エネルギー X 線吸収法	
DXT	deep X-ray therapy	X 線深部療法	
DZ	diazepam	ジアゼパム	
E	edema	浮腫	
EA	effort angina	労作性狭心症	
EAC	erythrocyte coated with antigen and complement	感作ヒツジ赤血球	
EAC	external auditory canal	外耳道	
EBM	evidence based medicine	根拠に基づく医療	
EBS	emergency bed service	緊急ベッドサービス	
EBS	epidermolysis bullosa simplex	単純型表皮水疱症	
EBV	Epstein Barr virus	エプスタイン・バール・ウイルス	
ECC	extracorporeal circulation	体外循環	
ECG	echo cardiography	超音波心臓検査	
ECG	electrocardiogram	心電図	
ECS	economy-class syndrome	エコノミークラス症候群	
ECT	emission computed tomography	放射型コンピューター断層撮影	
ED	eating disorder	摂食障害	

略語	原語	意味	備考
ED	effective dose	有効量	
ED	erectile disorder	勃起障害	
ED	extended disease	進展病変	
ED	eye drop	点眼	
EDH	epidural hematoma	硬膜外血腫	
EDTA	ethylenediaminetetraacetic acid	エチレンジアミン四酢酸 エデト酸	
EEG	electroencephalography	脳波記録、脳波検査	
EF	eosinophilic fasciitis	好酸球性筋膜炎	
EF	esophagofiberscope	食道ファイバースコープ	
EF	eosinophilic fasciitis	好酸球性筋膜炎	
EF	esophagofiberscope	食道ファイバースコープ	
EF	endoscopic findings	内視鏡所見	
EF	ejection fraction	駆出率	
EFA	essential fatty acid	必須脂肪酸	
EFS	event-free survival	無イベント生存率	
EGF	epidermal growth factor	上皮成長因子	
EGFR	epidermal growth factor receptor	上皮成長因子受容体	
EGIST	extragastrointestinal stromal tumor	消化管外間質腫瘍	
EH	enteral hyperalimentation	経腸高カロリー栄養	
EH	essential hypertension	本態性高血圧（症）	
EHD	epizootic hemorrhagic disease	伝染性出血性疾患	
EHF	epidemic hemorrhagic fever	流行性出血熱	
EIA	enzyme immunoassay	酵素抗体法	
EKC	epidemic keratoconjunctivitis	流行（性）角結膜炎	
EKG	electrocardiogram	心電図	独
ELISA	enzyme-linked immunosolbent assay	酵素抗体法、酵素結合免疫吸着検定法	
EM	erythema multiforme	多形紅斑	ラ
EM	ejection murmur	駆出性雑音	
EM	erythema migrans	遊走性紅斑	
EM	extensive metabolizer, enhance metabolizer	薬物等の代謝能が高い人	
EMA	endomysial antibody	筋内膜抗体	
EMCV	encephalomyocarditis virus	脳心筋炎ウイルス	
EMG	electromyography	筋電図（法）	
EMR	endoscopic mucosal resection	内視鏡的粘膜切除術	
EMS	emergency medical service	救急医療	
EMS	eosinophilia-myalgia syndrome	好酸球増加・筋痛症候群	
EMS	expandable metallic stent	拡張型金属ステント	
EMT	emergency medical technician	救命士	

略語	原語	意味	備考
EN	enteral nutrition	経腸栄養	
EN	erythema nodosum	結節性紅斑	
eNOS	endothelial nitric oxide synthase	内皮一酸化窒素合成酵素	
Ent	entlassen	退院	独
ENT	ear nose throat	耳鼻咽喉	
EOG	ethylene oxide gas	エチレン・オキサイド・ガス	
EOM	eye ocular movement	眼球運動	
EOS	eosinophil	好酸球	
Eosino	eosinophil	好酸球	
EP	education plan	教育計画	
EPA	eicosapentaenoic acid	エイコサペンタエン酸	
EPCG	endoscopic pancreatico-cholangiography	内視鏡的膵（管）胆管造影（法）	
EPH	essential pulmonary hypertension	原発性肺高血圧（症）	
EPO	erythropoietin	エリスロポエチン	
EPS	encapsulating peritoneal sclerosis	被嚢性腹膜硬化症	
EPS	expressed prostatic secretion	前立腺圧出液	
EPT	early pregnancy test	早期妊娠テスト	
ER	embryo replacement	胚移植	
ER	emergency room	救急室、救急治療室	
ER	endoplasmic reticulum	小胞体	
ER	estrogen-receptor	エストロゲン受容体	
ER/PR	estrogen receptor/progesterone receptor	エストロゲン受容体/プロゲステロン受容体	
ERB	ethical review board	倫理審査委員会	
ERC	endoscopic retrograde cholangiography	内視鏡的逆行性胆道造影	
ERCP	endoscopic retrograde cholangiopancreatography	内視鏡的逆行性胆道膵管造影	
EREG	epiregulin	エピレグリン	
ERG	electroretinogram	網膜電図	
ERPF	effective renal plasma flow	有効腎血漿流量	
ES cell	embryo stem cell	胚性幹細胞	
ESD	endoscopic submucosal dissection	内視鏡的粘膜下層剥離術	
ESPC	evoked spinal cord potential	誘発電位	
ESR	erythrocyte sedimentation rate	赤血球沈降速度（赤沈、血沈）	
ESRD	end stage of renal disease	末期腎疾患	
ESRF	end stage renal failure	末期腎不全	
EST	electroshock therapy	電気ショック療法	
ESWL	extracorporeal shock wave lithotripsy	体外衝撃波砕石術	

略語	原語	意味	備考
ET	enterostomal therapist	人工肛門や人工膀胱を持つ患者のアフターケアを行う療法士	
ET	esotropia	内斜視	
ET	essential thrombocytosis essential thrombocythemia	本態性血小板血症	
EUS	endoscopic ultrasound	超音波内視鏡検査	
EUS-FNAB	endoscopic ultrasound-guided fine-needle aspiration biopsy	超音波内視鏡下穿刺吸引生検（法）	
EVAR	endovascular aneurysm. repair	血管内修復術	
EX	endotoxin	エンドトキシン	
EX	exercise	運動	
EX	extra	（臨時の）薬剤	
Ext	extra	臨時	
F	femoral	大腿部の	
F	french	フレンチ式カテーテルのサイズ	
f/c/ns	fevers/chills/night sweats	発熱・悪寒・夜間発汗	
FA	Familienanamnese	家族歴	独
FA	family	（患者の）家族	
FA	femoral artery	大腿動脈	
FAB	French-American-British co-operative group classification	FAB 分類（急性白血病の分類法）	
FABP	fatty acid-binding protein	脂肪酸結合タンパク	
FAD	flavin adenine dinucleotide	フラビン・アデニン・ジヌクレオチド	
FAG	fluorescent fundus angiography	蛍光眼底（血管）造影（法）	
FAM	family	（患者の）家族	
FAP	familial adenomatous polyposis	家族性大腸腺腫症	
FAS	fetal alcohol syndrome	胎児期アルコール症候群	
FB	film badge	フィルムバッチ	
FB	foot bath	足浴	
Fbg	fibrinogen	フィブリノーゲン	
FBG	fasting blood glucose	空腹時血糖	
FBS	fasting blood sugar	空腹時血糖	
FBS	fetal bovine serum	ウシ胎仔血清	
FBS	fiber bronchoscopy	ファイバー気管支鏡検査	
FC	febrile convulsion	熱性痙攣	
FC	fever and chills	発熱と悪寒	
FCD	focal cytoplasmic degradation	細胞内限局性壊死	
FCM	flow cytometry	フローサイトメトリ法	
FCS	fiberoptic colonoscope	大腸内視鏡検査	
FD	family dentist	かかりつけの歯科医	

略語	原語	意味	備考
FD	filling defect	陰影欠損	
FD	functional dyspepsia	機能性消化不良、機能性ジスペプシア、機能性胃腸症、慢性胃炎	
FDA	food and drug administration	(米国) 医薬食品局	
FDP	fibrin degradation products	フィブリン分解生成物	
FDS	fundus	眼底	
FEF	frontal eye field	前頭葉眼球運動野	
FES	functional electrical stimulation	機能的電気刺激	
FFA	free fatty acid	遊離脂肪酸	
FFP	fresh frozen plasma	新鮮凍結血漿	
FFS	failure-free survival	治療奏功維持生存率	
FGF	fibroblast growth factor	線維芽細胞増殖因子	
FH	Follikelhormon	濾胞ホルモン	独
FH	familial hypercholesterolemia	家族性高コレステロール血 (症)	
FH	family history	家族歴	
FH	fibromuscular hyperplasia	線維筋過形成	
FH	follicular hormone	濾胞ホルモン	
FH	fulminant hepatitis	劇症肝炎	
FHR	fetal heart rate	胎児心拍数	
FHS	fetal heart sound	胎児心音	
FISH	fluorescent in situ hybridization	蛍光 in situ ハイブリッド形成 (法)	
FIX	factor IX	血液凝固 IX 因子	
FL	fatty liver	脂肪肝	
FL	follicular lymphoma	濾胞性リンパ腫	
FM	fibrin monomer	フィブリン・モノマー	
FM	follicular, mixed small cleaved and large cell	濾胞性・小開裂細胞大細胞混合型 (リンパ腫のワーキング・フォーミュレーション分類)	
FMD	fibromuscular dysplasia	線維筋性形成異常	
FMD	foot-and-mouth disease	口蹄疫	
FMN	flavin mononucleotide	フラビンモノヌクレオチド	
FMS	fibromyalgia syndrome	線維筋痛症	
FN	febrile neutropenia	発熱性好中球減少症	
FN	fibronectin	フィブロネクチン	
FNAB	fine needle aspiration biopsy	細針吸引生検	
FNAC	fine-needle aspiration cytology	細針吸引による細胞診断 (法)、穿刺吸引細胞診	
FNH	focal nodular hyperplasia	限局性結節性過形成	
FOBT	fecal occult blood test	糞便潜血検査	
FOG	freezing of gait	すくみ足 (パーキンソン病の症状)	

略語	原語	意味	備考
FP	facial palsy	顔面神経麻痺	
FP	family physician	家庭医	
FPG	fasting plasma glucose	空腹時血漿糖値	
FSH	follicle-stimulating hormone	卵胞刺激ホルモン	
FSSG	frequency scale for the symptoms of GERD	GERD 問診票、F スケール	
FTA	fluorescent treponemal antibody-absorption test	蛍光標識抗トレポネーマ抗体吸収試験（梅毒検査）	
FTD	frontotemporal dementia	前頭側頭型認知症	
FU	follow-up	フォローアップ	
FUO	fever of unknown origin	不明熱	
FVC	forced vital capacity	強制肺活量	
FVII	factor VII	第 VII 因子、抗血友病因子	
Fx	fracture	骨折	
FYI	for your information	参考までに	
FYR	for your reference	ご参考まで	
G	gauge	ゲージ（注射針の太さの単位）	
G	gingiva	歯肉	
G	given	投与	
G-	gravida	妊娠歴（　-回）	ラ
GA	gastric analysis	胃液検査	
GA	general anesthesia	全身麻酔	
GABA	gamma-aminobutyric acid	ガンマアミノ酪酸	
GAD	glutamic acid decarboxylase	グルタミン酸脱炭酸酵素	
GAD	Generalized Anxiety Disorder	全般性不安障害	
GAS	global assessment scale	グローバル診断法	
GAS	group A streptococcus	A 群溶連菌（溶血性連鎖球菌）	
GAT	galactosyltransferase associated with tumor	がん関連ガラクトース転移酵素	
GATT	mL ／ hour	1 時間に注入する mL	
GB	gallbladder	胆囊	
GB stone	gallbladder stone	胆石	
GBK	Gallenblasen Karzinom	胆囊がん	独
GBM	glioblastoma multiforme	多形性膠芽腫	
GBM	glomerular basement membrane	糸球体基底膜	
GBS	gallbladder stone	胆石	
GBS	group B streptococcus	B 群溶連菌（溶血性連鎖球菌）	
GBS	Guillain-Barre syndrome	ギラン・バレー症候群	
GC	gas chromatography	ガス・クロマトグラフィー	
GC	gastric cancer	胃がん	

略語	原語	意味	備考
GC	general condition	全身状態	
GC	glucocorticoid	グルココルチコイド、糖質コルチコイド	
GC	gonococcus	淋菌	
GCa	gastric carcinoma	胃がん	
GCA	giant cell arteritis	巨細胞性動脈炎	
GCF	gingival crevicular fluid	歯肉溝浸出液	
GCP	gastritis cystica polyposa	ポリープ状嚢胞性胃炎	
GCS	Glasgow coma scale	グラスゴウ昏睡尺度	
GCS	glucocorticosteroid	副腎皮質ステロイド	
GCT	giant cell tumor	巨細胞腫	
GCT	granular cell tumor	顆粒細胞種	
GCT	Greenwich civil time	グリニッジ平均時	
GCU	growing care unit	正常新生児室	
GDA	gastroduodenal artery	胃十二指腸動脈	
GDM	gestational diabetes mellitus	妊娠糖尿病	
GDS	geriatric depression scale	老年うつ病スケール	
GE	gastroenteritis	胃腸炎	
GE	generalized epilepsy	全般てんかん	
GE	glycerin enema	グリセリン浣腸	
GERD	gastroesophageal reflux disease	逆流性食道炎	
GF	gastric fistula	胃瘻	
GFR	glomerular filtration rate	糸球体ろ過量［率］	
Ggl	ganglion	神経節	
GGT	gamma-glutamyl transferase	ガンマグルタミルトランスフェラーゼ	
GH	growth hormone	成長ホルモン	
GHD	growth hormone deficiency	成長ホルモン欠損症、分泌不全症	
GI	gastroinstestinal	胃腸管系	
GI	gynecological infection	産婦人科感染症	
GID	gender identity disorder	性同一性障害	
GIF	gastrointestinal fibersopy	胃腸ファイバースコープ検査	
GIMT	gastrointestinal mesenchymal tumor	消化管間葉（系）腫瘍	
GIP	gastric inhibitory peptide	胃抑制ペプチド	
GIP	gastric inhibitory polypeptide	胃抑制ポリペプチド	
GIST	gastrointestinal stromal tumor	消化管間質腫瘍	
GLDH	glutamate dehydrogenase glutamic dehydrogenase	グルタミン酸脱水素酵素	
GLP	glucagon-like peptide	グルカゴン様ペプチド	
GLU	glucose	ブドウ糖	
GLUT	glucose transporter	ブドウ糖輸送担体	

略語	原語	意味	備考
GM	grand mal	（てんかんの）大発作	仏
GMA	granulocyte and monocyte adsorption	顆粒球吸着療法	
GMT	Greenwich mean time	グリニッジ標準時	
GN	glomerulonephritis	糸球体腎炎	
GN	gram negative	グラム陰性	
GNS	gram negative sepsis	グラム陰性菌敗血症	
GOR	general operating room	一般手術室	
GORD	gastro-oesophageal reflux disease	胃食道逆流疾患（英国綴り）	
GOT	glutamate oxaloacetate transaminase	グルタミン酸オキザロ酢酸トランスアミナーゼ	
GOTS	great occipital trigeminus syndrome	大後頭三叉神経症候群	
GP	glycoprotein	糖タンパク	
GPC	gastric parietal cell	胃壁細胞	
GPC	Gram positive coccus	グラム陽性球菌	
GPT	glutamate pyruvate transaminase	グルタミン酸ピルビン酸トランスアミナーゼ	
GRP	gastrin-releasing peptide	ガストリン放出ペプチド	
GS	gestation sac	胎嚢	
GSH	glutathione	グルタチオン	
GT	Geburt Termin	分娩予定日	独
GTF	gastrocamera with fiberscope	胃カメラ	
gtt	guttae	滴数	ラ
GTT	glucose tolerance test	ブドウ糖負荷試験	
GU	gastric ulcer	胃潰瘍	
GU	genitourinary	泌尿生殖器	
GU	genito-urinary	生殖・泌尿器	
GU	gonococcal urethritis	淋菌性尿道炎	
GUL		腸蠕動（音）	
GVHD	graft versus host disease	移植片対宿主拒絶反応	
GW	guide wire	ガイドワイヤー	
GYN	gynecologist	婦人科医	
h	heimlich	秘密に	独
h	hour	時間	
H	Harn	尿	独
H	hepar	肝臓	ラ
H 0-3	hepatic metastasis	肝転移の程度の分類	
H&T	hospitalization and treatment	入院と治療	
h.d.	hora decubitus	就寝前に	ラ
h.s.	hora sommi	就寝時	ラ
H/A	headache	頭痛	

略語	原語	意味	備考
H/O	history of	既往の	
HA	hepar adiposum	脂肪肝	ラ
HA	headache	頭痛	
HA	hemagglutination	赤血球凝集（反応）	
HA	hemolytic anemia	溶血性貧血	
HA	hepatic artery	肝臓動脈	
HA	hepatitis A	A型肝炎	
HA	hyaluronic acid	ヒアルロン酸	
HAA	hepatitis associated antigen	肝炎関連抗原	
HAD	hemadsorption	赤血球吸着	
HADS	hospital anxiety and depression scale	病院不安およびうつ尺度	
HAE	hereditary angioedema	遺伝性血管浮腫	
HAMA	human anti-murine antibody response	ヒト抗マウス抗体反応	
HAM-D	Hamilton depression rating scale	ハミルトンうつ病評価尺度	
HANP	human atrial natriuretic peptide	ヒト心房性ナトリウム利尿ペプチド	
HAp	hydroxyapatite	ヒドロキシアパタイト	
HAQ	health assessment questionnaire	健康評価質問表	
HAS	Hirnarteriosklerose	脳動脈硬化症	独
HAV	hepatitis A virus	A型肝炎ウイルス	
Hb	hemoglobin	ヘモグロビン	
HB	hand bath	手浴	
HB	hepatitis B	B型肝炎	
HBC	hereditary breast cancer	遺伝性乳がん	
HBcAg	hepatitis B core antigen	B型肝炎コア抗原	
HBcrAg	hepatitis B core antigen	B型肝炎コア抗原	
Hbe	hepatitis B envelope	B型肝炎e（抗原/抗体）	
HBE	His bundle electrocardiogram	ヒス束心電図	
HBF	hepatic blood flow	肝血流	
HBO	hyperbaric oxygen therapy	高圧酸素療法	
HBP	high blood pressure	高血圧	
HBP	home blood pressure	家庭内血圧	
HBsAg	hepatitis B surface antigen	B型肝炎s（表面）抗原	
HC	hemicrania continua	持続性片頭痛	ラ
HC	haemorrhage cerebral	脳出血	
HC	head circumference	頭囲	
HC	hepatic cirrhosis	肝硬変	
HC	hepatitis C	C型肝炎	
HCC	hepatocellular carcinoma	肝細胞がん	
HCG	human chorionic gonadotropin	ヒト絨毛性ゴナドトロピン（性腺刺激ホルモン）	

略語	原語	意味	備考
HCL	hairy cell leukemia	ヘアリー細胞白血病	
HCM	hyperchylomicronemia	高カイロミクロン血症	
HCM	hypertrophic cardiomyopathy	肥大型心筋症	
HCT	hematocrit	ヘマトクリット（値）	
HCU	high care unit	高度集中治療室	
HCV	hepatitis C virus	C 型肝炎ウィルス	
HD	hemodyalysis	血液透析	
HD	Hodgkin's disease	ホジキン病	
HD	home doctor	家庭医【標準英語】family doctor ; family physician	
HD	house dust	ハウスダスト	
HD	Huntington's disease	Huntington's　舞踏病	
HDF	hemodiafiltration	血液透析ろ過法	
HDL	high density lipoprotein	高密度リポ蛋白	
HDS-R	Hasegawa dementia scale（revised）	長谷川式簡易知能スケール（改訂版）	
HE	hematoxylin and eosin	ヘマトキシリン・エオジン染色	
HE	hepatic encephalopathy	肝性脳症	
HE	hereditary elliptocytosis	遺伝性楕円赤血球症	
HELP	heparin-induced extracorporeal LDL precipitation	ヘパリン処理体外 LDL 沈降療法	
Hemo	hemorrhoids	痔核	
HEP	hepatic metastasis	肝転移	
HER2	human epidermal growth factor receptor type2	2 型ヒト上皮細胞増殖因子受容体	
HES	hypereosinophilic syndrome	好酸球増多症候群	
HEV	hepatitis E virus	E 型肝炎ウイルス	
HF	hard feces	硬い便	
HF	heart failure	心不全	
HFA	high-functioning autism	高機能自閉症	
HFMD	hand-foot and mouse disease	手足口病	
hg	hemoglobin	ヘモグロビン	
HGB	hemoglobin	ヘモグロビン	
HgF	hemoglobin fetal	胎児性ヘモグロビン	
HGF	hepatocyte growth factor	肝細胞増殖因子	
HGG	human gamma globulin	ヒト・ガンマ・グロブリン	
HGV	hepatitis G virus	G 型肝炎ウイルス	
HHD	hypertensive heart disease	高血圧性心疾患	
HI	head injury	頭部外傷、頭部損傷	
HI	hemagglutination inhibition	赤血球凝集抑制	

略語	原語	意味	備考
HI	hospital insurance	病院保険	
HID	headache, insomnia, depression	頭痛、不眠、うつ	
HIE	hypoxic ischaemic encephalopathy	低酸素性虚血性脳症	
HIFU	high-intensity focused ultrasound	高密度焦点式超音波治療	
HIP	hypertension in pregnancy	妊娠高血圧（症）	
HIPP	hippocampus	海馬	
HIS	hospital information system	病院情報システム	
HIT	heparin-induced thrombocytopenia	ヘパリン起因性血小板減少症	
HIV	human immunodeficiency virus	ヒト免疫不全ウイルス	
HL	hepatic lipase	肝性リパーゼ	
HL	hyperlipemia	高脂血症	
HLA	histocompatibility locus antigen	組織適合抗原	
HLA	human leukocyte antigen	ヒト白血球抗原	
HLD	half lethal dose	半致死量	
HLH	human luteinizing hormone	ヒト黄体化ホルモン	
HLP	haloperidol	ハロペリドール	
HLS	hypertonic lactated saline solution	高張乳酸（加）食塩液	
HM	hand movement	手つき、手動	
HM	hemiplegic migraine	片麻痺性片頭痛	
HMG-CoA	3-hydroxy-3-methylglutaryl coenzyme A	3-ヒドロキシ-3-メチルグルタリル補酵素 A	
HMV	home mechanical ventilation	在宅人工呼吸療法	
HN	head nurse	看護師長	
HNDC	hyperosmolar nonketotic diabetic coma	高浸透圧性非ケトン性糖尿病昏睡	
HNP	herniated nucleus pulposus	髄核ヘルニア	
HNPCC	hereditary nonpolyposis colorectal cancer	遺伝性の非ポリポーシス結腸直腸がん	
HNSCC	head-and-neck squamous cell cancer	頭頸部扁平上皮がん	
HONK	hyperosmolar nonketotic coma	高浸透圧性非ケトン性糖尿病昏睡	
HOT	home oxygen therapy	在宅酸素療法	
HOT	hyperbaric oxygen therapy	高圧酸素療法	
Hp	haptoglobin	ハプトグロビン	
HP	helicobacter pylori	ヘリコバクター・ピロリ菌	
HP	hospital	病院	
HP	hypersensitivity pneumonitis	過敏性肺炎	
HPC	hematopoietic progenitor cells	造血（系）前駆細胞	
HPC	hereditary prostate cancer	遺伝性前立腺がん	
HPD	haloperidol	ハロペリドール	

略語	原語	意味	備考
HPFH	hereditary persistence of fetal haemoglobin	遺伝性高胎児ヘモグロビン血症	
HPI	history of present illness	現病歴	
HPI	hospital present illness	入院時現症	
HPN	home parenteral nutrition	在宅中心静脈栄養法	
HPS	hantavirus pulmonary syndrome	ハンタウイルス肺症候群	
HPS	hemophagocytic syndrome	血球貪食症候群	
HPS	hypertrophic pyloric stenosis	肥厚性幽門狭窄（症）	
HPT	hepaplastin test	ヘパプラスチン・テスト	
HPT	hyperparathyroidism	副甲状腺機能亢進症	
HPV	human papilloma virus	ヒト乳頭腫ウイルス	
hr	hour	時間	
HR	Harn	尿	独
HR	heart rate	心拍数	
HRT	hormone replacement therapy	ホルモン補充療法	
HS	heart sound	心音	
HS	herapan sulfate	ヘパラン硫酸	
HS	hereditary spherocytosis	遺伝性球状赤血球症	
HS	herpes simplex	単純疱疹	
HSA	human serum albumin	ヒト血清アルブミン	
HSB	husband	夫	
HSC	hemopoietic stem cell	造血幹細胞	
HSES	hemorrhagic shock and encephalop-athy syndrome	出血性ショック脳症症候群	
HSG	hysterosalpingography	子宮卵管造影法	
HSL	hormone-sensitive lipase	ホルモン感受性リパーゼ	
HSN	head-shaking nystagmus	頭振眼振	
HSN	hereditary sensory neuropathy	遺伝性感覚性ニューロパシー	
HSP	heat shock protein	熱ショック蛋白	
HSV	herpes simplex virus	単純ヘルペスウィルス	
HSV	hypersensitivity vasculitis	過敏性血管炎	
Ht	height	身長	
Ht	hematocrit	ヘマトクリット	
HT	hypertension	高血圧症	
HTA	hyalinizing trabecular adenoma	硝子化索状腺腫	
HTGL	hepatic triglyceride lipase	肝性トリグリセリドリパーゼ	
HTLV	human T-cell lymphotropic virus	ヒトT細胞白血球ウイルス	
HTN	hypertension	高血圧症	
HTO	high tibial osteotomy	脛骨高位骨切除術	
HTSH	human thyroid stimulating hormone	ヒト甲状腺刺激ホルモン	

略語	原語	意味	備考
HUS	hemolytic-uremic syndrome	溶血性尿毒症症候群	
HV	hallux valgus	外反母趾	
HV	hepatic venography	肝静脈造影	
HV	hyperventilation	過呼吸	
HVA	homovanillic acid	ホモバニリン酸	
HVOD	hepatic veno-occlusive disease	肝静脈閉塞性疾患	
HVS	hyperventilation syndrome	過呼吸症候群、過換気症候群	
HW	housewife	主婦	
Hx	history	～歴	
Hx	Hospitalization	入院	
hy	Hysterie	ヒステリー	独
Hz	Herz	心臓	独
Hz	Hertz	ヘルツ（振動数の単位）	
HZ	Harnzucker	尿糖	独
HZ	herpes zoster	帯状疱疹	
HZV	human thyroid stimulating hormone	ヒト甲状腺刺激ホルモン	
I&D	incision and drainage	切開排液	
I&O	intake and output	摂取と排泄	
i.c.	inter cibos	食間	ラ
IA	intra-arterial	動脈内の	
IAA	insulin autoantibodies	インスリン自己抗体	
IABP	intra-aortic balloon pumping	大動脈内バルーン・パンピング	
IAC	internal auditory canal	内耳道	
IADL	instrumental activities of daily living	手段的日常生活能力	
IAH	immune adherence hemagglutination	免疫粘着（赤）血球凝集（反応）	
IAHA	immune adherence hemagglutination	免疫粘着赤血球凝集反応	
IAM	internal auditory meatus	内耳道、内聴道	
IAS	interatrial septum	心房中隔	
IBD	inflammatory bowel disease	炎症性腸疾患	
IBL	immunoblastic lymphadenopathy	免疫芽球性リンパ節症	
IBL	immunoblastic, large cell	免疫芽球性・大細胞型（リンパ腫のワーキング・フォーミュレーション分類）	
IBP	iron-binding protein	鉄結合タンパク	
IBS	irritable bowel syndrome	過敏性腸疾患	
IBW	ideal body weight	理想体重、標準体重	
IC	immune complex	免疫複合体	
IC	informed consent	インフォームドコンセント	
IC	intercostal	肋間の	
IC	internal carotid artery	内頚動脈	
IC	intracutaneous	皮内注射	

略語	原語	意味	備考
IC	intermediate colitis	分類不能型大腸炎	
ICA	internal carotid artery	内頚動脈	
ICA	islet cell antibody	膵島細胞抗体	
ICD	immune complex disease	免疫複合体病	
ICD	implantable cardioverter-defibrillator	植込み型除細動器	
ICD	infection control doctor	院内感染対策担当医師	
ICD	initial claudication distance	初期跛行距離	
ICD	international classification of diseases	国際疾病分類	
ICG test	indocyanine green test	インドシアニングリーン試験	
ICH	intracerebral hematoma	脳内血腫	
ICH	intracerebral hemorrhage	脳（内）出血	
ICH	intracranial hematoma	頭蓋血腫	
ICH	intracranial hypertension	頭蓋内圧亢進	
ICM	idiopathic cardiomyopathy	特発（性）心筋症	
ICM	intercostal margin	肋間縁	
ICN	infection control nurse	感染制御看護師、感染対策看護師	
ICP	intracavernous pressure	陰茎海綿体（血）圧	
ICP	intracranial pressure	頭蓋内圧	
ICS	Inhaled corticosteroid	吸入ステロイド薬	
ICS	intercostal space	肋間腔	
ICS	irritable colon syndrome	過敏性大腸症候群	
ICSA	islet cell surface antibody	膵島細胞膜抗体	
ICSI	intracytoplasmic sperm injection	卵細胞質内精子注入法	
ICT	icterus	黄疸	
ICT	indirect Coombs' test	間接クームス試験	
ICT	insulin coma thrapy	インスリン昏睡療法	
ICT	intracranial tumor	頭蓋内腫瘍	
ICU	intensive care unit	集中治療室	
IDA	iron deficiency anemia	鉄欠乏性貧血	
IDCA	incremantal dynamic CT	インクリメンタルダイナミック CT	
IDDM	insulin dependent diabetes mellitus	インスリン依存性糖尿病	
IDS	immune deficiency syndrome	免疫不全症候群	
IE	infectious endocarditis	感染性心内膜炎	
IF	initiation factor	イニシエーション因子	
IF	interferon	インターフェロン	
IFA	indirect fluorescent antibody method	間接蛍光抗体法	
Ig	immunoglobulin	免疫グロブリン	
IGF	insulin-like growth factor	インスリン様増殖因子	
IGRA	interferon gamma release assay	インターフェロン γ 放出測定	
IGT	impaired　glucose tolerance	耐糖能異常	

略語	原語	意味	備考
IGTT	intravenous glucose tolerance test	静脈内糖負荷試験	
IH	infectious hepatitis	伝染性肝炎	
IHBD	intrahepatic biliary duct	肝内胆管	
IHBT	incompatible hemolytic blood transfusion	不適合溶血性輸血病	
IHD	ischemic heart disease	虚血性心疾患	
IHP	idiopathic hypoparathyroidism	特発性副甲状腺機能低下症	
IHS	implant heating system	（組織内）埋め込み式加温方式	
II	insulinogenic index	インスリン分泌指数	
IIP	idiopathic interstitial pneumonia	特発性間質性肺炎	
IIP	idiopathic interstitial pneumonitis	特発性間質性肺炎	
IIPs	idiopathic interstitial pneumonias	特発性間質性肺炎	
IL	interleukin	インターロイキン	
ILD	interstitial lung disease	間質性肺炎	
IM	immunomodurator	免疫調整剤	
IM	intramuscular injection	筋肉内注射	
imp	impairment	機能障害	
imp	impression	印象	
IMRT	intensity modulated radiation therapy	強度変調放射線治療	
IMSCT	intramedullary spinal cord tumor	脊髄髄内腫瘍	
IMT	intermediate type cells	中層細胞	
IMV	intermittent mandatory ventilation	間欠的強制換気法	
INF	infiltration	がん浸潤様式	
INR	internatinal normalized ratio	プロトロンビン活性を一次国際標準品による活性と比較した数値で補正した値	
INS	insulin	インスリン	
INSS	international neuroblastoma staging system	神経芽細胞腫病期国際分類システム	
IO	intestinal obstruction	腸閉塞	
IOH	idiopathic orthostatic hypotension	特発性起立性低血圧（症）	
IOP	intraocular pressure [tension]	眼圧	
IOT	intraocular tension	眼圧	
ip	interperitoneal	腹腔	
IP	interstitial pneumonia	間質性肺炎	
IP	intravenous pyelography	静脈性腎盂造影	
IPC	intermittent pneumatic compression	間欠的空気圧迫法	
IPD	intermittent peritoneal dialysis	間欠的腹膜透析法	
IPE	interstitial pulmonary emphysema	間質性肺気腫	
IPF	idiopathic pulmonary fibrosis	特発性肺線維症	

略語	原語	意味	備考
IPI	internatinal prognostic index	国際予後指標	
IPNPB	intermittent positive negative pressure breathing	間欠的陽陰圧呼吸	
IPPA	inspection, palpation, percussion, auscultation	視診、触診、打診、聴診	
IPPB	intermittent positive pressure breathing	間歇陽圧呼吸	
IPV	inactivated poliovirus vaccine	不活化ポリオワクチン	
IQ	intelligence quotient	知能指数	
IR	infrared	赤外線	
IR	iridectomy	虹彩切除術	
IR	incomplete response	不完全奏功	
IRB	institutional review board	施設内治験審査委員会	
IRDS	idiopathic respiratory distress syndrome	（新生児）特発性呼吸窮迫症候群	
IRI	immunoreactive insulin	免疫反応性インスリン	
irreg	irregular	不規則	
IRV	inspiratory reserve volume	予備吸気量	
IS	incentive spirometry	呼吸訓練器	
ISDN	isosorbide dinitrate	硝酸イソソルビド	
ISS	international staging system	病期国際分類システム	
ITP	idiopathic thrombocytopenic purpura	特発性血小板減少性紫斑病	
ITPA	Illinois test of psycholinguistic abilities	ITPA 言語学習能力診断検査	
IU	international unit	国際単位	
IUD	intrauterine device	子宮内避妊器具、避妊リング	
iv	intravenous	静脈内の	
IVH	intravenous hyperalimentation	中心静脈栄養	
IVH	intraventricular hemorrhage	脳室内出血	
IVP	intravenous pyelography	静脈性腎盂造影	
IVR	international radiology	インターベンショナルラジオロジー	
IVS	intraventricular septum	心室中隔	
IVT	intravenous Thrombolysis	経静脈的血栓溶解療法	
IVU	intravenous urography	経静脈的尿路造影	
IVUS	intravascular ultrasound	血管内超音波検査	
JCML	juvenile chronic myelogenous leukemia	若年性慢性骨髄性白血病	
JCOG	Japan clinical oncology group	日本臨床腫瘍研究グループ	
JCS	Japan coma scale	日本式昏睡尺度	
JCV	JC virus	JC　ウィルス	
JE	Japanese encephalitis	日本脳炎	

略語	原語	意味	備考
JEV	Japanese encephalitis virus	日本脳炎ウイルス	
JGA	juxtaglomerular apparatus	傍糸球体装置	
JG-cell	juxtaglomerular cell	傍糸球体細胞	
JOD	juvenile-onset diabetes	若年発症糖尿病、若年型糖尿病	
JRA	juvenile rheumatoid arthritis	若年性関節リウマチ	
JV	jugular vein	頸静脈	
JVP	jugular venous pulse	頸静脈波	
K	Krebs	がん	独
K	Kalium（独）, potassium（英）	カリウム	
KDQOL	kidney disease quality of life	透析患者のための QOL の尺度	
KF	kidney failure	腎不全	
KJ	knee-jerk	膝蓋腱反射、	
KK	Korpuskrebs	子宮体がん	独
KKK	Kehlkopfkrebs	喉頭がん	独
KKKn	Kehlkopfknother	喉頭結節	独
KKP	Kehlkopfpolyp	喉頭ポリープ	独
KKZ	Kehlkopfzyste	喉頭嚢腫	独
KL-6	a biomarker for interstitional lung disease	KL-6：間質性肺炎マーカー	
KOT	Kot	便	独
KS	Kombinierte sinusitis	慢性副鼻腔治炎症	独
KS	Kopfschmerz	頭痛	独
KS	Kaposi's sarcoma	カポジ肉腫	
KSD	keratitis superficialis diffusa	びまん性表層角膜炎	
KT	Korper Temparatur	熱、体温	独
KUB	kidney, ureter and bladder	腎、子宮、膀胱 X 線撮影	
KW	Keith-Wagener classification of essential hypertension	キース・ワグナー分類(本態性高血圧)	
L.A.	lege artis	常法に従って	
LA	latex agglutination	ラテックス凝集法	
LA	left arm	左手	
LA	left atrium	左房	
LA	lumbar artery	腰動脈	
LABA	long acting $\beta 2$ agonist	長時間作動型吸入 $\beta 2$ 刺激薬	
labo data	laboratory data	臨床検査値	
LAC	laparoscopic assisted colectomy	腹腔鏡補助下大腸切除術	
LAD	left anterior descending artery	左冠動脈前下降枝	
LAD	leucocyte adhesion deficiency	白血球接着不全症	
LAF	lymphocyte activating factor	リンパ球活性化因子	
LAFB	left anterior fascicle block	左脚前枝ブロック	

略語	原語	意味	備考
LAH	left atrial hypertrophy	左房肥大	
LAIR	latex agglutination inhibition reaction	ラテックス凝集阻止反応	
LAMA	long acting muscarinic antagonis	長時間作動型ムスカリン受容体拮抗薬	
lap	laparotomy	開腹術	
LAP	leucine aminopeptidase	ロイシンアミノペプチダーゼ	
LAP	leukocyte alkaline phosphatase	白血球アルカリ・ホスファターゼ	
LARS	laparoscopic antireflux surgery	腹腔内視鏡胃食道逆流防止手術	
LAT	latex agglutination test	ラテックス凝集試験	
LBBB	left bundle branch block	左脚ブロック	
LBP	low back pain	腰痛（症）	
LC	laparoscopic cholecystectomy	腹腔鏡下胆嚢摘出術	
LC	liver cirrhosis	肝硬変	
LC	lung cancer	肺がん	
LCA	left coronary artery	左冠状動脈	
LCAT	lecithin-cholesterol acyltransferase	レシチン・コレステロール・アシル転移酵素	
LCC	luxatio coxae congenita	先天性股関節脱臼	ラ
LCF	leukocyte chemotactic factor	白血球遊走因子	
LCM	lymphocytic choriomeningitis	リンパ球性脈絡髄膜炎	
LCR	ligase chain reaction	リガーゼ連鎖反応	
LCX	left circumflex artery	左冠動脈回旋枝	
LD	laboratory data	臨床検査値	
LD	lactate dehydrogenase	乳酸脱水素酵素	
LD	lethal dose	致死量	
LDH	lactate dehydrogenase	乳酸脱水素酵素	
LDH	lumbar disc hernia	腰椎椎間板ヘルニア	
LDL	low density lipoprotein	低比重リポ蛋白（質）	
LDUH	low-dose unfractionated heparin	低用量未分画ヘパリン	
LE	lower extremity	脚、下肢	
LE	lupus erythematosus	紅斑性狼瘡	
LGA	left gastric artery	左胃動脈	
LGL	large granular lymphocyte	大型顆粒リンパ球	
LGS	Lennox-Gastaut Syndrome	レノックス・ガストー症候群	
LH	luteinizing hormone	黄体形成ホルモン	
LHA	left hepatic artery	左肝動脈	
LHF	left-sided heart failure	左心不全	
LH-RH	luteinizing hormone-releasing hormone	黄体形成ホルモン放出ホルモン	
LI	laser iridotomy	レーザー虹彩切開術	
LIF	left iliac fossa	左腸骨窩	

略語	原語	意味	備考
LIP	lymphocytic interstitial pneumonia	リンパ球性間質性肺炎	
LK	Lungenkrebs	肺がん	独
LKM-1	liver/kidney microsome type 1	抗 LKM-1 抗体	
LL	lymphocytic leukemia	リンパ性白血病	
LLE	left lower extremity	左下肢	
LLL	left lower lobe	左肺下葉	
LLN	lower limit normal	正常下限	
LLQ	left lower quadrant	左下腹部	
LLT	living liver transplantation	生体肝移植	
LMCA	left main coronary artery	左主冠動脈	
LMD	local medical doctor	地方開業医	
LML	left middle lobe	左肺中葉	
LMT	left main trunk	左冠動脈主幹部	
LMW	low-molecular weight	低分子量	
LMWH	low molecular weight heparin	低分子量ヘパリン	
LN	lupus nephritis	ループス腎炎	
LN	lymph node	リンパ節	
LOC	loss of consciousness	意識喪失	
LOS	low output syndrome	低拍出症候群	
LP	lipoprotein	リポ蛋白	
LP	lumbar puncture	腰椎穿刺	
LPA	left pulmonary atery	左肺動脈	
LPL	lipoprotein lipase	リポ蛋白質リパーゼ	
LPL	long pulse laser	ロング・パルスレーザー	
LPR	laryngopharyngeal reflux	咽喉頭酸逆流	
LPS	lipopolysaccharide	リポ多糖体	
LPZ	lansoprazole	ランソプラゾール	
LR	lactated Linger solution	乳酸リンゲル液	
LRI	lower respiratory infection	下部気道感染	
LRP	laparoscopic radical prostatectomy	内視鏡下前立腺全摘除術	
LRS	lactated Linger solution	乳酸加リンゲル液	
LS	lumber spine	腰椎	
LS	lung sound	肺音	
LS	lymphosarcoma	リンパ肉腫	
LSa	lymphosarcoma	リンパ肉腫	
LSA	left sacrum anterior	第一骨盤位第一分類	
LSB	left sternal border	胸骨左縁	
LSC	leukemic stem cell	白血病性幹細胞	
LSCS	lumbar spinal canal stenosis	腰部脊柱管狭窄症	

略語	原語	意味	備考
LSS	life-support system, life-sustaining system	生命維持装置	
LST	lymphocyte stimulation test	リンパ球刺激試験	
LSVC	left superior vena cava	左上大静脈	
LT	leukotriene	ロイコトリエン	
LT	lymphocyte transformation	リンパ球幼若化	
LT	lymphotoxin	リンホトキシン	
LTB	laryngotracheal bronchitis	喉頭気管性気管支炎	
LTH	luteotropic hormone	黄体刺激ホルモン	
LTT	lactose tolerance test	乳糖耐性試験	
LTT	lymphocyte transformation test	リンパ球芽球化試験	
LUE	left upper extremity	左上肢	
LUL	left upper lobe	左肺上葉	
LUQ	left upper quadrant	左上腹部	
LV	left ventricular	左心室	
LVG	left ventriculography	左室造影	
LVH	left ventricular hypertrophy	左（心）室肥大	
LVM	left ventricular mass	左（心）室重量	
LVO	left ventricular output	左（心）室拍出量	
LVP	left ventricular pressure	左室圧	
LVV	left ventricular volume	左室容積	
Lym	lymphocyte	リンパ球	
LZ	Leberzirrhose	肝硬変	独
m	mane	朝	ラ
m	murmur	心雑音	
M	Manie	そう病	独
M	MRSA: methicillin-resistant Staphylococcus aureus	メチシリン耐性黄色ブドウ球菌	
M	muscle injection	筋肉内注射	
m.et v	mane et vespera	朝と夕方	ラ
M.u.A	Morgen unt Abend	朝と夕方	独
M･pn	mycoplasma pneumonia	マイコプラズマ肺炎	
MA	megaloblastic anemia	巨赤芽球性貧血	
MA	mental age	精神年齢	
MA	microaneurysm	微細動脈瘤	
MA	mitral atresia	僧帽弁閉鎖	
MA syndrome	malabsorption syndrome	吸収不良症候群	
MABP	mean arterial blood pressure	平均動脈血圧	
MAC	minimum alveolar concentration	最小肺胞内濃度	

略語	原語	意味	備考
MACE	major adverse cardiac event	主要心血管イベント	
MALT	mucosa-associated lymphoid tissue	粘膜関連リンパ組織	
MANN	Mann's test	マン検査	
MAO	maximal acid output	最大胃酸分泌量	
MAO	monoamine oxidase	モノアミン酸化酵素	
MAP	mannitol-adenine-phosphate	赤血球保存用添加液	
MAP	mean airway pressure	平均気道内圧	
MAP	mean arterial pressure	平均動脈圧	
MAP	mitogen-activated protein	マイトジェン活性化タンパク質	
mass	massage	マッサージ	
MB	methylene blue	メチレンブルー	
MBC	maximum breathing capacity	最大（呼吸）換気量	
MBC	metastatic breast cancer	転移性乳がん	
MBD	mineral bone disorder	骨ミネラル代謝異常	
MBD	minimal brain damage	微細脳損傷	
MBP	mean blood pressure	平均血圧	
MC	mast cells	肥満細胞	
MC	medicine cabinet	薬品戸棚	
MC	mineral corticoid	鉱質コルチコイド	
MC	mother class	母親学校	
MCA	middle cerebral artery	中大脳動脈	
MCD	mean corpuscular diameter	平均赤血球直径	
MCFA	medium chain fatty acid	中鎖脂肪酸	
MCH	mean corpuscular hemoglobin	平均赤血球ヘモグロビン（量）	
MCH	muscle-contraction headache	筋肉収縮性頭痛、筋緊張性頭痛	
MCHC	mean corpuscular hemoglobin concentration	平均赤血球ヘモグロビン濃度	
MCI	mild cognitive impairment	軽度認知障害	
MCL	mantle cell lymphoma	マントル細胞リンパ腫	
MCT	mean circulation time	平均循環時間	
MCT	microwave coagulation therapy	マイクロウエーブ凝固療法	
MCV	mean corpuscular volume	平均赤血球容積	
MD	medical doctor	医師	
MD	Meniere's disease	メニエール病	
MD	muscular dystrophy	筋ジストロフィー	
MD	myotonic dystrophy	筋緊張性ジストロフィー	
MDC	major diagnostic categories	主要診断群	
MDCT	multi-detector CT	マルチスライスCT	
MDG	Magen-duodenal geschwur	胃十二指腸潰瘍	独
MDI	manic-depressive illness	躁うつ病	

略語	原語	意味	備考
MDL	Magen Durch Leuchtung	胃透視	独
MDR	multidrug resistance	多剤耐性	
MDRP	multidrug resistant Pseudomonas aeruginosa	多剤耐性緑膿菌	
MDR-TB	multidrug-resistant tuberculosis	多剤耐性結核菌	
MDS	myelodysplastic syndrome	骨髄異形成症候群	
ME	myalgic encephalomyelitis	筋痛性脳脊髄炎	
MED	minimal erythema dose	最小紅斑量	
MED	minimum effective dose	最小有効量	
MEFR	maximum expiratory flow rate	最大呼気流量	
MEG	magnetoencephalogram	脳磁気図	
memb	membrane	膜	
MEN	multiple endocrine neoplasia	多発性内分泌腺腫	
MEP	maximum expiratory pressure	最大呼気圧	
MFOS	multifocal osteosarcoma	多病巣性骨肉腫	
MG	Magengeschwur	胃潰瘍	独
MG	myasthenia gravis	重症筋無力症	
MGN	membranous glomerulonephritis	膜性糸球体腎炎	
MH	malignant hyperpyrexia	悪性高熱症	
MH	marital history	結婚歴	
MH	menstrual history	月経歴	
MHA	microangiopathic hemolytic anemia	微小血管症性溶血性貧血	
MHAQ	modified health assessment questionnaire	改訂健康評価質問表	
MHC	major histocompatibility complex	主要組織適合（遺伝子）複合体	
MI	mitral insufficiency	僧帽弁閉鎖不全症	
MI	myocardial infarction	心筋梗塞	
MI	myocardial ischemia	心筋虚血	
mic	microscopic	顕微鏡的	
MIC	minimum inhibitory concentration	最小（発育）阻止濃度	
MICA	MHC class I chain-related gene A	主要組織適合遺伝子複合体（MHC）クラスI関連鎖A抗原	
MICB	MHC class I chain-related gene B	主要組織適合遺伝子複合体（MHC）クラスI関連鎖B抗原	
MIH	medication-induced headache	薬剤誘発（性）頭痛	
MK	Magenkrebs	胃がん	独
ML	malignant lymphoma	悪性リンパ腫	
MM	malignant melanoma	悪性黒色腫	
MM	mucous membrane	粘膜	
MM	multiple myeloma	多発性骨髄腫	

略語	原語	意味	備考
MMG	mammography	乳房撮影、マンモグラフィー	
MMI	thiamazole	チアマゾール	
MMK	Mammakrebs	乳がん	独
MMP	matrix metalloproteinase	マトリクスメタロプロテアーゼ（コラーゲン分解酵素）	
MMPI	Minnesota multiphasic personality inventory	ミネソタ多面人格テスト	
MMR	maternal mortality rate	産婦死亡率	
MMR	measles-mumps-rubella vaccine	MMR ワクチン（はしか、おたふく風邪、風疹の 3 種混合）	
MMT	manual muscle test	徒手筋力テスト	
MN	membranous nephropathy	膜性腎症	
MNCL	mononuclear cell leukemia	単核細胞白血病	
MNCV	maximum nerve conduction velocity	神経伝達最高速度	
MNU	N-methyl-N-nitrosourea	N-メチルニトロソウレア	
MOD	multiple organ dysfunction	多臓器機能不全	
MOF	multiple organ failure	多臓器不全	
Mono	monocyte	単球、単核白血球	
MP	mercaptopurine	メルカプトプリン	
MPA	microscopic polyarteritis nodosa	顕微鏡的多発血管炎、顕微鏡的多発動脈炎	
MPD	multiple personality disorder	多重人格障害	
MPGN	membranoproliferative glomerulonephritis	慢性増殖性糸球体腎炎	
MPO	myeloperoxidase	ミエロペルオキシダーゼ	
MPP	massive periretinal proliferation	網膜前後面増殖症	
MPQ	McGill pain questionnaire	マクギル疼痛質問表	
MPS	mucopolysaccharidosis	ムコ多糖症	
MPS	mucopolysaccharide	ムコ多糖	
MPSL	methylprednisolone	メチルプレドニゾロン	
MR	measles-rubella vaccine	麻疹・風疹混合ワクチン	
MR	medical representative	医療情報担当者	
MR	mental retardation	知的障害、精神薄弱	
MR	mitral regurgitation	僧帽弁逆流症	
MRA	magnetic resonance angiography	磁気共鳴血管造影（法）	
MRA	malignant rheumatoid arthritis	悪性関節リウマチ	
MRCP	magnetic resonance cholangiopancreatography	MR 胆管膵管撮影	
MRD	minimal residual disease	微小残存病変	
MRI	magnetic resonance imaging	（核）磁気共鳴映像法	

略語	原語	意味	備考
MRSA	methicillin-resistant Staphylococcus aureus	メチシリン耐性黄色ブドウ球菌	
MRT	mean residence time	平均滞留時間	
MS	Meniere's syndrome	メニエル症候群	
MS	mitral stenosis	僧帽弁狭窄症	
MS	morning stiffness	朝のこわばり	
MS	multiple sclerosis	多発性硬化（症）	
MST	mean survival time	平均生存期間	
MT	Mundtherapie	ムンテラ	独
MT	membrana tympani	鼓膜	ラ
MT	medical technologist	臨床検査技師	
MT	medical treatment	治療、内科療法	
MTD	maximum tolerance dose	最大耐量	
MTX	methotrexate	メトトレキサート	
MUC	myoma uteri corporis	子宮筋腫	ラ
MV	mechanical ventilation	機械的人工換気	
MV	mitral valve	僧帽弁	
Mx	metastasis	転移	
n	nocte	夜	ラ
N	Nach dem Essen	食後	独
N & V	nausea and vomiting	嘔気と嘔吐	
n.B	nichts Besonders	異常なし、特に変わり無し	独
n.d.E.	Nach dem Essen	食後	独
n.et m	nocte et manedue	夜と朝	ラ
N/C	nuclei/cytoplasm ratio	核/細胞質比	
NA	noradrenaline	ノルアドレナリン	
NA	not applicable	適用されない、該当せず	
NAB	nocturnal gastric acid breakthrough	夜間の胃酸分泌亢進	
NAC	neo-adjuvant chemotherapy	術前化学療法	
NAC	N-acetylcysteine	N-アセチルシステイン	
NaCl		塩分、食塩	
NAD	no apprecable disease	特記すべき疾患なし	
NAD	nothing abnormal detected	異常なし	
NAFLD	non-alcoholic fatty liver disease	非アルコール性脂肪肝疾患	
NAG	N-acetyl-β-D-glucosaminidase	N-アセチルβ-D-グルコサミニダーゼ	
NAM	normal adalt male	正常成人男性	
NAP	neutrophil alkaline phosphatase	好中球アルカリホスファターゼ	
NASH	nonalcoholic steatohepatitis	非アルコール性脂肪性肝炎	
NB	nights besonderes	特に異常なし	独
NB	neuroblastoma	神経芽（細胞）腫	

略語	原語	意味	備考
NB	neurogenic bladder	神経因性膀胱、過敏膀胱、	
NBL	neoblastoma	新生芽細胞腫	
NBM	nothing by mouth	絶食	
NBT	nitroblue tetrazolium	ニトロブルーテトラゾリウム	
NC	nurse call	ナースコール	
NC	no change	不変	
NC	non-contributory	特記事項なし	
NC	non-curative	治療不可能な	
NCA	neurocirculatory asthenia	神経循環無力症	
NCCP	noncardiac chest pain	非心臓性胸痛	
NCU	neurologic care unit	脳疾患集中治療室	
NCV	nerve conduction velocity	神経伝導速度	
ND	neck dissection	頸部リンパ節郭清術	
ND	nerve deafness	神経性難聴	
ND	nicotine dependence	ニコチン依存症	
ND	not done	実施せず	
NDE	near-death experience	臨死体験	
NDI	nephrogenic diabetes insipidus	腎性尿崩症	
NDR	no diabetic retinopathy	網膜症なし	
NE	norepinephrine	ノルエピネフリン	
NEC	necrotizing enterocolitis	壊死性腸炎	
NEC	neuroendocrine carcinoma	神経内分泌腫瘍	
NEFA	non-esterified fatty acid	遊離脂肪酸	
neg	negative	陰性	
NERD	non-erosive reflux disease	非びらん性逆流症	
neuro	neurology	神経学的	
NG	nephrography	腎造影法	
NG	nitroglycerin	ニトログリセリン	
NGT	normal glucose tolerance	正常耐糖能	
NGU	non-gonococcal urethritis	非淋菌性尿道炎	
NHL	non-Hodgkin's lymphoma	非ホジキンリンパ腫	
NIDDM	non-insulin dependent diabetes mellitus	インスリン非依存性糖尿病	
NIP	no infection present	感染なし	
NIP	no inflammation present	炎症なし	
NK cell	natural killer cell	ナチュラルキラー細胞	
NKDA	no known drug allergies	（知られた）薬物アレルギーなし	
NKFD	no known food allergies	（知られた）食物アレルギーなし	
nl	normal	正常	
NLA	neuroleptanesthesia	神経遮断麻酔法	
NLA	neuroleptic anesthesia	神経遮断鎮痛療法	

略語	原語	意味	備考
NM	nodular melanoma	結節型黒色腫	
NMDA	N-methyl-D-aspartate	N-メチル-D-アスパラギン酸 グルタミン酸受容体の種別に利用される	
NMJ	neuromuscular junction	神経筋接合部	
NMP	nuclear matrix protein	核マトリクスタンパク質	
NMS	neuroleptic malignant syndrome	神経弛緩［遮断］薬性悪性症候群	
NMU	neuromuscular unit	神経筋単位	
NNT	number needed to treat	治療必要数	
NO	nasal obstruction	鼻閉	
NO	nose obstruction	鼻閉	
NOAC	non-vitamin K antagonist oral anticoagulants	新規経口抗凝固薬 非ビタミンK阻害経口抗凝固薬	
NOAEL	no-observed-adverse-effect level	無毒性量、無影響量	
NOS	nitric oxide synthase	一酸化窒素合成酵素	
np	no particular/ not particular/ nothing particular	異常なし（no problemではないが意味には大差なし）	
NP	neuropsychiatry	神経精神病	
NPH	normal pressure hydrocephalus	正常圧水頭症	
NPH	nucleus pulposus herniation	椎間板ヘルニア	
NPI	neuropsychiatric inventory	神経精神科検査	
NPL	neoplasma	新生物	
NPO	non per oral	絶食	
NPPV	noninvasive positive pressure ventilation	非侵襲的陽圧換気	
NR	normal range	正常範囲	
NR	no response	無効	
NRF	normal renal function	正常腎機能	
NRI	nonrespiratory infection	非呼吸器感染症	
NRS	numerical rating scale	数値化スケール	
NS	nephrotic syndrome	ネフローゼ症候群	
NS	non-smoker	非喫煙者	
NS	normal saline	生理食塩液	
NS	not seen	見られない	
NS	not significant	有意差なし	
NS	not specific	非特異的	
NS	nurse	看護師	
NS	nylon suture	ナイロン縫合	
NSAD	no signs of acute disease	急性疾患の徴候なし	
NSAID	nonsteroidal anti-inflammatory drug	非ステロイド系抗炎症薬	

略語	原語	意味	備考
NSCLC	non-small-cell lung cancer	非小細胞肺がん	
NSE	neuron specific enolase	ニューロン特異的エノラーゼ	
NSI	no signs of infection	感染の徴候なし	
NSI	no signs of inflammation	炎症の徴候なし	
NSIP	nonspecific interstitial pneumonia	非特異的間質性肺炎	
NSR	normal sinus rhythm	正常洞調律	
NSS	normal saline solution	生理食塩液	
NST	nerve sheath tumor	神経鞘腫瘍	
NST	nutrition support team	栄養サポートチーム	
NSU	nonspecific urethritis	非特異性尿道炎	
NT	neutralization test	中和試験	
NTD	amino-terminal domain	N 末端領域	
NTG	nitroglycerin	ニトログリセリン	
NTG	normal tension glaucoma	正常眼圧緑内障	
NTN	nephrotoxic nephritis	腎毒性腎炎	
NTX	type 1 collagen cross-linked N-telopeptide	1 型コラーゲン架橋 N-テロペプチド	
NUD	nonulcer dyspepsia	非潰瘍性の消化不良、神経性胃炎	
NV	Nasenverstopfung	鼻閉	独
NV	nausea and vomiting	嘔気嘔吐	
NV	next visit	次回訪問、次回来院	
NV	normal value	正常値	
NVD	nausea, vomiting and diarrhea	嘔気、嘔吐、下痢	
NVDC	nausea, vomiting, diarrhea and constipation	嘔気、嘔吐、下痢、便秘	
NVG	neovascular glaucoma	血管新生緑内障	
NYD	not yet diagnosed	診断未確定	
NYHA	New York Heart Association classification of cardiac performance	ニューヨーク分類（心機能の分類で Class Ⅰ～Ⅳに分ける）	
NZ	normal zone	正常域、正常帯	
o	now	現在	
O	objective data	客観的所見	
o.d	once a day	1 日 1 回	
o.h.	omni hora	毎時、1 時間ごとに	ラ
o.m	omini mane	毎朝	ラ
o.n	omni nocte	毎夜	ラ
O/C	onset and course	発症と経過	
OAB	overactive bladder	過活動膀胱	
ob	ohne Befund	異常所見なし	独
ob	oblique	斜位、斜方向	

略語	原語	意味	備考
OB	ohne Besonderheit	特記事項なし	独
obj	objective data	客観的所見	
obsd	observed	観察された、認められた	
OC	oral contraceptive	経口避妊薬	
OC	osteocalcin	オステオカルシン	
OCA	oral contraceptive agent	経口避妊薬	
OCD	obsessive-compulsive disorder	強迫神経症	
OCT	ornithine carbamyltransferase	オルニチン・カルバミルトランスフェラーゼ	
OD	oculus dexter	右眼	
OD	orthostatic disturbance	起立性調節障害	
OF	optic fundi	眼底	ラ
OF	open fracture	開放性骨折	
OGTT	oral glucose tolerance test	経口ブドウ糖負荷試験	
OH	occupational history	職歴	
OH	ocular hypertension	高眼圧症、眼内圧亢進	
OH	oral herpes	口腔ヘルペス	
OH	orthostatic hypotension	起立性低血圧（症）	
OH	outside hospital	病院外	
OHA	oral hypoglycemic agents	経口血糖降下剤	
OI	opportunistic infection	日和見感染	
OK	Oesophagus Krebs	食道がん	独
OK	Ovarialkrebs	卵巣がん	独
OKK	Oberkieferkrebs	上顎がん	独
OKN	optokinetic nystagmus	視運動性眼振	
OL	oculus laevus	左眼	
om	omni mane	毎朝	ラ
OM	otitis media	中耳炎	ラ
OM	osteomyelitis	骨髄炎	
OMA	otitis media acuta	急性中耳炎	ラ
OMC	otitis media chronica	慢性中耳炎	ラ
omn	omni	毎	ラ
OO	oophorectomy	卵巣摘出術	
OP	observation plan	観察計画	
OP	occupational therapist	作業療法士	
OP	occupational therapy	作業療法	
OP	operation	手術	
OP	outpatient	外来患者	
ope	operation	手術	
OR	operation room	手術室	

略語	原語	意味	備考
ORIF	open reduction & internal fixation	観血的整復内固定/観血的骨接合術	
ORL	otorhinolaryngology	耳鼻咽喉科	
ORT	oral-rehydration therapy	経口補水塩療法	
ORT	orthoptist	視能訓練士	
OS	oculus sinister	左眼	
OS	opening snap	開放音	
OS	osteosarcoma	骨肉腫	
OS	overall survival	前生存率	
OSA	obstructive sleep apnea	閉塞型睡眠時無呼吸	
OSAS	obstructive sleep apnea syndrome	閉塞型睡眠時無呼吸症候群	
OSCC	oral squamous cell cancer	口腔扁平上皮がん、口腔扁平細胞がん	
OT	occupational therapist	作業療法士	
OT	occupational therapy	作業療法	
OT	operation theater	手術室	
OTB	on the blob	生理中	
OTC	over the counter	市販薬	
OV	ovary	卵巣	
OV	overventilation	過換気	
OVC	ovarian cancer	卵巣がん	
OVX	ovariectomy	卵巣摘出（術）	
p	post	後	
P	peritoneum	腹膜	
P	plan	計画	
P	plasma	血漿	
P	pulse	脈拍数	
P-	para	分娩、出産歴（　-回）	ラ
P&R	pervic and rectal	骨盤内並びに直腸	
p.c.	post cibos	食後	ラ
p.d.	per diem	毎日	ラ
p.r.n	pro re nata	必要ある時に	ラ
P/F	pentalogy of Fallot	ファロー五徴候	
p/o	point out	指摘	
PA	paralysis agitans	振戦麻痺	
PA	pernicious anemia	悪性貧血	
PA	phosphatidic acid	ホスファチジン酸	
PA	prior to admission	入院前	
PA	pulmonary artery	肺動脈	
PAC	premature atrial contraction	心房期外収縮	
PACG	primary angle-closure glaucoma	原発閉鎖隅角緑内障	
PaCO2	partial pressure of arterial blood	動脈血炭酸ガス分圧	

略語	原語	意味	備考
PAD	percutaneous abscess drainage	経皮的膿瘍排膿	
PAD	peripheral artery disease	末梢動脈疾患	
PAF	paroxysmal atrial fibrillation	発作性心房細動	
PAF	platelet activating factor	血小板活性化因子	
PAF	progressive autonomic failure	進行性自律神経障害	
PAG	pelvic angiography	骨盤脈管造影（法）	
PAG	pulmonary arteriography	肺動脈造影法	
PAH	primary alveolar hypoventilation	原発性肺胞低換気	
PAH	pulmonary arterial hypertension	肺動脈高血圧（症）	
PAI	inferior pulmonary artery	下肺動脈	
PAI-1	plasminogen-activator inhibitor type 1	1型プラスミノーゲン活性化因子阻害剤	
PAM	pralidoxime	プラリドキシム	
PAM	primary amebic meningoencephalitis	原発性アメーバ性髄膜脳炎	
PAMIA	particle mediated immunoassay	粒度分布解析ラテックス免疫測定法	
panc	pancreas	膵臓	
PaO2	partial pressure of arterial blood	動脈血酸素分圧	
PAP	primary atypical pneumonia	原発（性）異型肺炎	
PAP	prostatic acid phosphatase	前立腺酸性フォスファターゼ	
PAP	pulmonary artery pressure	肺動脈圧	
PAS	para-aminosalicylic acid	パラアミノサリチル酸	
PAS	periodic acid-Schiff stain	パス染色	
PAT	paroxysmal atrial tachycardia	発作性心房頻拍（症）	
PAT	platelet aggregation test	血小板凝集能検査	
PAWP	pulmonary arterial wedge pressure	肺動脈楔入圧	
PBC	primary biliary cirrhosis	原発性胆汁性肝硬変（症）	
PBF	pulmonary blood flow	肺血流量	
PBG	peripheral blood granulocytes	末梢血顆粒球	
PBL	peripheral blood lymphocyte	末梢血リンパ球	
PBP	penicillin binding protein	ペニシリン結合タンパク	
PBP	progressive bulbar paralysis	進行性球麻痺	
PBS	phosphate buffered saline	リン酸緩衝生理食塩水	
PBSCT	peripheral blood stem cell transplantation	末梢血幹細胞移植（術）	
PC	pancreas cancer	膵がん	
PC	pheochromocytoma	褐色細胞腫	
PC	phosphatidyl choline	ホスファチジル・コリン	
PC	platelet concentrate	濃縮血小板	
PC	precancer	前がん病変	
PC	pressure control	圧制御（人工呼吸器の換気モード）	

略語	原語	意味	備考
PC	prostatic cancer	前立腺がん	
PC	pseudotumor cerebri	偽脳腫瘍	
PCA	parietal cell antibody	壁細胞抗体	
PCA	passive cutaneous anaphylaxis	受身皮膚アナフィラキシー	
PCA	patient-controlled analgesia	自己調節鎮痛法、PCA 療法	
PCA	posterior cerebral artery	後大脳動脈	
PCB	polychlorinated biphenyl	ポリ塩化ビフェニル	
PCD	programmed cell death	プログラム細胞死	
PCE	polyarthritis chronique	慢性進行性多発（性）関節炎	
PCF	pharyngoconjunctival fever	咽頭結膜熱	
PCI	percutaneous coronary intervention	冠動脈インターベンション	
PCIA	particle counting immunoassay	粒子計数免疫凝集測定法	
PCK	polycystic kidney	（多発性）嚢胞腎	
PCL	plasma cell leukemia	形質細胞白血病	
PCL	posterior cruciate ligament	後十字靭帯	
PCO	polycystic ovarian disease	多嚢胞卵巣	
PCO2	carbon dioxide partial pressure	炭酸ガス分圧	
PCOS	polycystic ovary syndrome	多嚢胞性卵巣症候群	
PCP	pneumocystis jiroveci pneumonia	ニューモシスチス肺炎	
PCP	primary care physician	かかりつけの医者	
PCP	pulmonary capillary pressure	肺毛細血管圧	
PCPS	percutaneous cardiopulmonary support system	経皮的心肺補助法	
PCR	polymerase chain reaction	ポリメラーゼ連鎖反応	
PCS	portacaval shunt	門脈大静脈吻合（術）	
PCT	procalcitonin	プロカルシトニン	
PCT	porphyria cutanea tarda	遅発性皮膚ポルフィリン症	
PCV	packed cell volume	血中血球容積	
PCWP	pulmonary capillary wedge pressure	肺毛細血管楔入圧	
PD	panic disorder	パニック障害	
PD	Parkinson's disease	パーキンソン病	
PD	peritoneal dialysis	腹膜透析	
PD	personality disorder	人格障害	
PD	pharmacodynamics	薬力学	
PD	photodermatitis	光線皮膚炎	
PD	photozensitive dermatitis	光線過敏症皮膚炎	
PD	posterior descending branch	左回旋枝の後下行枝	
PD	progressive disease	進行、悪化	
PD	provisional diagnosis	暫定診断	
PD	pulmonary disease	肺疾患	

略語	原語	意味	備考
PD	pupillary distance	瞳孔間距離	
PDA	patent ductus arteriosus	動脈管開存（症）	
PDA	posterior descending artery	下行後動脈	
PDC	Parkinsonism-dementia complex	パーキンソン痴認知症複合	
PDD	Parkinson('s) disease with dementia	パーキンソン病認知症	
PDD	pervasive development disorder	広汎性発達障害	
PDE	phosphodiesterase	ホスホジエステラーゼ	
PDGF	platelet-derived growth factor	血小板由来増殖因子	
PDH	pituitary-dependent hyperadreno-corticism	下垂体依存性副腎皮質機能亢進症	
PDL	prednisolone	プレドニゾロン	
PDN	prednisone	プレドニゾン	
PDPH	postdural puncture headache	硬膜穿刺後頭痛	
PDR	Physicians' Desk Reference	米医薬品便覧	書籍
PDR	proliferative diabetic retinopathy	増殖型糖尿病網膜症	
PDS	placental dysfunction syndrome	胎盤機能不全症候群	
PDT	photodynamic therapy	光線力学的療法	
PDV	portal-drained viscera	門脈系臓器	
PE	pericardial effusion	心嚢滲出液	
PE	physical examination	健康診断、理学的検査	
PE	plasma exchange	血漿交換（法）	
PE	pleural effusion	胸水、胸膜滲出液	
PE	polyethylene	ポリエチレン（系）	
PE	pseudomonas exotoxin	緑膿菌外毒素	
PE	pulmonary embolism	肺塞栓症	
PE	pulmonary emphysema	肺気腫（症）	
PEC	peritoneal exudate cell	腹腔滲出細胞	
PEEP	positive end-expiratory pressure	呼気終末陽圧呼吸	
pEF	preserved ejection fraction	拡張期心不全、拡張不全	
PEF	peak expiratory flow	最大呼気流量	
PEFR	peak expiratory flow rate	最大呼気速度	
PEG	pneumoencephalography	気脳撮影（法）、気脳写	
PEG	polyethylene glycol	ポリエチレン・グリコール	
PEG	percutaneous endoscopic gastrostomy	経皮的内視鏡下胃瘻造設術	
PEI	percutaneous ethanol injection	経皮的エタノール注入	
PEIT	percutaneous ethanol injection therapy	経皮的エタノール局所注入療法	
PEL	primary effusion lymphoma	原発性滲出液リンパ腫	
PES	pulmonary ejection sound	肺動脈駆出音	

略語	原語	意味	備考
PET	positron-emission tomography	ポジトロンCT、陽電子放出（型）断層撮影（法）	
PFR	peak flow rate	ピークフロー値	
PFS	Piper Fatigue Self-Report Scale	パイパー疲労自己報告スケール	
PFS	progression-free survival	無増悪生存期間	
PFSR	progression-free survival rate	無進行生存率	
PG	prostaglandin	プロスタグランジン	
PGN	proliferative glomerulonephritis	増殖性腎炎	
PGTT	prednisolone-glucose tolerance test	プレドニゾロンブドウ糖負荷試験	
PH	past history	既往歴	
PH	pulmonary hypertension	肺高血圧（症）	
PHA	passive hemagglutination	受身血球凝集反応	
PHA	proper hepatic artery	固有肝動脈	
PHC	photocoagulation	光凝固	
PHN	postherpetic neuralgia	ヘルペス後神経痛、帯状疱疹後神経痛	
PHO	pulmonary hypertrophic osteoarthropathy	肺性肥大性骨関節症	
PI	phosphatidylinositol	ホスファチジルイノシトール	
PI	ponderal index	ポンデラル指数	
PI	post injury	受傷後	
PI	present illness	現病歴	
PI	principal investigator	治験責任医師	
PI	protease inhibitor	プロテアーゼ阻害剤	
PI	pulmonary insufficiency	肺動脈弁閉鎖不全症	
PIC	prior informed consent	事前の情報に基づく同意	
PICA	posterior inferior cerebellar artery	後下小脳動脈	
PICU	pediatric intensive care unit	小児集中治療室	
PID	pelvic inflammatory disease	骨盤内炎症性疾患	
PIE	pulmonary infiltration with eosinophilia syndrome	肺好酸球浸潤症候群	
PIH	prolactin inhibitory hormone	乳腺刺激ホルモン抑制ホルモン	
PIT	pulse infusion thrombolysis	パルスインフュージョン血栓溶解法	
PK	Pankreaskrebs	膵がん	独
PK	pharmacokinetics	薬物動態学	
PKD	polycystic kidney disease	多発性嚢胞腎	
PKK	Pankreaskopfkrebs	膵頭部がん	独
PKU	phenylketonuria	フェニールケトン尿症	
pl	plan	計画	
Pl	platelet	血小板	
PL	Postikuslahmung	後筋麻痺	独

略語	原語	意味	備考
PL	phospholipid	リン脂質	
PL	placebo	プラシーボ、プラセボ	
PL	platelet	血小板	
PL	prolactin	プロラクチン	
PLC	phospholipase C	ホスホリパーゼ C	
PLS	primary lateral sclerosis	原発性側索硬化	
PLT	platelet	血小板	
pm	post meridium	午後	ラ
PM	pacemaker	ペースメーカー	
PM	papillary muscle	乳頭筋	
PM	poor metabolizer	薬物等の代謝能が低い人	
PMCT	percutaneous microwave coagulation therapy	経皮的マイクロ波凝固療法	
PMD	progressive muscular dystrophy	進行性筋ジストロフィー	
PMDD	premenstrual dysphoric disorder	月経前気分不快	
PMH	previous medical history	既往歴	
PMI	pacemaker implantation	ペースメーカー植え込み術	
PMI	perioperative myocardial infarction	周術期心筋梗塞	
PMI	point of maximum impulse	最大拍動の点	
PML	posterior mitral leaflet	僧帽弁後尖	
PML	progressive multifocal leucoencephalopathy	進行性多巣性白質脳症	
PMNL	polymorphonuclear leucocyte	多形核白血球	
PMR	polymyalgia rheumatica	リウマチ性多発（性）筋痛	ラ
PMS	polymyositis	多発（性）筋炎	
PMS	premenstrual syndrome	月経前症候群	
PMT	pacemaker-mediated tachycardia	ペースメーカー誘発性頻拍症	
PMT	premenstrual tension	月経前緊張（症）	
PN	periarteritis nodosa	多発性結節性動脈炎、結節性動脈周囲炎、結節性多発動脈炎	
PN	pyelonephritis	腎盂腎炎	
PNH	paroxysmal nocturnal hemoglobinuria	発作性夜間血色素尿症	
PO	per os	経口	ラ
PO	postoperative	手術後	
PO2	partial pressure of oxygen	酸素分圧	
POA	pancreatic oncofetal antigen	膵がん胎児抗原	
POMR	problem-oriented medical record	問題志向型診療記録	
PONV	postoperative nausea and vomiting	術後悪心嘔吐	
POS	problem-oriented system	問題志向型医療システム	
PP	periodical paralysis	周期性四肢麻痺	

略語	原語	意味	備考
PP	peroxisome proliferator	ペルオキシソーム増殖剤	
PP	private patient	医療費自己負担の患者	
PP	progressive paralysis	進行性麻痺	
PP	proximal phalanx	基節骨、近位節骨	
PP	pulse pressure	脈圧	
PPAR	peroxisomal proliferator-activated receptor	ペルオキシソーム増殖因子活性化受容体	
PPD	paranoid personality disorder	妄想性人格障害	
PPD	postpartum depression	産後抑うつ症	
PPDR	preproliferative diabetic retinopathy	前増殖型糖尿病網膜症	
PPE	personal protective equipment	個人用保護具	
PPG	postprandial plasma glucose	食後血糖値	
PPH	primary pulmonary hypertension	原発性肺高血圧（症）	
PPI	proton pump inhibitor	プロトンポンプ阻害剤	
PPI	present pain intensity	現疼痛強度	
PPP	platelet poor plasma	乏血小板血漿	
PPS	postpolio syndrome	ポリオ後症候群	
PPS	prospective payment system	定額償還方式、診断群別包括払い	
PPT	plasma prothrombin time	プロトロンビン時間	
PPT	precipitate	沈殿物	
PPV	positive pressure ventilation	陽圧換気	
pQCT	peripheral quantitative computed tomography	末梢骨定量的コンピューター断層撮影	
PR	partial remission	部分寛解	
PR	peripheral resistance	末梢抵抗	
PR	presbyopia	老視	
PR	progesterone receptor	プロゲステロン受容体	
PR	pulse rate	脈拍数	
PRA	plasma renin activity	血漿レニン活性	
PRC	packed red cell	濃縮赤血球	
PRC	plasma renin concentration	血漿レニン濃度	
PRCA	pure red cell anemia	純赤血球性貧血	
PRCA	pure red cell aplasia	赤芽球癆	
preg	pregnancy	妊娠	
PRH	prolactin-releasing hormone	プロラクチン放出ホルモン	
PRL	prolactin	プロラクチン	
PRN	pro re nata	必要ある時に	ラ
PRN	polyradiculoneuritis	多発性神経炎	
prot	protein	蛋白質	
PRP	panretinal photocoagulation	汎網膜光凝固	

略語	原語	意味	備考
PRP	platelet rich plasma	多血小板血漿	
PRP	pressure rate product	血圧・脈拍積（心筋酸素消費量）	
PRSP	penicillin resistant Streptococcus pneumoniae	ペニシリン耐性肺炎球菌	
PRT	perception-reaction time	知覚反応時間	
Ps	prescription	処方	
PS	performance status	一般状態、全身状態	
PS	pulmonary stenosis	肺動脈弁狭窄	
PS	pyloric stenosis	幽門狭窄	
PSA	prostatic specific antigen	前立腺特異抗原	
PSC	primary sclerosing cholangitis	原発性硬化性胆管炎	
PSG	polysomnography	睡眠ポリグラフ	
PSL	prednisolone	プレドニゾロン	
PSSP	penicillin sensitive Streptococcus pneumoniae	ペニシリン感受性肺炎球菌	
PSTI	pancreatic secretory trypsin inhibitor	膵分泌性トリプシンインヒビター	
PSVP	paroxysmal suraventricular tachycardia	発作性上室性頻拍	
PT	patient	患者	
PT	physical therapy	理学療法	
PT	prothrombin time	プロトロンビン時間	
pta	prior to admission	入院前	
PTC	percutaneous transhepatic cholangi-ography	経皮経肝胆管造影	
PTCA	percutaneous transluminal coronary angioplasty	経皮的冠動脈形成術	
PTCD	percutaneous transhepatic cholan-giodrainage	経皮経肝胆道ドレナージ	
PTCR	percutaneous transluminal coronary recanalization	経皮的冠動脈血栓溶解術	
PTCS	percutaneous transhepatic cholangio-scope	胆道鏡	
PTE	pulmonary thromboembolism	肺血栓塞栓症	
PTE	pulmonary thromboembolism	肺血栓塞栓症	
PTH	parathyroid hormone	副甲状腺ホルモン	
PTP	percutaneous transhepatic portogra-phy	経皮経肝門脈造影（法）	
PTSD	posttraumatic stress disorder	心的外傷後ストレス障害	
PTT	partial thromboplastin time	部分トロンボプラスチン時間	
PTU	propylthiouracil	プロピルチオウラシル	
PUFA	polyunsaturated fatty acid	多価不飽和脂肪酸	

略語	原語	意味	備考
PVC	premature ventricular contracion	心室性期外収縮	
PVD	peripheral vascular disease	末梢血管障害	
PVOD	pulmonary veno-occlusive disease	肺静脈閉塞性疾患	
Px	pneumothorax	気胸	
PYD	pyridinoline	ピリジノリン（骨吸収マーカー）	
q	quaque (every)	ごと	ラ
Q test	Queckenstedt test	クエッケンシュテット試験、頚静脈圧迫試験	
q.d.	quoque die	毎日、 1日1回	ラ
q.h.	quaque hora	毎時、1時間ごとに	ラ
q.h.s.	quaque hora somni	就寝前	ラ
q.i.d.	quarter in die	1日4回	ラ
q.o.d	quaque (every) other day	1日おき	ラ
q.p.	quantum placet	適量	ラ
q.q.h.	quarta quaque hora	4時間毎に	ラ
Q2W	quaque (every) 2 weeks	2週間に1回	ラ
Q3W	quaque (every) 3 weeks	3週間に1回	ラ
Q4W	quaque (every) 4 weeks	4週間に1回	ラ
QCT	quantitative computed tomography	定量的コンピューター断層撮影	
Qh	quaque (every) hour	1時間ごと	ラ
QOD	quaque (every) other day	隔日ごと	ラ
QOL	quality of life	クオリティ・オブ・ライフ、生活の質	
QT	QT interval	心電図QT間隔	
QTc	corrected QT	補正QT間隔	
QUS	quantitative ultrasound	定量的超音波法	
QW	quaque (every) week	1週間ごと	ラ
R	rectal (rectales)	直腸の	
R	respiration	呼吸、呼吸数	
R/O	rule out	除外	
Ra	rectum above the peritoneal reflection	上部直腸	
RA	radial artery	橈骨動脈	
RA	receptor antagonist	受容体拮抗薬	
RA	refractory anemia	不応性貧血、難治性貧血	
RA	renal artery	腎動脈	
RA	renin-angiotensin	レニン・アンジオテンシン	
RA	rest angina	安静時狭心症	
RA	rheumatoid arthritis	関節リウマチ	
RA	right atrium	右心房	
RA	room air	ルームエアー	

略語	原語	意味	備考
RAA	renin-angiotensin-aldosterone	レニン-アンジオテンシン-アルドステロン	
RAA	right aortic arch	右側大動脈弓	
RAAS	renin-angiotensin aldosterone system	レニン-アンジオテンシン-アルドステロン系	
RAD	radiation absorbed dose	放射線吸収線量	
RAD	right axis deviation	右軸偏位	
RAEB	refractory anemia with excess of blasts	芽球増加性不応性貧血	
RAG	radioautogram	ラジオオートグラム	
RAG	renal angiography	腎動脈造影	
RAH	right anterior hemiblock	右脚前枝ブロック	
RAP	renal artery pressure	腎動脈圧	
RAP	right atrial pressure	右心房圧	
RAS	recurrent aphthous stomatitis	再発性アフタ性口内炎	
RAS	renal-artery stenosis	腎動脈狭窄（症）	
RAS	renin-angiotensin system	レニン-アンジオテンシン系	
RAST	radioallergosorbent test	ラジオアレルゴソルベントテスト	
Rb	rectum below the peritoneal reflection	下部直腸	
RB	renal biopsy	腎生検	
RB	respiratory bronchiolitis	呼吸細気管支炎	
RBBB	right bundle branch block	右脚ブロック	
RBC	red blood cell	赤血球	
RBD	REM sleep behavior disorder	レム睡眠行動障害	
RBF	renal blood flow	腎血流	
RC	red color	発赤（RC sign：発赤所見）	
RC	Red Cross	赤十字	
RC	respiration cease	呼吸停止	
RC	respiratory center	呼吸中枢	
Rca	rectal cancer	直腸がん	
RCA	right colic artery	右結腸動脈	
RCA	right coronary artery	右冠状動脈	
RCC	renal cell carcinoma	腎細胞がん	
RCD	relative cardiac dullness	相対（的）心濁音界	
RCG	radiocardiograph	心放射図	
RCG	radioelectrocardiogram	無線心電図	
RCI	respiratory control index	呼吸調節率	
RCIN	Radiocontrast-Induced Nepuhropathy	造影剤腎症/造影剤による腎機能障害	
RCP	respiratory care practitioner	呼吸ケア実施士	
RCR	round the circadian rhythm	生体リズムに基づく内服	
RCS	reticulum cell sarcoma	細網肉腫	

略語	原語	意味	備考
RCT	randomized controlled trial	無作為化比較試験	
RCU	respiratory care unit	呼吸集中治療室	
RCU	retrocaval ureter	大静脈後尿管	
RD	Raynaud's disease	レイノー病	
RD	retinal detachment	網膜剥離	
RD	rheumatic disease	リウマチ性疾患	
RDI	respiratory distirbance index	呼吸障害指数	
RDM	readmission	再入院	
RDS	respiratory distress syndrome	呼吸窮迫症候群	
RE	readmission	再入院	
RE	right eye	右眼	
RE	reflux esophagitis	逆流性食道炎	
Rec	recipe	処方	ラ
RECIST	response evaluation criteria in solid tumors	固形がんの治療効果判定のためのガイドライン	
Rect	rectal (rectales)	直腸の	
ref	reflex	反射	
REH	rehabilitation	リハビリ	
REM	rapid eye movement	レム、急速眼球運動	
Rep	representative	代表者、代理人	
REP	retrograde pyelography	逆行性腎盂造影法	
RES	reticuloendothelial system	細網内皮系	
Resp	respiration	呼吸	
REST	regressive electroshock therapy	電気ショック療法	
RET	return visit	再診	
RF	rapid filling	〈心室などの〉急速充満	
RF	renal failure	腎不全	
RF	respiratory failure	呼吸不全	
RF	reticular formation	網様体	
RF	rheumatic fever	リウマチ熱	
RF	rheumatoid factor	リウマチ因子	
RFA	radiofrequency ablation	高周波アブレーション、ラジオ波焼灼術	
RFS	relapse-free survival	無再発生存	
RFT	renal function test	腎機能検査	
rh	rhonchus	ラ音	ラ
RH	releasing hormone	放出ホルモン	
RHA	right hepatic artery	右肝動脈	
RHD	rheumatic heart disease	リウマチ（性）心疾患	
rhEPO	recombinant human erythropoietin	遺伝子組換えヒトエリスロポエチン	

略語	原語	意味	備考
RHF	right heart failure	右心不全	
rhGH	recombinant human growth hormon	遺伝子組換えヒト成長ホルモン	
RI	radio isotope	放射性同位体	
RI	regular insulin	レギュラーインスリン	
RI	respiratory index	呼吸指数	
RIA	radioimmunoassay	ラジオイムノアッセイ	
RICE	rest, ice, compression, elevation	安静、冷却、圧迫、挙上（応急処置）	
RICU	respiratory intensive care unit	呼吸器疾患集中治療室	
RIND	reversible ischemic neurological deficit	可逆性虚血性神経障害	
RIST	radioimmunosorbent test	ラジオイムノソルベント試験	
RITA	right internal thoracic artery	右内胸動脈	
RK	Rectum Krebs	直腸がん	独
RK	radial keratotomy	放射状角膜切除術	
RLE	right lower extremity	右下肢	
RLL	right lower lobe	右肺下葉	
RLQ	right lower quadrant	右下腹部	
RLS	restless legs syndrome	むずむず脚症候群	
RM	respiratory movement	呼吸運動	
RML	right middle lobe	右肺中葉	
RND	retroperitoneal node dissection	後腹膜リンパ節郭清術	
RNP	ribonucleoprotein	リボヌクレオタンパク質	
RO	rule out	除外	
ROI	region of interest	関心領域	
ROM	range of motion	関節可動域	
ROM	rupture of the membrane	破水	
ROP	retinopathy of prematurity	未熟（児）網膜症	
ROS	reactive oxygen species	活性酸素種	
ROSC	return of spontaneous circulation	自己心拍再開	
Rp	Rezept（独）、receipt（英）	処方、処方箋	独
RP	rectal prolapse	直腸脱	
RP	retrograde pyelography	逆行性腎盂造影（法）	
RP	radical prostatectomy	根治的前立腺全摘除術	
Rp）	receipt	処方	
RPA	right pulmonary atery	右肺動脈	
RPF	renal plasma flow	腎血漿流量	
RPGN	rapidly progressive glomerulonephritis	急速進行性糸球体腎炎	
RPHA	reversed passive hemagglutination	逆受身赤血球凝集反応	
RPR	rapid plasma reagin	PRP カードテスト（梅毒検査）	
RQ	respiratory quotient	呼吸商	
RR	recovery room	回復室	

略語	原語	意味	備考
RR	relative risk	相対危険度	
RR	residual rate	反応率	
RR	respiratory rate	呼吸数	
RRA	radioreceptor assay	ラジオレセプターアッセイ	
RRF	residual renal function	残存腎機能	
RRP	relative refractory period	相対不応期	
Rs	rectosigmoid	直腸S状部	
RS	respiratory sound	呼吸音	
RSA	right subclavian artery	右鎖骨下動脈	
RSB	right sternal border	胸骨右縁	
RSR	regular sinus rhythm	正常洞調律	
RSV	respiratory syncytial virus	RSウィルス	
RT	radiotherapy	放射線治療	
RT	rectal temperature	直腸温	
RT	rectal tube	直腸チューブ	
RT	respiratory therapy	呼吸療法	
RT	return visit	再診	
RT	Rorschach test	ロールシャッハテスト	
Rt, Lt	right, left	右、左	
RTC	return to center	再診	
RTI	respiratory tract infection	気道感染症	
RTI	reverse transriptase inhibitor	逆転写酵素阻害剤	
RTX	renal transplantation	腎移植	
RUE	right upper extremity	右上肢	
RUL	right upper lobe	右肺上葉	
RUQ	right upper quadrant	右上腹部	
RV	residual volume	残気量	
RV	right ventricular	右心室	
RVD	respiratory viral disease	ウィルス性呼吸器疾患	
RVH	renal vascular hypertension	腎血管性高血圧	
RVH	right ventricular hypertrophy	右室肥大	
RVHT	renovascular hypertension	腎血管性高血圧	
RVI	right ventricular infarction	右（心）室梗塞	
RVP	right ventricular pressure	右心室圧	
RVS	real-time virtual sonography	超音波と画像のバーチャル診断	
RWM	red wale marking	みみず腫れ様所見	
Rx	recipe	処方	ラ
s	sine	なしに（without）	ラ
S	schizophrenic disorder	統合失調症	
S	senile	老年の、老人性の	

略語	原語	意味	備考
S	serosa	漿膜、漿膜までのがん	
S	serum	血清	
S	shadow	陰影	
S	single	単発（SVPC）	
S	subcutaneous injection	皮下注射	
S	subjective data	主観的所見	
s.c.	subcutaneous	皮下（注射）	
s.o.s	si opus sit	必要ある時に	ラ
S/O	suspect of	～の疑い	
S/P	status post	～後状態	
SA	sideroblastic anemia	鉄芽球性貧血	
SA	single atrium	単心房	
SA	splenic artery	脾動脈	
SA	spontaneous abortion	流産	
SA	stable ungina	安定狭心症	
SA	suicide attempt	自殺企図	
SA	sulfonamide	サルファ剤	
SA block	sinoatrial block	洞房ブロック	
SA node	sinoatrial node	洞結節	
SAA	serum amyloid A	血清アミロイドA	
SAA	Stokes-Adams attacks	ストークス・アダムス発作	
SAB	sinoatrial block	洞房ブロック	
SAD	seasonal affective disorder	季節性情動障害、季節性感情障害	
SAD	self-administered-depression	自己評価うつ病尺度	
SAD	social anxiety disorder	社会不安障害	
SAH	subarachnoid hemorrhage	クモ膜下出血	
SaO2	arterial oxygen saturation	動脈血酸素飽和度	
SAP	severe acute pancreatitis	重症急性膵炎	
SARS	severe acute respiratory syndrome	重症急性呼吸器症候群	
SAS	shoulder arm syndrome	肩腕症候群	
SAS	sleep apnea syndrome	睡眠時無呼吸症候群	
SAS	subarachnoid space	くも膜下腔	
SAS	supravascular aortic stenosis	大動脈弁上狭窄	
SASP	salazosulfapyridine	サラゾスルファピリジン	
SB	sinobronchitis	副鼻腔気管支炎	
SB	spontaneous breathing	自発呼吸	
S-B tube	Sengstaken-Blakemore tube	ゼングスターケン・ブレークモア食道静脈瘤止血用チューブ	
SBC	solitary bone cyst	孤立性骨嚢胞	
SBE	subacute bacterial endocarditis	亜急性細菌性心内膜炎	

略語	原語	意味	備考
SBI	serious bacterial infection	重症細菌感染症	
SBO	small bowel obstruction	小腸閉塞症	
SBP	spontaneous bacterial peritonitis	突発性細菌性腹膜炎	
SBP	systolic blood pressure	収縮期血圧（上）	
SBS	shaken baby syndrome	揺さぶられっ子症候群	
SC	sickle cell	鎌状細胞	
SC	subcutaneously	皮下	
SCA	sickle-cell anemia	鎌状赤血球貧血	
SCA	sudden cardiac arrest	突然の心臓停止	
SCA	superior cerebellar artery	上小脳動脈	
SCC	small cell carcinoma	小細胞がん	
SCC	squamous cell carcinoma	扁平上皮がん	
SCCO	scar contructure	瘢痕拘縮	
SCD	spino-cerebellar degeneration	脊髄小脳変性症	
SCID	severe combined immunodeficiency	重症複合免疫不全	
SCLC	small cell lung cancer	小細胞肺がん	
SCO	small-cell osteosarcoma	小細胞骨肉腫	
SCT	staphylococcal clumping test	ブドウ球菌凝集試験	
SCU	stroke care unit	脳卒中集中治療室	
SD	scleroderma	硬皮症、強皮症	
SD	stable disease	不変	
SD	streptodornase	ストレプトドルナーゼ	
SD	sudden death	突然死	
SDAT	senile dementia of Alzheimer type	アルツハイマー型老年痴呆	
SDB	sleep-disordered breathing	睡眠呼吸障害	
SDF	stromal-cell-derived factor	ストロマ細胞由来因子	
SDH	subdural hematoma	硬膜下血腫	
SDR	simple diabetic retinopathy	単純型糖尿病網膜症	
SDS	self-rating depression scale	自己評価抑うつ尺度、抑うつ自己評価尺度	
SDS	Shy-Drager syndrome	シャイ・ドレーガー症候群	
SE	side effect	副作用	
SE	soap enema	石鹸浣腸	
SE	subcutaneous emphysema	皮下気腫	
SEA	spinal epidural abscess	脊髄硬膜外膿瘍	
SED	skin erythema dose	皮膚紅斑量	
Seg	segmented leukocyte	分葉核、分葉核好中球	
SEH	spinal epidural hematoma	脊髄硬膜外血腫	
SER	smooth-surfaced endoplasmic reticulum	滑面小胞体	

略語	原語	意味	備考
SERM	selective estrogen receptor modulator	選択的エストロゲン受容体作動薬	
SF	synovial fluid	滑液	
SFA	superficial femoral artery	浅大腿動脈	
SFFV	spleen focus-forming virus	脾臓フォーカス形成ウイルス	
SFMC	soluble fibrin monomer complex	可溶性フィブリンモノマー複合体	
SG	specific gravity	比重	
SGB	stellate ganglion block	星状神経節ブロック	
SGC	Swan-Ganz catheter	スワンガンツカテーテル	
SGL	serum gastrin level	血清中ガストリン値	
Sgt	Schwangershaft	妊娠	独
SH	serum hepatitis	血清肝炎	
SHBG	sex-hormone binding globulin	性ホルモン結合グロブリン	
SHK	Schwerhorigkeit	難聴	独
SHR	spontaneously hypertensive rat	自然発生高血圧ラット	
SI	first sound	第１心音	
SI	serum iron	血清鉄	
SI	splenic index	脾臓指数	
SIB	severe Impairment Battery	高度障害認知機能検査	
SIDS	sudden infant death syndrome	乳幼児突然死症候群	
sin	sinister	左の	
SIRS	systemic inflammatory response syndrome	全身性炎症反応症候群	
SjS	Sjogren's syndrome	シェーグレン症候群	
SJS	Stevens-Johnson syndrome	スティーブンス・ジョンソン症候群	
SK	streptokinase	ストレプトキナーゼ	
SKT	Syndrom-Kurz Test	認知症病状評価方法の一つ	
SL	slightly	わずかに	
SL	sublingual	舌下の	
SLE	systemic lupus erythematosus	全身性エリテマトーデス	
SLI	specific language impairment	特異的言語障害	
SLK	superior limbic keratoconjunctivitis	上方輪部角結膜炎	
SLX	sialyl Lewis-x antigen	シアル化ルイスｘ抗原	
SM	systolic murmur	収縮期雑音	
SMA	supplementary motor area	補足運動野	
SMA	superior mesenteric artery	上腸間膜動脈	
SMBG	self monitoring of blood glucose	血糖自己測定	
SMC	smooth muscle cell	平滑筋細胞	
SMDS	sudden manhood death syndrome	成人突然死症候群	
SMI	silent myocardial infarction	無症候性心筋梗塞	
SMO	site management organization	治験施設支援機関	

略語	原語	意味	備考
SMON	subacute myelo-optico-neuropathy	亜急性脊髄視神経症	
SMP	sympathetically-maintained pain	交感神経依存性疼痛	
SMUS	self monitoring urine sugar	自己尿糖測定	
SMZL	splenic marginal zone lymphoma	脾性辺縁帯リンパ腫	
SN	sinus node	洞結節	
SNP	single nucleotide polymorphisms	一塩基変異多型	
SNR	signal/noise ratio	信号対雑音比、SN 比	
SNRI	serotonin norepinephrine reuptake inhibitor	セロトニンとノルエピネフリン再取り込み阻害剤	
SOAP	subjective data objective data, assessment, plans	SOAP システム（カルテ記載方法）	
SOB	shortness of breath	息切れ	
SOD	superoxide dismutase	スーパーオキシドジスムターゼ	
SOL	solution	溶液	
SOL	space occupying lesion	占拠性病変	
SOMR	source-oriented medical record	情報源に基づいた医学記録	
SOS	speed of sound	超音波伝播速度（超音波骨密度測定）	
SP	sclerosing peritonitis	硬化性腹膜炎	
SP	simulated patient	模擬患者	
SP	sleep propensity	睡眠傾向	
SP	smooth-pursuit eye movements	円滑追跡眼球運動	
SP	sputum	痰	
SP-A	surfactant protein A	サーファクタント蛋白 A	
SP-D	surfactant protein D	サーファクタント蛋白 D	
spec	special	特別な	
SPECT	single photon emission computed tomography	単光子放出コンピュータ断層撮影	
SPMA	spinal progressive muscular atrophy	脊髄性進行性筋萎縮症	
SpO2	oxygen saturation	（動脈血）酸素飽和度	
SPR	sprechen	話す、説明する	独
SPV	selective proximal vagotomy	選択的近位迷走神経切断術	
SPV	splenoportal vein	脾臓門脈	
SPV	superior pulmonary vein	上肺静脈	
SR	sinus rhythm	洞調律	
SRID	single radial immunodiffusion	一元放射免疫拡散法	
SRQ-D	self-rating questionnair for depression	うつスケール、うつ病診断テスト	
SS	Sweet's syndrome	スイート症候群、急性熱性好中球皮膚症	
SS	Sjogren syndrome	シェーグレン症候群	

略語	原語	意味	備考
SSI	surgical site infection	手術部位感染	
SSP	spastic spinal paralysis	痙性脊髄麻痺	
SSRI	selective serotonin reuptake inhibitor	選択的セロトニン再取り込み阻害薬	
SSS	sick sinus syndrome	洞機能不全症候群	
ST	sinus tachycardia	洞頻脈	
ST	skin test	皮膚試験、皮膚テスト	
ST	speech therapist	言語療法士	
ST	speech therapy	言語療法	
ST	ST	心電図の ST 部分	
ST	superficial type cells	表層細胞	
Stab	stab cell	桿状球	
stat	statim	急いで、直ちに	ラ
stat	stationary	変化なし	
STC	serum theophylline concentration	テオフィリン血（清）中濃度	
STD	sexually transmitted [transmissible] diseases	性感染症	
STG	split thickness graft	中間層植皮	
STI	stereotactic irradiation	定位放射線照射	
STS	serological test for syphilis	梅毒血清反応	
SU	sulfonylurea	スルフォニル尿素、SU 剤	
SUA	single umbilical cord artery	単一臍帯動脈	
sub	subjective data	主観的データ	
SUDI	sudden unexpected death in infancy	乳幼児突然死	
SUP	suppository	座剤、座薬	
SUPP	suppository	座剤、座薬	
SV	splenic vein	脾静脈	
SV	stroke volume	1 回拍出量	
SV	subclavian vein	鎖骨下静脈	
SVC	superior vena cava	上大静脈	
SVCS	superior vena cava syndrome	上大静脈症候群	
SVI	stroke volume index	1 回拍出係数	
SVPC	supraventricular premature contraction	上室性期外収縮	
SVT	supraventricular tachycardia	上室性頻拍症	
SW	social worker	ソーシャルワーカー	
SWO	superficial white onychomycosis	表在性白色爪真菌症	
Sx	symptoms	症状	
syr	syrup	シロップ	
T	Termin	予定日	独
T	tablet	錠剤	

略語	原語	意味	備考
T	temparature	温度	
T	thorax	胸部、胸郭	
T	tumor（T0～4）	TMN 分類における原発腫瘍の進展度	
T cell	thymus-derived cell	T リンパ球	
T, OT	ocular tension	眼圧	
T.Bil	total bilirubin	総ビリルビン	
t.d.	ter die	1 日 3 回	ラ
t.i.d.	ter in die	1 日 3 回服用	ラ
t.i.d.s	ter in die sumenda	1 日 3 回服用	ラ
T/F	tetralogy of Fallot	ファロー四徴症	
T3	triiodethyronine	トリヨードサイロニン	
T4	thyroxine	サイロキシン	
TA	temporal arteritis	側頭動脈炎	
TA	threatened abortion	切迫流産	
TA	thyroglobulin antibody	サイログロブリン抗体	
TA	transplantation antigen	移植抗原	
TA	tricuspid atresia	三尖弁閉鎖（症）	
TA	typhus abdominalis	腸チフス	
TAA	thoracic aortic aneurysm	胸部大動脈瘤	
TAA	tumor-associated antigen	腫瘍関連抗原	
TAAA	thoraco-abdominal aortic aneurysm	胸腹部大動脈瘤	
TAB	tablet	錠剤	
TAB	therapeutic abortion	治療的流産	
TACE	transcatheter arterial chemoemboli-zation	肝動脈化学塞栓療法	
TAD	transient acantholytic dermatosis	一過性棘融解性皮膚症	
TAE	transcatheter arterial embolization	経カテーテル肝動脈塞栓術	
TAF	tumor angiogenic factor	腫瘍脈管形成因子	
TAH	total abdominal hysterectomy	腹式子宮全摘出（術）	
TAH	total artificial heart	完全人工心臓	
TAI	transcatheter arterial infusion	経カテーテル的抗がん剤動注療法	
Tal. Dos.	tales doses	同量	ラ
TAO	thromboangiitis obliterans	閉塞性血栓血管炎、バージャー病	
TAP	tricuspid annuloplasty	三尖弁弁輪形成術	
TAPVC	total anomalous pulmonary venous connection	全肺静脈還流異常症	
TAPVD	total anomalous pulmonary venous drainage	全肺静脈還流異常	
TAPVR	total anomalous pulmonary venous return	全肺静脈還流異常	

略語	原語	意味	備考
TAT	thrombin antithrombin complex	トロンビン・抗トロンビン複合体	
TAT	tetanus antitoxin	破傷風抗毒素	
TB	Tuberkulose（独）、tuberculosis（英）	結核	独
TB	total bilirubin	総ビリルビン	
TB	tub bathing	沐浴	
TBA	total bile acid	総胆汁酸	
TBG	thyroxine-binding globulin	サイロキシン結合グロブリン	
TBI	total-body irradiation	全身照射	
TBL	tracheobronchial lavage	気管支洗浄	
TBL	tracheobronchial lymph node	気管気管支リンパ節	
TBLB	transbronchial lung biopsy	経気管支的肺生検	
TBP	thyroxine binding protein	サイロキシン結合タンパク	
TBSA	total body surface area	総体表面積	
TBT	tracheobronchial toilet	気管支切開洗浄	
TBV	total blood volume	全血（液）量	
TBW	total body water	体内総水分（量）	
TC	total cholesterol	総コレステロール	
TCA	tricyclic antidepressant	三環系抗うつ薬	
TCC	terminal complement complex	終末補体複合体	
TCC	transitional cell carcinoma	移行上皮がん	
T-Colon	transverse colon	横行結腸	
TCS	traumatic cervical syndrome	外傷性頸部症候群	
TCT	thyrocalcitonin	サイロカルシトニン	
TCT	transmission computed tomography	透過形コンピュータ断層撮影（法）	
TD	tage dosen	日分（数字とともに）	独
TD	tales doses	同量	ラ
TD	tardive dyskinesia	遅発性ジスキネジー、錐体外路性終末欠陥症候群	
TD	thoracic duct	胸管	
TD	tic douloureux	疼痛（性）チック	
TDD	thoracic duct drainage	胸管ドレナージ	
TDM	therapeutic drug monitoring	薬物血中濃度モニタリング	
TdP	torsades de pointes	トルサード・ド・ポアン	仏
TDR	tumor disappearance rate	腫瘍消失率	
Tds	ter die sumendus	1日3回	ラ
TDS	tenderness	圧痛	
TDT	tumor doubling time	腫瘍倍加時間	
TEA	thrombendarterectomy	血栓内膜摘除術	
TEC	transluminal extraction catheter	経管吸引カテーテル	
TEE	transesophageal echocardiography	経食道心エコー検査	

略語	原語	意味	備考
TEF	tracheoesophageal fistula	気管食道瘻	
temp	temparature	温度	
TEN	toxic epidermal necrolysis	中毒性表皮壊死症	
TES	therapeutic electrical stimulation	治療的電気刺激	
TET	treadmill exercise test	トレッドミル運動負荷試験	
Tf	transferrin	トランスフェリン	
TF	tissue factor	組織因子	
TF	tube feeding	経管栄養	
TG	triglyceride	中性脂肪	
TGA	transient global amnesia	一過性全健忘（症）	
TGF	therapeutic gain factor	治療効果因子	
TGF	transforming growth factor	トランスフォーミング増殖因子	
TGT	thromboplastin generation test	トロンボプラスチン生成試験	
THA	total hip arthroplasty	完全股関節形成術	
THI	tinnitus handicap inventory	耳鳴障害目録	
THR	total hip replacement	人工股関節	
TI	tricuspid insufficiency	三尖弁閉鎖不全（症）	
TIA	transient ischemic attack	一過性脳虚血発作	
tid	ter in die	1日3回	ラ
TIL	tumor-infiltrating lymphocyte	腫瘍浸潤リンパ球	
TIMI	thrombolysis in myocardial infarction	梗塞責任動脈の閉塞の指数（グレード0～4まで）	
TIN	tubulointerstitial nephropathy	尿細管間質性腎症	
TIPS	transjugular intrahepatic portosystemic shunt	経頸静脈性肝内門脈体循環短絡術	
TKR	total knee replacement	人工膝関節置換術	
TLC	tender loving care	優しく親切な看護	
TLC	thin layer chromatography	薄層クロマトグラフ法	
TLC	total lung capacity	全肺気量、総肺気量	
TLD	thoracic lymph duct	胸管	
TLR	target lesion revascularization	標的病変再血行再建術	
TLR	Toll-like receptor	Toll-like 受容体	
TLR	tonic labyrinthine reflex	緊張性迷路反射	
TMA	thrombotic microangiopathy	血栓性微小血管病変	
TME	total mesorectal excision	直腸間膜全切除（術）	
TMJ	temporomandibular joint	顎関節	
TMS	transcranial magnetic stimulation	経頭蓋磁気刺激	
TMT	treadmill test	トレッドミル試験	
TNDM	transient neonatal diabetes mellitus	新生児一過性糖尿病	
TNF	tumor necrosis factor	腫瘍壊死因子	

略語	原語	意味	備考
TNG	trinitroglycerin	トリニトログリセリン	
TOF	tetralogy of Fallot	ファロー四徴症	
TOS	tricuspid opening snap	三尖弁閉鎖（症）	
TOT	trans-obturator tape	経閉鎖孔式尿道スリング手術	
total	total gastrectomy	胃全摘出術	
TP	thrombophlebitis	血栓性静脈炎、静脈血栓症	
TP	total protein	総蛋白	
TPA	tissue polypeptide antigen	組織ポリペプチド抗原	
TPA	tissue-type plasminogen activator	ヒト組織プラスミノーゲン活性化因子	
TPCF	TP complement fixation	TP 補体結合反応	
TPL	thromboplastin	トロンボプラスチン	
TPN	total parenteral nutrition	完全非経口栄養摂取、完全静脈栄養	
TPO	treatment, payment, or health care operations	医療行為	
TPR	total peripheral resistance	全末梢血管抵抗	
TR	therapeutic radiology	放射線治療学	
TR	therapeutic ratio	治療可能比	
TR	traction	牽引	
TRA	tumor rejection antigen	腫瘍拒絶抗原	
TRAb	TSH-receptor antibody	抗 TSH 受容体抗体	
TRAIL	tumor necrosis factor-related apoptosis inducing ligand	腫瘍壊死因子関連アポトーシス誘導リガンド	
TRALI	transfusion-related acute lung injury	輸血関連急性肺障害	
TRCV	total red cell volume	循環赤血球量	
TRT	tinnitus retraining therapy	耳鳴順応治療	
TS	tricuspid stenosis	三尖弁狭窄（症）	
TSAb	thyroid stimulating antibody	抗 TSH 刺激性受容体抗体	
TSH	thyroid stimulating hormone	甲状腺刺激ホルモン	
TSR	total shoulder replacement	人工肩関節全置換術	
TSS	toxic-shock syndrome	毒素性ショック症候群	
TST	tuberculin skin test	ツベルクリン皮膚テスト	
TSTA	tumor specific transplantation antigen	がん特異移植抗原	
TT	thrombin time	トロンビン時間	
TTA	transtracheal aspiration	経気管吸引	
TTA	tumor transplantation antigen	腫瘍移植抗原	
TTE	transthoracic echocardiogram	経胸壁心エコー	
TTP	thrombotic thrombocytopenic purpura	血栓性血小板減少性紫斑病	
TTP	time to progression	無増悪期間	
TTS	transdermal therapeutic system	経皮治療システム	
TTT	thymol turbidity test	チモール混濁検査	

略語	原語	意味	備考
TUC	transurethral coagulation	経尿道的凝固術	
TUL	transurethral ureterolithotripsy	経尿道的尿管砕石術	
TULIP	transurethral ultrasound-guided laser-induced prostatectomy	経尿道的超音波ガイド下レーザー前立腺切除術	
TUMT	transurethral microwave thermotherapy	経尿道的マイクロ波高温度治療	
TUR	transurethral resection	経尿道的切除術	
TURP	transurethral resection of prostate	経尿道的前立腺切除	
TUV	total urine volume	全尿量	
TV	tidal volume	1回呼吸量、1回換気量	
TVR	tonic vibration reflex	緊張性振動反射	
TVR	total vascular resistance	全血管抵抗	
TVR	tricuspid valve replacement	三尖弁置換（術）	
TVT	tension-free vaginal tape	経膣式尿道スリング手術	
Tx	treatment, therapeutic plan	治療、治療計画	
TX	transplantation	移植	
TZ	traubenzucker	ブドウ糖	独
U	unit	単位	
u.d.	ut dictum	口授のとおり	ラ
UA	umbilical artery	臍動脈	
UA	unstable angina	不安定狭心症	
UA	uric acid	尿酸	
UA	urinalysis	検尿	
UAC	umbilical artery catheter	臍動脈カテーテル	
UAE	uterine artery embolization	子宮動脈塞栓術	
UAER	urinary albumin excretion rate	尿中アルブミン排せつ率	
UAP	unstable angina pectoris	不安定狭心症	
UB	urinary bladder	膀胱	
UBI	ultraviolet blood irradiation	紫外線血液照射法	
UBT	urea breath test	尿素呼気試験	
UBW	usual body weight	通常時体重、健常時の体重	
UC	ulcerative colitis	潰瘍性大腸炎	
UCB	umbilical cord blood	臍帯血	
UCG	ultrasonic cardiography	心臓超音波検査	
UCG	urethrocystography	尿道膀胱造影（法）	
UCG Test	human chorionic gonadotropin of urine test	尿（中）絨毛性腺刺激ホルモンテスト	
UCHD	usual childhood disease	一般小児病	
ucOC	undercarboxylated osteocalcin	低カルボキシル化オステオカルシン	

略語	原語	意味	備考
UCTD	undifferentiated connective tissue disease	未分化結合組織疾患	
UD	ulcus duodeni	十二指腸潰瘍	ラ
UDCA	ursodeoxycholic acid	ウルソデオキシコール酸	
UE	upper extremity	上肢	
UES	upper esophageal sphincter	上部食道括約筋	
UFH	unfractionated heparin	未分画ヘパリン	
UFM	uroflometry	尿流測定	
UG	urethrography	尿道造影法	
UG	urine gravity	尿比重	
UGI	upper gastrointestinal	上部胃腸管の	
UGI	upper gastrointestinal (tract)	上部消化管	
UGI	upper gastrointestinal imaging	上部消化管撮影	
UGI eries	upper gastrointestinal series	上部消化管 X 線検査	
UGS	upper gastrointestinal series	上部消化管撮影	
UGT	urogenital tuberculosis	泌尿生殖器結核	
UHD	unstable hemoglobin disease	不安定ヘモグロビン症	
UHR	universal hip replacement	人工骨頭置換術	
UIBC	unsaturated iron binding capacity	不飽和鉄結合能	
UIP	usual interstitial pneumonia	通常型間質性肺炎	
UK	Uteruskrebs	子宮がん	独
UK	urokinase	ウロキナーゼ	
UKK	Unterkieferkrebs	下顎がん	独
UL.d	ulcus duodeni	十二指腸潰瘍	ラ
UL.p.j	ulcus pepticum jejunum	空腸消化性潰瘍	ラ
UL.v	ulcus ventriculi	胃潰瘍	ラ
Ul-1～4	ulcer 1～4	潰瘍深度分類 1～4	
ULN	upper limits of normal	正常値上限	
UM	ultrametabolizer	薬物代謝能が極めて高くなる人	
UN	ulnar nerve	尺骨神経	
UNOS	United Network for Organ Sharing	全米臓器配分ネットワーク	
UO	urine output	尿量、尿排出	
UOJ	ureteropelvic junction	尿管腎盂移行（結合）部	
UP	urine protein	尿蛋白	
UP	utero-pelvic	子宮骨盤	
uPA	urokinase-type plasminogen activator	ウロキナーゼ型プラスミノーゲンアクチベータ	
UPDRS	unified Parkinoson's disease rating scale	パーキンソン病統一スケール	
UPI	utero-placental insufficiency	（子宮）胎盤機能不全	

略語	原語	意味	備考
UPPP	uvulopalatopharyngoplasty	口蓋垂口蓋咽頭形成術	
URC	unremarkable change	著変なし	
URI	upper respiratory infection	上気道感染、急性上気道炎	
Uro	urology department	泌尿器科	
URSB	upper right sternal border	胸骨右縁上部	
URTI	upper respiratory tract infection	上気道感染症	
Us	urine sugar	尿糖	
US	ultrasound	超音波	
USG	ultrasonography	超音波検査（法）	
USN	ultrasonic nebulizer	超音波ネブライザー	
Ut	uterus	子宮	
ut dict.	ut dictum	口授のとおり	ラ
UtCa	uterine cancer	子宮がん	
UTI	urinary tract infection	尿路感染	
UTS	urinary tract stone	尿路結石	
UTVR	urgent target vessel revascularization	緊急血管再開通術	
UUN	urinary urea nitrogen	尿中尿素窒素	
UV	ulcus ventriculi	胃潰瘍	ラ
UV	ultraviolet	紫外線	
UV	umbilical vein	臍静脈	
UVC	umbilical vein catheter	臍静脈カテーテル	
UVI	ultraviolet irradiation	紫外線照射	
UVJ	ureterovesical junction	尿管膀胱移行部	
v	vespere	晩（in the evening）	
V	vor dem Essen	食前	独
V	vein	静脈	
V	vial	バイアル	
V	virus	ウイルス	
V	visual acuity	視力	
V	vitamin	ビタミン	
V	volume	量	
V.a.	Verdacht auf ～	～の疑い	独
v.d.E	vor dem Essen	食前	独
v.d.S	vor dem Schlafen	就寝前	独
Va	Verdacht auf ～	～の疑い	独
VA	variant angina	異型狭心症	
VA	ventricular arrhythmia	心室性不整脈	
VA	vertebral angiography	椎骨動脈造影	
VA	vertebral artery	椎骨動脈	
VA	viral antigen	ウイルス抗原	

略語	原語	意味	備考
VA	viral arthritis	ウイルス性関節炎	
VA	visual acuity	視力	
VA	visual agnosia	視覚失認症	
VA	vitamin A	ビタミンA	
VAD	ventricular assist device	心室補助装置	
VAG	vertebral angiography	椎骨動脈造影	
VAHS	virus associated hemophagocytic syndrome	ウイルス関連血球貪食症候群	
VAP	variant angina pectoris	異型狭心症	
VAS	visual analog scale	視覚的アナログ尺度	
VAT	ventricle-atrium-trigger	P波同期型ペーシング	
VAT	ventricular activation time	心室興奮伝達時間	
VB	veronal buffer	ベロナール緩衝液	
VB	vitamin B	ビタミンB	
VC	vena cava	大静脈	ラ
VC	vital capacity	肺活量	
VC	vitamin C	ビタミンC	
VC	vocal chord	声帯	
VC	volume control	量制御（人工呼吸器の換気モード）	
VCE	video capsule endoscopy	カプセル内視鏡	
VCG	vectorcardiogram	ベクトル心電図	
VCG	voiding cystography	排尿時膀胱撮影	
VD	visus dexter	右眼視力	ラ
VD	respiratory dead space	呼吸死腔	
VD	vascular dementia	血管性痴呆	
VD	venereal disease	性病	
VD	vitamin D	ビタミンD	
VDG	venereal disease gonorrhoea	淋病	
VDRL	venereal disease research laboratory	性病研究室	
VDS	venereal disease syphilis	梅毒	
VE	vacuum extraction	吸引分娩	
VE	vitamin E	ビタミンE	
VEDP	ventricular end-diastolic pressure	心室拡張末期圧	
VEDV	ventricular end-diastolic volume	心室拡張末期容積	
VEGF	vascular endothelial growth factor	血管内皮細胞増殖因子	
VEGF	vascular endothelial growth factor	血管内皮細胞増殖因子	
VEP	visual evoked potential	視覚誘発電位	
Vf	ventricular fibrillation	心室細動	
VF	ventricular flutter	心室粗動	
VF	visual field	視野	

略語	原語	意味	備考
VG	Vorgeschichte	既往歴	独
VH	viral hepatitis	ウイルス性肝炎	
VI	venous incompetence	静脈不全	
VK	vitamin K	ビタミンK	
VKC	vernal keratoconjunctivitis	春季カタル	
VLDL	very low density lipoprotein	超低比重リポ蛋白	
VMI	vena mesenterica inferior	下腸間膜静脈	ラ
VMS	vena mesenterica superior	上腸間膜静脈	ラ
VO2	oxygen consumption	酸素消費量	
VOD	veno-occlusive disease	静脈閉塞症	
VOR	vestibulo-ocular reflex	前庭動眼反射	
VP	vasopressin	バソプレッシン	
VP	venous pressure	静脈圧	
VPC	ventricular premature contraction	心室（性）期外収縮	
VRE	vancomysin-resistant Enterococci	バンコマイシン耐性腸球菌	
VRSA	vancomycin-resistant Staphylococcus aureus	バンコマイシン耐性黄色ブドウ球菌	
VS	visus sinisiter	左眼視力	ラ
VS	visual suppression	固視抑制	
VS	vital sign	バイタルサイン	
VSA	vasospastic angina	冠攣縮性狭心症	
VSD	ventricular septal defect	心室中隔欠損症	
VT	vein thrombosis	静脈血栓症	
VT	venous thrombosis	静脈血栓症	
VT	ventricular tachycardia	心室性頻拍	
VT	Vero toxin	ベロ毒素	
VTE	venous thromboembolism	静脈血栓塞栓症	
VUR	vesicoureteral reflux	膀胱尿管逆流現象	
vWF	von Willebrand Factor	フォンウィルブランド因子	
VZV	varicella-zoster virus	水痘帯状疱疹ウイルス	
W	weight	体重	
W	wound	傷、創	
W	wrap	包（散剤の処方時）	
W/H	Waist/Hip	ウェストヒップ比	
W/O	water in oil	油中水型（乳剤性軟膏）	
WAIS	Wechsler Adult Intelligence Scale	ウェクスラー成人知能検査	
WAS	Wiskott-Aldrich syndrome	ウィスコット・アルドリッチ症候群	
WB	water balance	水分出納量	
WBC	white blood cell	白血球（数）	
WBH	whole body hyperthermia	全身温熱療法	

略語	原語	意味	備考
WC	wheel chair	車イス	
WCHT	white coat hypertension	白衣高血圧	
WCR	water cooler	ウォーター・クーラー	
WD	withdrawal	禁断（症状）	
WG	Wegener's granulomatosis	ウェゲナー肉芽腫症	
WH	wash hair	洗髪	
WHD	Werdnig-Hoffmann disease	ウェルドニッヒ・ホフマン病	
WHO	World Health Organization	世界保健機構	
WMRF	World Malaria Relief Fund	世界マラリア救済基金	
WN	wave number	波数	
WN	well-nourished	栄養のよい	
WNL	within normal limits	正常範囲内	
WNR	within normal range	正常範囲内	
WO	written order	記述による指示	
WPW	Wolff-Parkinson-White syndrome	ウォルフ・パーキンソン・ホワイト症候群	
WR	Wassermann reaction	ワッセルマン反応（梅毒菌検査）	
WRC	washed RBCs	洗浄赤血球	
WRR	within reference range	基準値の範囲内	
WRT	with regard to	〜に関しては	
WT	weight	体重	
WT	Wilms' tumor	ウィルムス腫瘍	
WW	watchful waiting	経過観察	
XCT	X-ray CT	エックス線 CT	
XDR-TB	Extensively Drug-resistant tuberculosis	超薬剤耐性結核菌、広範囲薬剤耐性結核菌	
XP	exophoria	外斜位	
XP	xeroderma pigmentosum	色素性乾皮症	
XP	X-ray photograph	エックス線写真	
XR	xeroradiography	X 線電子写真法	
XRT	X-ray radiotherapy	エックス線治療	
XSTR	extra strong	極めて強い	
XT	exotropia	外斜視	
Xyl	xylocaine	キシロカイン	
Y/O	years old	年齢	
YAM	young adult mean	若年健常成人平均値	
Yr	year	年	
Z	zwischen dem Essen	食間服用	独
z.d.e	zwischen dem Essen	食間服用	独
z.n.	zu nehmen	服用	独

略語	原語	意味	備考
z.w.d.E.	zwischen den Essen	食間	独
Z-E syndrome	Zeollinger-Ellison syndrome	ゾリンジャー・エリソン症候群	
ZEEP	zero end-expiratory pressure	無終末呼気圧	
ZK	Zungenkrebs	舌がん	独
ZTT	zinc sulfate turbidity test	硫酸亜鉛混濁テスト	
γ-GT	gamma-glutamyl transferase	ガンマグルタミルトランスフェラーゼ	
γ-GTP	gamma-glutamyl transpeptidase	ガンマグルタミルトランスフェラーゼ	

引用文献（website を含む）

1）日本内科学会．日本内科学会認定医制度 研修カリキュラム 2011.
（https://www.naika.or.jp/jsim_wp/wp-ontent/uploads/2015/05/cu_all.pdf）

2）日本医師会．生涯教育 On-Line.
（https://www.med.or.jp/cme/els_cc/cclist.php）

3）日本看護協会．看護倫理.
（https://www.nurse.or.jp/nursing/practice/rinri/index.html）

4）日本医学哲学・倫理学会．（https://www.itetsu.jp/main/）

5）日本臨床倫理学会．（http://square.umin.ac.jp/j-ethics/katsudou_3.htm）

6）日本看護倫理学会．（http://jnea.net/）

7）赤林朗編『入門・医療倫理 I』改訂版，勁草書房，2017.

8）服部健司・伊東隆雄編著『医療倫理学の ABC』第 4 版，メヂカルフレンド社，2018.

9）伊藤道哉『医療の倫理資料集』第 2 版，丸善出版，2013.

10）「医療従事者の養成課程の中で行われる医療倫理教育の内容についての提言：養成課程の中で医療倫理教育を担当される方へ」『医学哲学医学倫理』33：97，2015.

11）日本生命倫理学会．（https://ja-bioethics.jp/）

12）日本医事法学会．（jaml.jp）

13）水野清史「わが国における医薬品開発に係る治験の実施システム構築の歴史」『臨床医薬』21（12）：1135，2005.

14）日本 CRO 協会．CRA 教育研修制度　細則．（http://www.jcroa.or.jp/education/monitor_saisoku4.pdf）

15）日本製薬工業協会．（http://www.jpma.or.jp/about/issue/gratis/newsletter/html/2015/65t2-01.html）

16）日本製薬工業協会　医薬品評価委員会　臨床評価部会 タスクフォース 3．モニタリング業務の Principle（あるべき姿）．（http://www.jpma.or.jp/medicine/shinyaku/tiken/allotment/pdf/principle_01.pdf）

17）野中郁次郎・紺野登『知識創造の方法論』東洋経済新報社，電子版　Ver.1 2013.

18）厚生労働省．臨床研究法について．（https://www.mhlw.go.jp/stf/seisakunitsuite/bunya/0000163417.html）

19）Bentham, J., *An Introduction to the Principles of Morals and Legislation,* Dover Philosophical Classics, 2007.

20）Nuremberg Code.（https://media.tghn.org/medialibrary/2011/04/BMJ_No_7070_Vol-

ume_313_The_Nuremberg_Code.pdf）
21） Tyson, P., The Experiments. NOVA online.（https://www.pbs.org/wgbh/nova/holocaust/experiside.html）
22） 常石敬一『七三一部隊』講談社現代新書，1995.
23） 森村誠一『新版悪魔の飽食』角川文庫，1983.
24） 美馬聰昭『BCG と人体実験』あけび書房，2019.
25） 日本医師会．ヘルシンキ宣言：人間を対象とする医学研究の倫理的原則．（http://dl.med.or.jp/dl-med/wma/helsinki2013j.pdf）
26） Waxman, O.B., How the Public Learned About the Infamous Tuskegee Syphilis Study, TIME, 2017.（https://time.com/4867267/tuskegee-syphilis-study/）
27） 津谷喜一郎ほか訳「ベルモント・レポート」『臨床評価』28（3）：559，2001.（http://cont.o.oo7.jp/28_3/p559-68.html）
28） 笹栗俊之訳「ベルモント・レポート」.（http://www.med.kyushu-u.ac.jp/recnet_fukuoka/houki-rinri/pdf/belmont.pdf）
29） Beauchamp, T. and Childress, J.F., *Principles of Biomedical Ethics*, Oxford University Press, 1983.
30） トニー・ホープ著，児玉 聡・赤林 朗訳『医療倫理』岩波書店，2007.
31） 宮坂道夫「医療倫理の 4 原則とは？　【自律尊重，無危害，善行，正義】」『日本医事新報』4929：63，2018.
32） Josefson, D., US journal attacks unethical HIV trials, *BMJ*, 315：763, 1997.
33） ClinicalTrials.gov（https://clinicaltrials.gov/ct2/home）
34） ICH　医薬品規制調和国際会議．ICH-E6　GCP（医薬品の臨床試験の実施基準）.（https://www.pmda.go.jp/files/000156725.pdf）
35） 厚生省．医薬品の臨床試験の実施の基準に関する省令．（https://www.pmda.go.jp/int-activities/int-harmony/ich/0076.html）
36） 損害保険ジャパン．治験薬に係わる賠償責任保険のご案内.（https://www.mhlw.go.jp/shingi/2002/07/s0710-3d.html）
37） 井上悠輔・一家綱邦編著『医学研究・臨床試験の倫理』日本評論社，2018.
38） 渡部烈ほか「抗帯状疱疹薬ソリブジンと抗癌薬 5-フルオロウラシル製剤との併用による致死的薬物相互作用（ソリブジン薬害）」『薬学雑誌』117（10・11）：910，1997.
39） 片平洌彦・千野多代「医薬品有害相互作用（ADI）の防止のために」『環境と公害』24（2）：39，1994.
40） 柴田鉄治「薬害行政と報道」『環境と公害』24（2）：46，1994.
41） 根本悦子「ソリブジンでまたもや露見した新薬監視体制の不備」『助産婦雑誌』48（10）：802，1994.
42） 浜六郎「臨床試験における有害性評価方法の問題点」『臨床薬理』26（1）：215，1995.
43） 浜田知久馬ほか「Sorivudine の相互作用の伝達に関する実態調査」『臨床薬理』25（3）：583，1994.

44) 石井甲一「薬物相互作用についての安全対策：行政の立場から」『ファルマシア』33（12）：1327，1997.
45) 山田秀雄「医薬品相互作用による事故を防ぐために：ソリブジン事故に想う」ファルマシア 30（6）：577，1994.
46) 土井脩「行政担当者から見たソリブジン事件」.（https://www.pmrj.jp/publications/02/shiryo_slides/yakugai_shiryo_sorivudine.pdf）
47)「緊急安全性情報　平成 5 年　No. 93-2．ユースビル錠（ソリブジン）とフルオロウラシル系薬剤との併用による重篤な血液障害について」『日産婦誌』45（12）：1466，1993.
48) 一家綱邦『新薬開発における製薬企業と研究者の責務』日本評論社，2018：220.
49) 土井脩「ソリブジン事件」『医薬品医療機器レギュラトリーサイエンス』41（12）：958，2010.
50) 医薬品安全性速報　2013 年 5 月 13-01 号．（https://www.pmda.go.jp/files/000148043.pdf）
51)「ミコナゾールとワルファリンカリウムの併用による相互作用について」『医薬品・医療機器等安全性情報』No. 338．2016 年 11 月.
52) 厚生省緊急医薬品情報　平成 10 年 5 月 20 日（1998 年）．再評価結果に基づく脳循環代謝改善薬 4 成分に係る措置について．（https://www.mhlw.go.jp/www1/houdou/1005/h0519-1.html）
53) 土井脩「脳循環代謝改善薬の再評価」『医薬品医療機器レギュラトリーサイエンス』41（4）：316，2010.
54) 篠原幸人・折笠秀樹「メタアナリシスを用いた脳循環代謝改善薬臨床効果の再検討」『脳卒中』19（308），1997.
55) 梅田忠斉ほか「脳循環・代謝改善剤：効能書きの「効果・効能」は臨床試験の結果と一致しない」『臨床薬理』28（1）：253，1997.
56) 大友栄一「脳循環代謝改善に用いられる薬の評価」『ファルマシア』25（2）：142，1989.
57) 舘知也ほか「お薬手帳の利用に関する文献レビュー」『医薬品情報学』20（1）：1，2018.
58) The New York Times.（https://www.nytimes.com/2004/06/02/business/new-york-sues-maker-of-antidepressant-drug-paxil.html）
59) Washington post.（https://www.washingtonpost.com/archive/business/2004/06/03/ny-sues-paxil-maker-over-studies-on-children/54f1380c-6ac7-4cb7-8842-c0714c479a46/）
60) Guardian.（https://www.theguardian.com/business/2004/jun/03/mentalhealth.medicine-andhealth）
61) Dyer, O., GlaxoSmithKline faces US lawsuit over concealment of trial results.（https://www.ncbi.nlm.nih.gov/pmc/articles/PMC421770/pdf/bmj32801395.pdf）
62) PharmaTimes.（http://www.pharmatimes.com/news/gsk_pays_$40_million_to_settle_paedi-atric_paxil_lawsuit_986676）
63) 日経メディカル「SSRI・SNRI による自殺企図のリスク」.（https://medical.nikkeibp.co.jp/leaf/all/series/drug/update/200604/500857.html）
64) ClinicalTrial.gov.（https://clinicaltrials.gov/ct2/home）

65）JAPIC 臨床試験情報　Japic Clinical Trials Information.
（https://clinicaltrials.jp/cti-user/common/Top.jsp）
66）Ezekowitz, M.D. et.al., Rationale and design of RE-LY：randomized evaluation of long-term anticoagulant therapy, warfarin, compared with dabigatran, *Am Heart J*, 157（5）：805, 2009.
67）Suntharalingam, G. et.al., Cytokine storm in a phase 1 trial of the anti-CD28 monoclonal antibody TGN1412, *N Engl J Med*, 355（10）：1018, 2006.
68）日経メディカル「英国「TG1412」臨床試験で何が起きたのか」.
（https://medical.nikkeibp.co.jp/inc/all/hotnews/archives/426218.html）
69）BBC　"I nearly died in a medical drug trial".（https://www.bbc.com/news/magazine-35766627）
70）The SUN.（https://www.thesun.uk/news/2917810/elephant-man-drug-testing-trial-tgn1412/）
71）Tyrsin, D. et.al., TGN1412 to TAB08：the return of CD28 superagonist therapy to clinical development for the treatment of rheumatoid arthritis, *Clin Exp Rheumatol*, 34（4 Suppl 98）：45, 2016.
72）熊谷雄治「TGN1412 事件」『臨床薬理』37（6）：367，2006.
73）医薬品医療機器総合機構「マイクロドーズ臨床試験の実施に関するガイダンス」.（https://www.pmda.go.jp/files/000206215.pdf）
74）岩崎甫ほか「TGN1412 事件とは何であったのか，そしてその教訓とは　5．製薬企業はどう考えているのか？　教訓をどう生かすのか？」『臨床薬理』39（4）：115S，2008.
75）松本一彦「TGN1412 事件とは何であったのか，そしてその教訓とは　2．トキシコロジストからの提言」『臨床薬理』39（4）：109S，2008.
76）日本臨床薬理学会　FIH 試験チェックリスト作成タスクフォース（委員長：熊谷雄治）「ヒト初回投与試験（FIH）を含む早期臨床試験のチェックリスト」『臨床薬理』49（5）：183，2018.
77）栗原千絵子「TGN1412 事件の教訓：薬事規制による被験者保護の限界」『臨床評価』34 巻別冊：23，2006.
78）栗原千絵子「TGN1412 事件とは何であったのか，そしてその教訓とは　4．TNG1412 事件の倫理的問題点：薬事規制による被験者保護の限界」『臨床薬理』39（4）：113S，2008.
79）日刊薬業.（https://nk.jiho.jp/article/p-1226549248785）
80）Hunig, T., The storm has cleared：lessons from the CD28 superagonist TGN1412 trial, *Nature Reviews Immunology*, 12（5）：317, 2012.
81）Hunig T., The rise and fall of the CD28 superagonist TGN1412 and its return as TAB08：a personal account, *FEBS J*, 283（18）：3325, 2016.
82）Mochizuki, S. et al., Valsartan in a Japanese Population with hypertension and other cardiovascular disease（Jikei Heart Study）：a randomized, open-label, blinded endpoint morbidity-mortality study, *Lancet*, 369（9571）：1431, 2007.
83）Sawada W. et al., Effects of valsartan on morbidity and mortality in uncontrolled hypertensive

patients with high cardiovascular risks：KYOTO HEART Study, *Eur Heart J*, 30（20）：2461, 2009.

84）Narumi H. et al., Effects of valsartan and amlodipine on cardiorenal protection in Japanese hypertensive patients：the Valsartan Amlodipine Randomized Trial. Hypertens, *Res*, 34（1）：62, 2011.

85）Shiga Microalbuminuria Reduction Trial（SMART）Group et al., Reduction of microalbuminuria in patients with type 2 diabetes：The Shiga Microalbuminuria Reduction Trial（SMART）, *Diabetes Care*, 30（6）：1581, 2007.

86）Muramatsu T. et.al., Comparison between valsartan and amlodipine regarding cardiovascular morbidity and mortality in hypertensive patients with glucose intolerance：NAGOYA HEART Study, *Hypertension*, 59（3）：580, 2012.

87）Yui, Y., Concern about the Jikei Heart Study, *Lancet*, 379（9824）：e48, 2012.

88）東京慈恵会医科大学 Jikei Heart Study 調査委員会「臨床試験『Jikei Heart Study』に関する調査委員会最終報告書」2014 年 12 月 12 日．東京慈恵会医科大学．（http://www.jikei.ac.jp/news/pdf/jhs.pdf）

89）京都府立医科大学「「Kyoto Heart Study」臨床研究に係る調査報告」平成 25 年 8 月 9 日．厚生労働省．（https://www.mhlw.go.jp/file/05-Shingikai-10801000-Iseikyoku-Soumuka/0000020265.pdf）

90）国立大学法人千葉大学研究活動の不正行為対策委員会「臨床研究「VART study」に関する国立大学法人千葉大学研究活動の不正行為対策委員会最終報告」千葉大学．（http://www.chiba-u.ac.jp/others/topics/files/20140715vart_1.pdf）

91）滋賀医科大学「臨床研究「SMART」に関する調査報告」，厚生労働省．（https://www.mhlw.go.jp/file/05-Shingikai-10801000-Iseikyoku-Soumuka/0000033439.pdf）

92）名古屋大学「「NAGOYA HEART Study」に関する追加調査について」名古屋大学．（http://www.nagoya-u.ac.jp/info/upload_images/20180405hert.pdf）

93）ノバルティス社「バルサルタンを用いた５つの医師主導臨床研究におけるノバルティスファーマ株式会社の関与に関する報告書」．
（https://www.novartis.co.jp/sites/www.novartis.co.jp/files/novartis-report20130729-2.pdf）

94）ノバルティス社　信頼回復に向けて．（https://www.novartis.co.jp/about-us/credibility）

95）河内敏康・八田浩輔『偽りの薬：バルサルタン臨床試験疑惑を追う』毎日新聞社，2014.

96）桑島巌『赤い罠：ディオバン臨床研究不正事件』日本医事新報社，2016.

97）日本学術会議「我が国の研究者主導臨床試験に係る問題点と今後の対応策」2014 年 3 月 27 日．（http://www.scj.go.jp/ja/info/kohyo/pdf/kohyo-22-t140327.pdf）

98）日本医学会　COI 管理ガイドライン．
（http://jams.med.or.jp/guideline/coi_guidelines.pdf）

99）日本製薬工業協会「企業活動と医療機関等の関係の 透明性ガイドライン」．
（http://www.jpma.or.jp/tomeisei/aboutguide/pdf/150402_02.pdf）

100）Kerblat, A. et.al., Acute Neurologic Disorder from an Inhibitor of Fatty Acid Amide Hydrolase, *N Engl J Med*, 375（18）：1717, 2016.

101）熊谷雄治・門間毅「レンヌ事件の教訓」『臨床評価』45（1）：35，2017.

102）栗原千絵子ほか「「レンヌ事件」について：フランスにおける第Ｉ相試験死亡事故の教訓」『臨床評価』45（1）：45，2017.

103）日本経済新聞.（https://www.nikkei.com/article/DGXMZO52836920R01C19A2CR8000/）

104）厚生労働省「調査結果報告書」.（https://www.mhlw.go.jp/content/11123000/000571933.pdf）

105）薬生薬審発 1225 第 1 号（令和元年 12 月 25 日）.「「医薬品開発におけるヒト初回投与試験の安全性を確保するためのガイダンス」の改訂等について」.（https://www.mhlw.go.jp/hourei/doc/tsuchi/T191227I0050.pdf）

106）医薬品医療機器総合機構「イグラチモド審査報告書」.（http://www.pmda.go.jp/drugs/2012/P201200067/480297000_22400AMX00731000_A100_1.pdf）

107）石上裕剛ほか「血液透析患者におけるアリセプト（ドネペジル塩酸塩）単回経口投与時の薬物動態」『腎と透析』71（1）：144，2011.

108）厚生労働省「臨床研究に関する現状と最近の動向について」.（https://www.mhlw.go.jp/content/10800000/000358539.pdf）

109）医薬品医療機器総合機構「ガイダンス・ガイドライン」.（https://www.pmda.go.jp/rs-std-jp/standards-development/guidance-guideline/0001.html）

110）中谷矩章ほか「抗高脂血症薬 CI-981（Atorvastatin）の第Ｉ相試験：第 1 報 健常成人男子における単回経口投与試験ならびに単回および 7 日間反復経口投与試験」『臨床医薬』14（9）：1559，1998.

111）中島光好ほか「健常成人男子におけるグリメピリド（HOE490）朝食直前単回経口投与時の血糖降下作用の検討」『臨床医薬』9（3）：535，1993.

112）有沢紀子ほか「臨床薬理試験におけるプラセボ投与時の自覚症状発現に関する検討：過去 13 年間における集計」『臨床薬理』36（1）：29，2005.

113）日本製薬工業協会「対照薬の提供及び譲受に関する申し合わせ」.（http://www.jpma.or.jp/about/basis/guide/pdf/control.pdf）

114）医薬品医療機器総合機構「シロスタゾール再審査報告書」.（https://www.pmda.go.jp/drugs_reexam/2012/P201200040/18007800_21800AMX10002_A100_1.pdf）

115）厚生労働省「医薬品回収の概要」.（https://www.mhlw.go.jp/topics/bukyoku/iyaku/kai-syu/2010/kaisyuu2010-2-4277.html）

116）厚生労働省「保医発 0325 第 5 号（平成 28 年 3 月 25 日）」.（https://www.mhlw.go.jp/web/t_doc?dataId=00tc1724&dataType=1&pageNo=1）

117）一家綱邦「病院内倫理委員会の比較医事法学的研究：モデルと指導原理の探究」早稲田大学審査学位論文（博士）.（https://core.ac.uk/download/pdf/144439425.pdf）

118）畔柳達雄『医療と法の交錯：医療倫理・医療紛争の解決』商事法務，2012.

119）慈恵大学「青戸病院医療事故のお詫び」.（http://www.jikei.ac.jp/news/200312_1.html）

120）厚生労働省「臨床研究における倫理指針」. 平成 15 年 7 月 30 日.（https://www.mhlw.go.jp/general/seido/kousei/i-kenkyu/rinri/0504sisin.html）

121）厚生労働省「人を対象とする医学系研究に関する倫理指針」.
（https://www.mhlw.go.jp/file/06-Seisakujouhou-12600000-Seisakutoukatsu-kan/0000168764.pdf）
122）厚生労働省「臨床研究法について」.
（https://www.mhlw.go.jp/stf/seisakunitsuite/bunya/0000163417.html）
123）厚生労働省「臨床研究法における臨床研究の利益相反管理について（医政研発 1130 第 17 号 平成 30 年 11 月 30 日）」.（https://www.mhlw.go.jp/content/10800000/000422858.pdf）
124）文部科学省・厚生労働省・経済産業省「人を対象とする生命科学・医学系研究に関する倫理指針」.（https://www.meti.go.jp/press/2020/03/20210323004/20210323004.html）
125）科学技術振興機構「iPS 細胞を用いた臨床手術に成功！」.
（https://www.jst.go.jp/seika/bt21-22.html）
126）中野重行「プラセボ投与時に見られる改善率：二重盲検ランダム化比較試験（RCT）のプラセボ対照群に焦点を当てて」『薬理と治療』41（1）：9，2013.
127）中野重行「プラセボ反応（効果）の治療における意義」『薬理と治療』43（3）：311，2015.
128）中野重行「プラセボ効果（反応）の構造的理解」『薬理と治療』41（4）：313，2013.
129）Colloca, L. and Barsky, A.J., Placebo and Nocebo Effects, *N Engl J Med,* 382（6）：554, 2020.
130）ベン・ゴールドエイカー著，忠平美幸・増子久美訳『悪の製薬：製薬業界と新薬開発がわたしたちにしていること』青土社，2015.

おわりに

製薬企業は、新しい治療の選択肢を与えることのできる新薬を世の中に提供することを目指して研究開発を行っている。新薬という選択肢は病に苦しむ患者にとっては恩恵となる。しかしながら、時に製薬企業の開発担当者は恩恵となることに思いを寄せすぎてしまうことがある。

筆者も研究所で探索した新薬の候補を携えて、開発部門に行った際にその思いがあった。すべての前臨床の結果から、安全性には全く問題のない治験薬であったが、臨床第Ⅰ相試験で予想もしなかった安全性の問題が立ちふさがり、開発を断念することになった。その副作用は生命にかかわることもなく、治療する必要もないものであったが、副作用が発現した被験者に対して大変申し訳ないという思いが長く続いた。恩恵を与えるつもりが危害を与えてしまったからである。その情報は門外不出であり、俗に墓場まで持って行くと言われる情報である。

本書をまとめるにあたり、そのような企業内の機密に抵触することが無いよう公開情報のみでまとめることとした。

公開情報を調べていく中に、製薬企業の外では、製薬企業は「悪」を行うことが当たり前という論調を改めて実感することになった。その一つに『悪の製薬：製薬業界と新薬開発がわたしたちにしていること』という書籍がある[130)]。本書でも取り上げた問題案件やそれ以外の不祥事を取り上げ、臨床試験において製薬企業がいかにあくどいかをやり玉に挙げている。この書籍の記載は極端だとしても、現実にそのような論調が存在しているのは事実である。

製薬企業やCROに属する臨床試験担当者は、世の中にそういった論調が存在することを忘れてはならない。医薬品の臨床試験を公正に実施するためには、善悪あるいは正邪の判断において企業や個人の目先の利益による判断は排除するべきである。そのために本書が役にたてば幸いである。

倫理は常に進歩する。ゴールはない。そのため、本書では多くの例示を心掛けたが、それらの例は可能な限り新しいものを取り上げた。

また、本書を執筆するにあたり、多くの書籍、文献を調べたが、すべてを引用することができなかった。その点はご了承いただきたい。

2021年9月

大塚一正

医薬品（事例）索引

医薬品の臨床試験における倫理

令和3年10月31日　発　行

著作者　大　塚　一　正

発行者　池　田　和　博

発行所　丸善出版株式会社
〒101-0051 東京都千代田区神田神保町二丁目17番
編集：電話（03）3512-3264／FAX（03）3512-3272
営業：電話（03）3512-3256／FAX（03）3512-3270
https://www.maruzen-publishing.co.jp

組版印刷・中央印刷株式会社／製本・株式会社 松岳社

ISBN 978-4-621-30645-1　C 3047　　Printed in Japan